Fisioterapia em Reumatologia

Thieme Revinter

Fisioterapia em Reumatologia

Terceira Edição

Lia Mara Wibelinger
Graduada em Fisioterapia pela Universidade de Cruz Alta
Especialista em Saúde Pública pela Universidade de Ribeirão Preto (UNAERP-SP)
Mestre em Gerontologia Biomédica pela Pontifícia Universidade Católica do Rio Grande do Sul (PUCRS)
Doutora em Gerontologia Biomédica pela PUCRS
Estágio Pós-Doutoral em Gerontologia na Universidade Estadual de Campinas (UNICAMP)
Professora do Curso de Fisioterapia e do Programa de Pós Graduação em Envelhecimento Humano da UPF
Autora dos Livros Fisioterapia em Reumatologia e Fisioterapia em Geriatria da Editora Revinter e Segredos para Envelhecer Bem I e II da Editora Ifibe
Organizadora dos Livros Disfunções Músculo-Esqueléticas I, II, III, IV, V, VI, VII, VIII e IX da Editora Ifibe e EAB e Bem-estar na Multidimensionalidade do Envelhecimento Humano da Editora Méritos

Thieme
Rio de Janeiro • Stuttgart • New York • Delhi

Dados Internacionais de Catalogação na Publicação (CIP)
(eDOC BRASIL, Belo Horizonte/MG)

W632f
    Wibelinger, Lia Mara
        Fisioterapia em Reumatologia/Lia Mara Wibelinger. – 3. ed. – Rio de Janeiro, RJ: Thieme Revinter, 2025.

    16 x 23 cm
    Inclui bibliografia.
    ISBN   978-65-5572-356-4
    eISBN   978-65-5572-357-1

    1. Fisioterapia. 2. Reumatologia. 3. Ortopedia. I. Título.

                                    CDD 616.723

Elaborado por Maurício Amormino Júnior – CRB6/2422

Contato com a autora:
liafisio@yahoo.com.br

© 2025 Thieme. All rights reserved.

Thieme Revinter Publicações Ltda.
Rua do Matoso, 170
Rio de Janeiro, RJ
CEP 20270-135, Brasil
http://www.thieme.com.br

Thieme USA
http://www.thieme.com

Design de Capa: © Thieme
Créditos Imagem da Capa: capa feita usando a imagem a seguir: 3D render of a medical figure © kjpargeter/freepik.com

Impresso no Brasil por Forma Certa Gráfica Digital Ltda.
5 4 3 2 1
ISBN 978-65-5572-356-4

Também disponível como eBook:
eISBN 978-65-5572-357-1

Nota: O conhecimento médico está em constante evolução. À medida que a pesquisa e a experiência clínica ampliam o nosso saber, pode ser necessário alterar os métodos de tratamento e medicação. Os autores e editores deste material consultaram fontes tidas como confiáveis, a fim de fornecer informações completas e de acordo com os padrões aceitos no momento da publicação. No entanto, em vista da possibilidade de erro humano por parte dos autores, dos editores ou da casa editorial que traz à luz este trabalho, ou ainda de alterações no conhecimento médico, nem os autores, nem os editores, nem a casa editorial, nem qualquer outra parte que se tenha envolvido na elaboração deste material garantem que as informações aqui contidas sejam totalmente precisas ou completas; tampouco se responsabilizam por quaisquer erros ou omissões ou pelos resultados obtidos em consequência do uso de tais informações. É aconselhável que os leitores confirmem em outras fontes as informações aqui contidas. Sugere-se, por exemplo, que verifiquem a bula de cada medicamento que pretendam administrar, a fim de certificar-se de que as informações contidas nesta publicação são precisas e de que não houve mudanças na dose recomendada ou nas contraindicações. Esta recomendação é especialmente importante no caso de medicamentos novos ou pouco utilizados. Alguns dos nomes de produtos, patentes e design a que nos referimos neste livro são, na verdade, marcas registradas ou nomes protegidos pela legislação referente à propriedade intelectual, ainda que nem sempre o texto faça menção específica a esse fato. Portanto, a ocorrência de um nome sem a designação de sua propriedade não deve ser interpretada como uma indicação, por parte da editora, de que ele se encontra em domínio público.

Todos os direitos reservados. Nenhuma parte desta publicação poderá ser reproduzida ou transmitida por nenhum meio, impresso, eletrônico ou mecânico, incluindo fotocópia, gravação ou qualquer outro tipo de sistema de armazenamento e transmissão de informação, sem prévia autorização por escrito.

AGRADECIMENTOS ESPECIAIS

Ao meu filho, João Gabriel
À minha família, pelo apoio incondicional...
Aos meus ex, atuais e futuros alunos, que são fontes de estímulo ao crescimento profissional...
À Universidade de Passo Fundo, berço da realização dos meus grandes sonhos profissionais...
Aos colaboradores desta obra, os fisioterapeutas Daiane Mazolla, Daniele Montagner, Janaíne Cunha Polese e Tiago Gollo...

COLABORADORES

DAIANE MAZZOLA
Fisioterapeuta
Doutora em Bioquímica pela Universidade Federal do Rio de Janeiro (UFRJ)

DANIELI MONTAGNER
Fisioterapeuta

JANAÍNE CUNHA POLESE
Fisioterapeuta
Doutora em Ciências da Reabilitação pela Universidade Federal de Minas Gerais (UFMG)

TIAGO GOLO
Fisioterapeuta

SUMÁRIO

1 IMPORTÂNCIA DA EDUCAÇÃO E DOS PROGRAMAS DOMICILIARES NA
   QUALIDADE DE VIDA DE INDIVÍDUOS COM DOENÇAS REUMÁTICAS 1
   Lia Mara Wibelinger

2 AVALIAÇÃO REUMATOLÓGICA E MUSCULOESQUELÉTICA 5
   Lia Mara Wibelinger

3 INTERVENÇÃO FISIOTERAPÊUTICA NO PRÉ E NO PÓS-OPERATÓRIO DE
   DOENÇAS REUMÁTICAS 17
   Danieli Montagner ▪ Lia Mara Wibelinger

4 ARTRITE REUMATOIDE 33
   Lia Mara Wibelinger

5 OSTEOARTRITE 51
   Lia Mara Wibelinger

6 ESPONDILOARTROPATIAS SORONEGATIVAS 73
   Tiago Golo ▪ Lia Mara Wibelinger
   SEÇÃO 6.1 ESPONDILITE ANQUILOSANTE 73
   SEÇÃO 6.2 ARTRITE REATIVA 87
   SEÇÃO 6.3 ARTRITE PSORIÁTICA 93

7 ENFERMIDADES DO TECIDO CONECTIVO 101
   Janaíne Cunha Polese ▪ Lia Mara Wibelinger
   SEÇÃO 7.1 LÚPUS ERITEMATOSO SISTÊMICO (LES) 101
   SEÇÃO 7.2 ESCLEROSE SISTÊMICA (ES) 113
   SEÇÃO 7.3 DERMATOPOLIMIOSITE 126

8 OSTEOPOROSE 143
   Lia Mara Wibelinger

9 FIBROMIALGIA 157
   Lia Mara Wibelinger

10 ARTRITE HEMOFÍLICA 171
Lia Mara Wibelinger

11 MANIFESTAÇÕES REUMÁTICAS NA SÍNDROME DA IMUNODEFICIÊNCIA
ADQUIRIDA (AIDS) 179
Lia Mara Wibelinger

12 GOTA 187
Lia Mara Wibelinger

13 ARTROPATIAS DA INFÂNCIA 201
Lia Mara Wibelinger
SEÇÃO 13.1 ARTRITE JUVENIL CRÔNICA 201
SEÇÃO 13.2 FEBRE REUMÁTICA 213

14 REUMATISMOS DOS TECIDOS MOLES 219
Daiane Mazzola
SEÇÃO 14.1 SÍNDROME DO TÚNEL DO CARPO (STC) 220
SEÇÃO 14.2 EPICONDILITE 239
SEÇÃO 14.3 BURSITE TROCANTÉRICA 250

15 VASCULITE SISTÊMICA 259
Lia Mara Wibelinger

ÍNDICE REMISSIVO 275

Fisioterapia em Reumatologia

Thieme Revinter

IMPORTÂNCIA DA EDUCAÇÃO E DOS PROGRAMAS DOMICILIARES NA QUALIDADE DE VIDA DE INDIVÍDUOS COM DOENÇAS REUMÁTICAS

Lia Mara Wibelinger

INTRODUÇÃO

O paciente com doença reumática é confrontado, geralmente, com uma afecção cuja origem é desconhecida, a cura é improvável e o prognóstico é incerto, o que gera, com certeza, um conflito constante. A possibilidade de conviver com a incapacidade, então, é fator de preocupação constante entre as pessoas.

Com o aumento da população idosa, também existe uma tendência ao aumento da ocorrência de doenças crônico-degenerativas, o que acaba gerando uma situação na qual a saúde e a educação dos pacientes precisam concentrar-se não apenas na prevenção das doenças, mas também na minimização de suas complicações e na qualidade de vida, visando à independência funcional.

Quando falamos em doenças crônicas, é importante lembrarmos sempre que a reabilitação é um processo diário, que não termina simplesmente com um número pequeno de sessões de fisioterapia, que envolve intervenção diária e passa por várias etapas; por isto, a importância da educação destes indivíduos no sentido de que aprendam a ter autocontrole e a educarem-se dentro das limitações impostas pela condição clínica.

Estes indivíduos tendem ao desânimo, e à diminuição da autoestima em decorrência da dor e das limitações funcionais. Por isto, para que aprendam a conviver com estas limitações e até mesmo com a dor, é preciso que tenham o autocontrole das habilidades e incapacidades. Habilidades estas que podem ser de natureza prática, como aprender a lidar com as crises de dor e realizar exercícios que protejam as articulações.

Ressalta-se também a importância da realização sempre de exercícios domiciliares para que se mantenham o mais funcionais possível, visto que a tendência à incapacidade está presente no dia a dia destes indivíduos, em função da dor crônica e das alterações da capacidade funcional.

PROGRAMAS DE EDUCAÇÃO

Por meio de um programa de educação é possível que se produzam resultados positivos na funcionalidade e na qualidade de vida dos indivíduos com diagnóstico de doenças reumáticas, permitindo que participem efetivamente de seu próprio tratamento, desenvolvendo a capacidade de lidar com os problemas, fazendo escolhas conscientes sobre seus tratamentos e pesando as consequências de suas próprias atitudes.

A educação do paciente está baseada em nada mais nada menos que uma escolha e consiste em experiências de aprendizagem planejadas, organizadas, visando a facilitar a adoção voluntária de comportamentos e ideias que promovam a saúde.

Existem várias formas de educar estes pacientes, tanto individual quanto em grupo educacional. O paciente é beneficiado por meio de retenção de conhecimento específico sobre a doença, autoeficácia e suporte social.

O trabalho em equipe também é muito importante pois pode proporcionar o aperfeiçoamento do tratamento do paciente, oferecer efetiva educação, aumentar a comunicação e obter resultados mais satisfatórios com a discussão das melhores condições clínicas e terapêuticas. Uma equipe ideal (multidisciplinar) deve estar constituída de reumatologista, clínico geral, fisioterapeuta, equipe de enfermagem, terapia ocupacional, nutricionista, dermatologista, profissionais especializados em órteses e próteses, psicólogos, entre outros.

A criação de programas que visem educar os portadores de doenças reumáticas justifica-se, cada vez mais, em decorrência dos seguintes fatores: a crescente demanda de pacientes, a esperada diminuição nos custos hospitalares, a melhor qualidade na reabilitação e a importância do relacionamento interdisciplinar, valorizando a educação como fator de promoção da saúde. A intervenção fisioterapêutica, inserida no contexto multidisciplinar, tem o objetivo de minimizar o quadro de comprometimento osteomuscular, reduzindo a incapacidade física e promovendo a melhora ou até mesmo a manutenção da função em níveis adequados ao desenvolvimento das atividades de vida diária (AVD) do paciente.

O apoio social é considerado como um dos mecanismos para se lidar com o controle da dor. A própria família deve fazer parte da equipe de auxílio para que os pacientes consigam ter um autocontrole sobre os sintomas persistentes.

É muito importante, também, que se consigam detectar quais as expectativas do indivíduo com relação à realização do exercício, que se estabeleçam objetivos reais, simples e atingíveis (que tenham uma graduação, ou seja, aumentem de forma progressiva do leve para os mais exigentes), que os pacientes tenham noção da importância da realização dos exercícios, que recebam instruções por escrito, por meio digital ou de grupos de apoio e que, principalmente, sejam orientados a realizar os exercícios de forma correta.

O próprio momento de tratamento é importante para que se possa trabalhar a educação do paciente, visto que este se transforma numa oportunidade de poder demonstrar o quanto a fraqueza muscular interfere na limitação das atividades de vida diária, por exemplo: as mãos são órgãos diretamente ligados à funcionalidade, pois as usamos para abrir uma porta, desempenhar atividades profissionais, vestir, alimentar, fazer higiene; os músculos da coxa facilitam a marcha, o equilíbrio e até mesmo previnem as quedas quando se trata principalmente de indivíduos mais idosos.

PROGRAMAS DE EXERCÍCIOS

Os exercícios devem ser realizados de forma lenta, suave e livre de estresse. Para alguns existe uma tradição de que quanto mais forte a atividade melhor, mas isto é um engano, pois, em se tratando de doenças inflamatórias e crônicas, pode ser um facilitador na ocorrência de determinados danos articulares ou musculares. É sempre muito importante que se dê atenção ao quanto o indivíduo tolera ou não o exercício, assim como ao número de repetições e a resistência que se impõem quando se executa determinada atividade. Muitas vezes o indivíduo é mais tolerante à dor, mas, após a realização exagerada do exercício, a dor se manifesta. Atualmente, a grande maioria dos estudos científicos revela que a atividade física moderada e com acompanhamento apropriado pode reduzir as dores musculares e articulares e promover a melhora da capacidade funcional e dos movimentos dos indivíduos que sofrem por serem portadores de doenças reumáticas.

Como a postura se apresenta alterada em algumas pessoas, também é essencial a inclusão de atividades que venham a reeducar ou até mesmo corrigir tais alterações, que, em indivíduos mais jovens, pode até ser compensatória.

O impacto destas doenças sobre o trabalho e a qualidade de vida pode ser muito grande, até porque a função articular engloba a incapacidade e a função social e emocional, e a prática diária demonstra que a participação emocional pode desencadear as crises. Decepções causadas por terapias não satisfatórias, redução da capacidade de trabalho, incompreensões familiares e incapacidade física estão, com certeza, relacionadas com o aumento das queixas por parte destes indivíduos.

Indivíduos com doenças reumáticas podem participar seguramente de programas de exercício regulares, procurando alcançar uma melhor condição aeróbica, aumento da força muscular, da resistência e flexibilidade, facilitando tarefas do dia a dia, como caminhar, abaixar e cuidar dos afazeres domésticos. Entre os exercícios indicados estão o alongamento, o condicionamento muscular e aeróbico, cada qual com um papel na melhora da saúde, reduzindo a incapacidade e a dor relacionada com a patologia.

BIBLIOGRAFIA

Chiarello B, Driusso P, Radl ALM. Manuais de fisioterapia: fisioterapia reumatológica. São Paulo: Manole; 2005.
Cossermelli W. Terapêutica em reumatologia. São Paulo: Lemos Editorial e Gráfica Ltda.; 2000.
David C, Lloyd J. Reumatologia para fisioterapeutas. São Paulo: Premier; 2001.
Frontera VR, Dawson DM, Slovik DM. Exercício físico e reabilitação. Porto Alegre: Artmed; 2001.
Iversen MD, Liang MH, Bae SC. Artrites. In: Frontera WR, Dawson DM, Slovik DM. Exercício físico e reabilitação. Porto Alegre: Artmed; 2001
Sato E. Reumatologia. São Paulo: Manole; 2004.

AVALIAÇÃO REUMATOLÓGICA E MUSCULOESQUELÉTICA

CAPÍTULO 2

Lia Mara Wibelinger

INTRODUÇÃO

Uma avaliação tem início quando o paciente entra no consultório. Neste momento, algumas impressões passam a ser muito importantes. Por exemplo: aparência geral do paciente, movimentos e comportamentos.

Ao mesmo tempo, podemos começar a nos fazer algumas perguntas, como:

- Existe alguma articulação que apresenta anormalidade?
- Qual a causa desta anormalidade?
- Qual o grau de envolvimento desta articulação?
- Qual o grau de envolvimento muscular, tendíneo ou ligamentar?
- O envolvimento das articulações é simétrico ou assimétrico?
- Qual o tamanho das articulações acometidas? Grande ou pequeno?
- Que membros são acometidos?
- Existem nódulos, tofos gotosos, calor articular, eritema ou deformidade, assimetrias, compensações de marcha?

DADOS PESSOAIS E CLÍNICOS

Endereço, telefone, idade, raça, sexo, data de nascimento, profissão, data da avaliação, nome do avaliador, quem indicou o paciente para a fisioterapia, médico do paciente.

A profissão é uma informação muito importante, visto que alguns indivíduos exercem atividades repetitivas e traumáticas, que podem vir a desencadear os quadros de dor, desde a função profissional que o indivíduo exerce, até mesmo o tempo trabalhado durante o dia e o tempo em que exerce a profissão, assim como o período de descanso diário.

ANAMNESE

Fazem parte da anamnese a história do aparecimento dos sintomas (tempo, duração, período, locais acometidos), a história pregressa e a história atual da doença.

!	**Queixa principal**
	O que está incomodando o paciente (que motivo o levou a procurar por um tratamento reabilitativo), ou por que o paciente veio?

É muito importante investigar:
- Perda de peso, fadiga, cansaço, sintomas oculares, depressão, tontura, náusea, cefaleia, vertigem, dor de garganta, dores ao repouso.
- Doenças prévias ou associadas, ou que se manifestaram após diagnóstico de doença reumática.
- Tratamentos anteriores (quais foram realizados e por quanto tempo e se as intervenções anteriores foram satisfatórias ou não).
- Ocupação (tipo de trabalho, tempo de exercício da profissão, horas diárias trabalhadas, posição adotada: em pé ou sentado, se se ajoelha, se se inclina, levantamento de peso, manejo de ferramentas vibratórias).
- Esportes e hobbies, e suas consequências nas condições reumáticas.
- História social (moradia, filhos, ajuda doméstica, lazer).
- Investigação sobre outros sistemas e saúde em geral (hipertensão arterial, doença cardíaca, diabetes, história de doença reumática na família, uso de medicações controladas).
- Fatores de melhora (o que alivia os sintomas?).
- Fatores de piora (o que exacerba os sintomas?).
- Hábitos de vida: padrão de sono, estresse, alimentação, prática ou não de atividade física, carga de trabalho e atividades recreativas.

EXAME FÍSICO
- *Sinais vitais:* pressão arterial, temperatura, frequência respiratória e frequência cardíaca.
- *Inspeção:* o examinador deve observar anormalidades, alterações de coloração da pele, edema (inchaço, tumefação), vermelhidão, deformidade, assimetrias, compensações de marcha.
- *Palpação:* na palpação poderemos verificar a existência de calor articular, crepitação, sensibilidade, deformidade, nódulos, contraturas.
- *Goniometria*: avalia a amplitude de movimento articular.
- *Perimetria*: avalia o perímetro muscular dos indivíduos, onde normalmente encontraremos diferença de valores, principalmente ao se tratar de patologias que acometem os membros de forma assimétrica, ou de compensações impostas pelo quadro doloroso de um único hemicorpo.

COMO AVALIAR A DOR
As avaliações da dor são sempre de forma subjetiva, ou seja, avalia-se a dor em um momento, mas é importante que se saiba que vários fatores podem interferir na fidedignidade deste dado, por exemplo: turno (manhã, tarde ou noite), uso de medicamentos, estado emocional.

Natureza da Dor
- Localizada ou difusa.
- Unilateral ou bilateral.
- Contínua ou aguda.
- Presente apenas com atividade.
- Presente constantemente.
- Piora à noite ou com repouso.
- Associada a sintomas sensoriais.

Escala Visual Analógica
0 (sem dor) _____10 (dor insuportável)

DESENHO DA DOR (MAPA CORPORAL): descrever quais articulações já foram acometidas e quais estão agudizadas.

É preciso que se assinale em um desenho do corpo nas duas vistas, anterior e posterior.

Questionário de MacGrill
Graduação da dor à palpação:

- *Grau I:* o paciente queixa-se de dor.
- *Grau II:* o paciente queixa-se de dor e retrai-se.
- *Grau III:* o paciente retrai-se e afasta a articulação.
- *Grau IV:* o paciente não permite a palpação da articulação.

Diagnóstico Diferencial de Dor na Coluna Vertebral Lombar
Origem Mecânica
- Teste de elevação do membro inferior positivo.
- Dor aguda.
- Não apresenta história familiar.
- Acomete qualquer idade.
- Dor na articulação sacroilíaca ausente.
- Duração dos sintomas: menos de 4 semanas.
- Déficits neurológicos possíveis.

Origem Inflamatória
- Teste de elevação do membro inferior normal.
- Dor de início insidioso.
- História familiar.
- Acomete indivíduos mais jovens.
- Dor na articulação sacroilíaca frequente.
- Duração dos sintomas: mais de 3 meses.
- Déficits neurológicos incomuns.

AVALIAÇÃO DA FLEXIBILIDADE
- *Flexão anterior:* tira a medida do terceiro dedo ao chão.
- *Flexão lateral direita e esquerda:* inclina para o lado e tira a medida do terceiro dedo ao chão.
- *Expansibilidade torácica:* cirtometria (medir o tórax durante a inspiração e a expiração, a diferença entre ambos deve ser de 5 cm). Esta medida pode ser axilar, mamilar e xifoidiana.
- *Teste de Schöber:* com o paciente em pé, medem-se 10 cm acima de L5 e 5 cm abaixo, pede-se para o indivíduo fazer inclinação anterior e mede-se novamente esta distância. O aumento da medida deve ser em torno de 5 cm. Abaixo deste valor é sinal de limitação da flexão da coluna lombar.
- *Sinal de Stibor:* é indicado para medir a mobilidade da coluna toracolombar, tirando-se a medida de S1 a C7. Utiliza o mesmo princípio do sinal de Schöber.

AVALIAÇÃO DA FORÇA MUSCULAR

Existem duas formas de avaliar a força muscular:

1. *Avaliação subjetiva*:
   - 0. Ausência de força.
   - 1. Somente um esboço de movimento.
   - 2. Força suficiente para mover uma articulação, eliminada a gravidade.
   - 3. Força suficiente para mover uma extremidade contra a gravidade.
   - 4. Mais do que 3, mas menos do que 5 – força suficiente para movimentar uma extremidade contra a resistência ativa. Esta é uma faixa ampla de força muscular e, algumas vezes, divide-se em 4, 4 +, 4 ++.
   - 5. Força muscular total e normal.
2. *Avaliação isocinética*: o dinamômetro isocinético é o instrumento mais preciso na avaliação da força (torque) muscular e vem sendo muito útil, principalmente, na avaliação de pessoas idosas. Foi desenvolvido no final da década de 1960 e serve para quantificar, em cada indivíduo, em determinada articulação, quanto se tem de resistência, pico de torque, angulação da articulação em que se obteve o pico de torque, trabalho total, potência média, além de outros dados que, individuais ou cruzados, permitem um conhecimento preciso de como está o grupo muscular que envolve determinada articulação. É um recurso de reabilitação, havendo opções de variadas velocidades angulares, modos isocinéticos (concêntrico, excêntrico), alguns modelos com modo isotônico, ativo e assistido, e até mesmo passivo.

Envolve uma velocidade fixa preestabelecida dinâmica com uma resistência que é totalmente adaptável por toda a amplitude de movimento, e a única desvantagem de utilização é o alto custo do aparelho (Fig. 2-1).

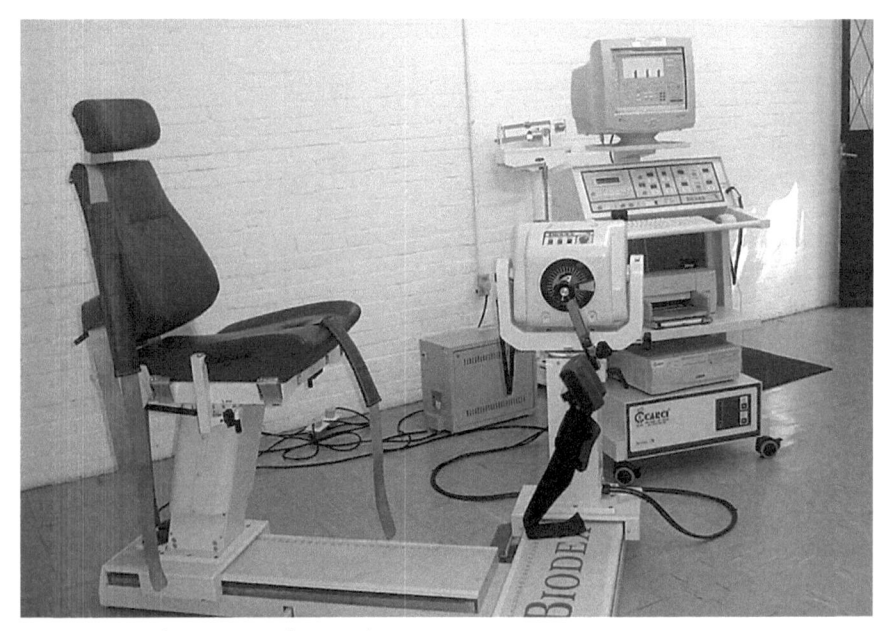

Fig. 2-1. Dinamômetro isocinético Biodex.

AVALIAÇÃO FUNCIONAL

Avalia as atividades de vida diária e atividades de vida prática, como as transferências, deambulação, vestuário e higiene, e atividades no trabalho: Questionário de Incapacidade (Rolland Morris).

Ela tem um papel bastante importante pois relaciona o efeito da lesão sobre a vida do indivíduo, que pode ser discretamente incômoda ou totalmente incapacitante.

Uma boa avaliação deve levar em consideração os prejuízos funcionais que afetam o sistema locomotor. Para isto é muito importante que se incluam aspectos relacionados com:

- *Cuidados pessoais:* capacidade de lavar-se, tomar banho, satisfazer as necessidades fisiológicas, vestir-se, cozinhar e alimentar-se.
- *Mobilidade:* incluindo ficar em pé, mover-se, andar, subir ou descer escadas, dirigir e usar meios de transporte.
- *Natureza da ocupação:* capacidade de trabalho e benefícios de seguridade social.

AVALIAÇÃO PSICOSSOCIAL

Faz parte do exame e, principalmente nos pacientes reumáticos, tem um papel muito importante, porque os cuidados pessoais, as frustrações, as incapacidades e a dependência causam sérios comprometimentos de autoestima.

AVALIAÇÃO DO EQUILÍBRIO (TRABALHAR ALGUNS PROTOCOLOS)

Existem vários protocolos que podem ser utilizados para avaliar o equilíbrio, um deles é o protocolo de equilíbrio de Berg.

AVALIAÇÃO DA MARCHA

Alguns dos seguintes tópicos devem ser observados e avaliados durante a marcha:

- Caminhada em planos regulares e irregulares.
- Subir e descer escadas.
- Subir e descer rampas.
- Posturas antálgicas.
- Utilização de apoios ou meios auxiliares.
- Dissociação de cinturas.

AVALIAÇÃO POSTURAL

Deve ser realizada observando o indivíduo anterior, posterior e lateralmente.

Vista Anteroposterior
- Inclinação da cabeça.
- Nível dos ombros.
- Protrusão de ombros.
- Pregas das mamas.
- Nível de cristas ilíacas.
- Joelhos.
- Pés.
- Hálux.

Vista Anteroanterior
- Nível dos ombros.
- Escápula.
- Escápulas ângulo inferior.
- Gibosidade.
- Linhas glúteas.
- Linhas poplíteas.
- Coluna vertebral: ESCOLIOSE ( ) cervical ( ) dorsal ( ) lombar
Curva principal ( ) destro-convexa ( ) sinistro-convexa

Posição Perfil
- Coluna vertebral: lordose, hiperlordose e cifose.
- Ombros.
- Membros superiores.
- Escápula.
- Rotação de tronco.
- Pelve.
- Joelho.

AVALIAÇÃO RESPIRATÓRIA
- Tipo de tórax.
- Avaliação da capacidade respiratória.

AVALIAÇÃO DA QUALIDADE DE VIDA
Em indivíduos com doenças crônicas, onde existe dor e incapacidade funcional, a qualidade de vida torna-se um fator primordial. O SF-36 é um dos protocolos que vem sendo utilizado com bastante frequência para avaliar a qualidade de vida.

Versão Brasileira do Questionário de Qualidade de Vida SF-36

Nome: _____
Idade: _____ Sexo: _____
Função exercida no trabalho: _____
Há quanto tempo exerce essa função: _____

Instruções: Esta pesquisa questiona você sobre sua saúde. Estas informações nos manterão informados de como você se sente e quão bem você é capaz de fazer atividades de vida diária. Responda cada questão marcando a resposta como indicada. Caso você esteja inseguro em como responder, por favor, tente responder o melhor que puder.

1. Em geral você diria que sua saúde é:

Excelente	Muito boa	Boa	Ruim	Muito ruim
1	2	3	4	5

2. Comparada com 1 ano atrás, como você classificaria sua idade, em geral, agora?

Muito melhor	Um pouco melhor	Quase a mesma	Um pouco pior	Muito pior
1	2	3	4	5

3. Os seguintes itens são sobre atividades que você poderia fazer atualmente durante um dia comum. Devido à sua saúde, você teria dificuldade para fazer estas atividades? Neste caso, quando?

Atividades	Sim, dificulta muito	Sim, dificulta um pouco	Não, não dificulta de modo algum
a) Atividades rigorosas, que exigem muito esforço, correr, levantar objetos pesados, participar em esportes árduos	1	2	3
b) Atividades moderadas, como mover uma mesa, passar aspirador de pó, jogar bola, varrer a casa	1	2	3
c) Levantar ou carregar mantimentos	1	2	3
d) Subir vários lances de escada	1	2	3
e) Subir um lance de escada	1	2	3
f) Curvar-se, ajoelhar-se ou dobrar-se	1	2	3
g) Andar mais de 1 quilômetro	1	2	3
h) Andar vários quarteirões	1	2	3
i) Andar um quarteirão	1	2	3
j) Tomar banho ou vestir-se	1	2	3

4. Durante as últimas 4 semanas, você teve algum dos seguintes problemas com seu trabalho ou com alguma atividade regular, como consequência de sua saúde física?

	Sim	Não
a) Você diminuiu a quantidade de tempo que se dedicava ao seu trabalho ou a outras atividades?	1	2
b) Realizou menos tarefas do que você gostaria?	1	2
c) Esteve limitado no seu tipo de trabalho ou a outras atividades?	1	2
d) Teve dificuldade de fazer seu trabalho ou outras atividades (p. ex., necessitou de um esforço extra)?	1	2

5. Durante as últimas 4 semanas, você teve algum dos seguintes problemas com seu trabalho ou outra atividade regular diária, como consequência de algum problema emocional (como se sentir deprimido ou ansioso)?

	Sim	Não
a) Você diminuiu a quantidade de tempo que se dedicava ao seu trabalho ou a outras atividades?	1	2
b) Realizou menos tarefas do que você gostaria?	1	2
c) Não realizou ou fez qualquer das atividades com tanto cuidado como geralmente faz?	1	2

6. Durante as últimas 4 semanas, de que maneira sua saúde física ou problemas emocionais interferiram nas suas atividades sociais normais, com relação a família, amigos ou em grupo?

De forma nenhuma	Ligeiramente	Moderadamente	Bastante	Extremamente
1	2	3	4	5

7. Quanta dor no corpo você teve durante as últimas 4 semanas?

Nenhuma	Muito leve	Leve	Moderada	Grave	Muito grave
1	2	3	4	5	6

8. Durante as últimas 4 semanas, quanto a dor interferiu em seu trabalho normal (incluindo o trabalho dentro de casa)?

De maneira alguma	Um pouco	Moderadamente	Bastante	Extremamente
1	2	3	4	5

9. Estas questões são sobre como você se sente e como tudo tem acontecido com você durante as últimas 4 semanas. Para cada questão, por favor dê uma resposta que mais se aproxime da maneira como você se sente, com relação às últimas 4 semanas

	Todo tempo	A maior parte do tempo	Uma boa parte do tempo	Alguma parte do tempo	Uma pequena parte do tempo	Nunca
a) Quanto tempo você tem se sentido cheio de vigor, de vontade, de força?	1	2	3	4	5	6
b) Quanto tempo você tem se sentido uma pessoa muito nervosa?	1	2	3	4	5	6
c) Quanto tempo você tem se sentido tão deprimido que nada pode animá-lo?	1	2	3	4	5	6
d) Quanto tempo você tem se sentido calmo ou tranquilo?	1	2	3	4	5	6
e) Quanto tempo você tem se sentido com muita energia?	1	2	3	4	5	6
f) Quanto tempo você tem se sentido desanimado ou abatido?	1	2	3	4	5	6
g) Quanto tempo você tem se sentido esgotado?	1	2	3	4	5	6
h) Quanto tempo você tem se sentido uma pessoa feliz?	1	2	3	4	5	6
i) Quanto tempo você tem se sentido cansado?	1	2	3	4	5	6

10. Durante as últimas 4 semanas, quanto de seu tempo a sua saúde física ou problemas emocionais interferiram nas suas atividades sociais (como visitar amigos, parentes etc.)?

Todo tempo	A maior parte do tempo	Alguma parte do tempo	Uma pequena parte do tempo	Nenhuma parte do tempo
1	2	3	4	5

11. O quanto verdadeiro ou falso é cada uma das afirmações para você?

	Definitivamente verdadeiro	A maioria das vezes verdadeiro	Não sei	A maioria das vezes falso	Definitivamente falso
a) Eu costumo adoecer um pouco mais facilmente que as outras pessoas	1	2	3	4	5
b) Eu sou tão saudável quanto qualquer pessoa que eu conheço	1	2	3	4	5
c) Eu acho que a minha saúde vai piorar	1	2	3	4	5
d) Minha saúde é excelente	1	2	3	4	5

TESTES ESPECIAIS

Os testes especiais são descritos separadamente para cada articulação. Eles são úteis para confirmar uma hipótese diagnóstica, diferenciar estruturas e esclarecer sinais e sintomas difíceis.

Basicamente os testes de coluna (lombar e cervical) são muito úteis na formação ou no diagnóstico de muitos indivíduos que referem a dor lombar e a cervical como o principal sintoma. Visto que se faz necessário diferenciar a dor sacroilíaca da dor lombar, podemos utilizar os seguintes testes:

- *Teste de Gaenslen:* como o paciente em posição supina, deixa-se uma das pernas cair por um dos lados da maca, enquanto a outra é flexionada em direção ao tronco. Essa posição deve aumentar a dor nas sacroilíacas no lado da perna caída.
- *Teste de Patrick:* com o paciente com o calcanhar sobre o joelho contralateral (quadril em flexão, abdução e rotação externa), exerce-se uma pressão para baixo sobre o joelho flexionado. Assim haveria dor na articulação sacroilíaca contralateral.
- *Compressão pélvica:* com o paciente em decúbito lateral, exerce-se compressão pélvica, o que deve aumentar a dor no nível da articulação sacroilíaca.
- *Discrepância de membro inferior:* tira a medida da espinha ilíaca anterossuperior até o maléolo medial.

Exames Laboratoriais/Complementares

A maioria das doenças reumáticas são diagnosticadas via exames laboratoriais, por exemplo: as provas de reação inflamatória; VHS e PCR; o fator reumatoide, o HLAB27.

É importante que acompanhemos os resultados dos exames de laboratório para que possamos ter noção do quanto a patologia está em atividade ou não (principalmente a atividade inflamatória), algo que fica difícil de avaliar simplesmente a olho nu.

Imagens Radiográficas

São utilizadas para confirmar ou não uma suspeita clínica e fazem parte da avaliação, onde se podem incluir os raios X, a ressonância magnética, a tomografia computadorizada e, até mesmo, a cintilografia.

Objetivos Fisioterapêuticos a Curto, Médio e Longo Prazos

Como se pretendem definir as metas de trabalho em cada uma destas fases, é claro que, para isto, precisamos ter bem definidos quais são os sintomas e complicações decorrentes de cada uma das fases.

Também é muito importante que tenhamos clareza sobre:

- Qual é a motivação do paciente?
- O que ele espera do tratamento que está buscando?
- O paciente tem uma razão para não esperar a recuperação?
- O paciente tem expectativas realistas sobre o tratamento?
- O paciente compreendeu realmente o que você disse?

Conduta Fisioterapêutica

Para que se estabeleça a conduta ideal de intervenção, é muito importante que o indivíduo realize uma avaliação completa, na qual se possam definir objetivos claros a curto, médio e longo prazos.

Quando falamos de afecções crônicas, não podemos esquecer que o mais importante para estes indivíduos é função e qualidade de vida, e que este tratamento também necessita ser acompanhado em longo prazo, pois a intervenção deve acompanhar a evolução clínica e sintomática do indivíduo.

BIBLIOGRAFIA

Chiarello B, Driusso P, Radl ALM. Manuais de fisioterapia: fisioterapia reumatológica. São Paulo: Manole; 2005.
Ciconelli RM, Ferraz MB, Santos W et al. Tradução para língua portuguesa e validação do questionário genérico de avaliação de qualidade de vida SF-36. Revista Brasileira Reumatologia. 1999;FALTA VOLUME:143-50.
David C, Lloyd J. Reumatologia para fisioterapeutas. São Paulo: Premier; 2001.
Golding DN. Reumatologia em medicina e reabilitação. São Paulo: Atheneu; 2001.
Magee DJ. Avaliação musculoesquelética. 4. ed. São Paulo: Manole; 2005.

INTERVENÇÃO FISIOTERAPÊUTICA NO PRÉ E NO PÓS-OPERATÓRIO DE DOENÇAS REUMÁTICAS

CAPÍTULO 3

Danieli Montagner ▪ Lia Mara Wibelinger

INTRODUÇÃO

Quando o tratamento conservador não funciona, o paciente deve ser encaminhado para o tratamento cirúrgico.

O encaminhamento ao tratamento cirúrgico deve ser mais precoce quando houver importante alteração do alinhamento dos joelhos, no qual o genu varo ou valgo leva à maior sobrecarga unicompartimental e piora a evolução da artrose.

O tratamento cirúrgico, em alguns casos, é a melhor alternativa para as doenças articulares degenerativas, seja por insucesso no tratamento conservador, ou devido à evolução e à gravidade das mesmas.

A intervenção cirúrgica acaba sendo, em alguns momentos, a continuidade do tratamento, e o resultado dessa intervenção pode permitir que o paciente se torne tão independente quanto possível, reduzindo ou eliminando a dor e aumentando as funções.

Dentre os tipos de cirúrgias para o tratamento destes transtornos podemos citar os seguintes tipos:

- *Osteotomias:* são usadas para corrigir alterações biomecânicas, pois podem retardar ou até eliminar a necessidade de artroplastia. São feitos dois tipos de osteotomias:
    1. *Profilática*: indicada precocemente em pacientes sintomáticos e ainda sem alterações radiográficas para a correção dos desvios de eixos articulares.
    2. *Terapêutica*: indicada em casos sintomáticos e com alterações radiográficas. É feita para modificar o eixo de alinhamento do membro afetado e deslocar a carga para outra região da superfície articular.
- *Artroplastias:* substituem a estrutura articular e promovem a diminuição da dor, além de melhorar a função na maioria dos pacientes com osteoartrose.

ARTROPLASTIA TOTAL DE QUADRIL

A artroplastia de quadril consiste na substituição do acetábulo e da cavidade glenoide por material artificial.

Existem vários tipos de técnicas para a artroplastia, sendo que, na maioria delas, o componente femoral é constituído de aço inoxidável ou de uma liga de cromo-cobalto--molibdênio, e o componente do acetábulo de polietileno de alta densidade.

Na maioria das próteses totais de quadril, há um atrito de aproximadamente 40 vezes mais que na articulação saudável, significando que há um esforço muito maior sobre a fixação ao fêmur.

Independentemente da abordagem escolhida, todas seguem o mesmo princípio, no qual há a remoção dos restos e das partes moles, e da cabeça femoral, sendo então o acetábulo substituído pela prótese, fixada mecanicamente ou com cimento ósseo. Então, a cabeça femoral é substituída e fixada da mesma maneira.

Na maioria dos casos, aproximadamente 90%, há sucesso nas artroplastias de quadril, havendo redução na dor e melhora da amplitude de movimento e marcha. Porém, existe um grande risco cirúrgico, a duração da prótese é limitada e problemas derivados da infecção, como o afrouxamento da haste e fraturas do osso esponjoso. A infecção da cicatriz, o aparecimento de tromboembolismos e a luxação da prótese podem ocorrer a curto ou longo prazos.

TRATAMENTO FISIOTERAPÊUTICO

O sucesso do tratamento fisioterapêutico deve-se basicamente a uma boa avaliação clínica e funcional. Além disso, um bom relacionamento e comunicação com o ortopedista são peças-chave para uma boa reabilitação.

Para se poder traçar um plano de tratamento, é importante uma avaliação completa de dor, alteração funcional, alterações vasculares, aspecto da cicatriz e sensibilidade. Ainda, precisa-se conhecer a técnica utilizada pelo cirurgião e o tipo de prótese implantada.

OBJETIVOS FISIOTERAPÊUTICOS

Pós-Operatório

- Evitar os efeitos da imobilidade no leito (trombose venosa profunda, principalmente).
- Incentivar a retirada do leito o mais precoce possível.
- Reduzir o tempo de internação.
- Restabelecer a marcha, o equilíbrio estático e a dinâmico, a coordenação e o sincronismo.
- Evitar que haja fadiga e luxação da prótese, em um prazo mais longo.

O fisioterapeuta deve restabelecer a sua capacidade de realizar as AVD e a funcionalidade.

A dor pós-operatória deve ser controlada adequadamente para que o paciente tolere melhor a fisioterapia e consiga mais rapidamente sair do leito, prevenindo complicações neuromusculares e pulmonares. Normalmente nas primeiras horas já se opta pelo uso da crioterapia no local operado também como um agente controlador do edema e facilitador do alívio da dor.

No pós-operatório imediato, a reabilitação pulmonar deve receber ênfase, para que se evitem as complicações respiratórias, que são muito comuns em pacientes com idade avançada e com patologia prévia, que sejam submetidos à anestesia geral.

Nesse período, o paciente estará acamado e provavelmente com uma calha antirrotatória, para evitar a rotação externa do quadril e não ocorrer de forma alguma possibilidade de deformidade, levando em consideração a instabilidade pós-operatória da articulação.

É papel do fisioterapeuta a educação e a orientação do paciente quanto aos cuidados com o membro operado e à reabilitação.

Tratamento Pré-Operatório

- Mudança de decúbito.
- Treino de marcha com órteses.
- Fortalecimento da musculatura estabilizadora de quadril.

- Fortalecimento de membros superiores.
- Orientações para o paciente e os familiares sobre o processo de reabilitação após o procedimento cirúrgico.

CONDUTA FISIOTERAPÊUTICA
Cinesioterapia
É o agente terapêutico mais importante para atingir os objetivos tanto do pré quanto do pós-operatório.

Exercícios para Amplitude de Movimento
A mobilização passiva do membro acometido, dentro da ADM permitida, é o início da reabilitação motora, seguida da mobilização ativo-assistida, com extremidades em tripla flexão.

Conhecer o procedimento cirúrgico e a técnica utilizada pelo cirurgião é indispensável nessa fase.

A adução e a flexão além de 90° devem ser evitadas, assim como as rotações externa e interna, devido à instabilidade suposta no início do pós-operatório.

Os exercícios ativos livres e as mobilizações ativo-assistidas para o membro contralateral estão liberados desde o primeiro momento, assim como os metabólicos de extremidades.

Em seguida, passam-se aos exercícios para a manutenção da ADM do quadril, respeitando a angulação apropriada para o período e o fortalecimento dos membros inferiores, iniciando-se pelos isométricos e passando para os de carga leve, a fim de manter e dar a sustentação necessária ao membro não operado para o uso de muletas.

> **! Importante**
> Observar e ter precaução com os movimentos de rotações **interna** e flexão além de 90° no membro operado.

Os exercícios de dissociação de cinturas e de transferências de peso são importantes para o controle de tronco e para a marcha e são realizados, em um primeiro momento, com o paciente sentado, assim como os exercícios de propriocepção. Com isso, começa-se o treino de marcha com muletas.

Treino de Marcha
A partir do quinto dia, aproximadamente, a marcha de três pontos pode ser iniciada, com carga corporal parcial, sendo aumentada progressivamente durante a deambulação.

Se a prótese implantada for cimentada, o início do treino da marcha deve ser realizado com sustentação de peso parcial.

Se a prótese for sob o encaixe de pressão, a fase inicial do treinamento será sem sustentação de peso corporal, utilizando sempre o apoio de duas muletas.

Exercícios de Amplitude de Movimento e Força de Membros Superiores
Não se pode deixar de lado a reabilitação dos membros superiores, já que precisarão de um bom preparo para sustentar as muletas no início da marcha e evitar a trombose venosa profunda.

Os exercícios ativos livres são ideais para o início do tratamento, devendo evoluir para os exercícios de fortalecimento, principalmente de tríceps e os depressores da escápula.

Crioterapia

A crioterapia no local da incisão cirúrgica é indicada para todas as fases do tratamento, de 10 a 15 minutos, com o intuito de reduzir o processo inflamatório e a dor pós-operatória.

Exercícios de Alongamento

A partir da 6ª semana, aproximadamente, a manutenção da elasticidade muscular já pode ser trabalhada, com exercícios de alongamento. Continuam-se realizando exercícios para mobilidade e ganho de amplitude de movimento do quadril e da pelve.

Exercícios de Estabilização

Os exercícios de estabilização do quadril, como a elevação da pelve, são indispensáveis nessa fase.

A carga dos exercícios para o fortalecimento vai aumentando progressivamente nos membros inferiores para que as muletas sejam, aos poucos, abandonadas.

Na 6ª semana, o paciente passará a utilizar a muleta somente no membro contralateral e, após, evolui para a marcha livre, desde que não haja instabilidade para marcha e dor residual.

Por isso, o tratamento deve ser realizado com exercícios que se aproximem ao máximo das atividades mais corriqueiras do paciente antes da cirurgia.

Os exercícios de propriocepção, dissociação de cinturas e transferência de peso podem ser realizados com o paciente em pé.

Exemplos de exercícios:

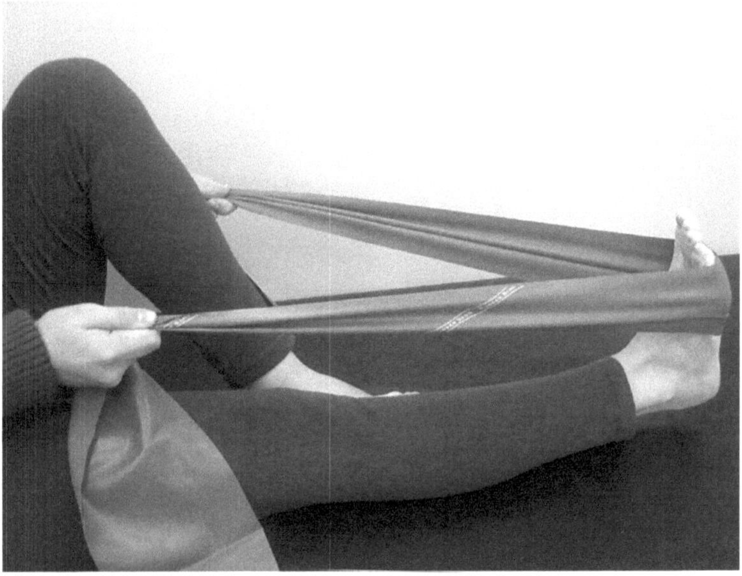

Fig. 3-1. Exercícios resistidos de tornozelo e pé (dorsiflexão).

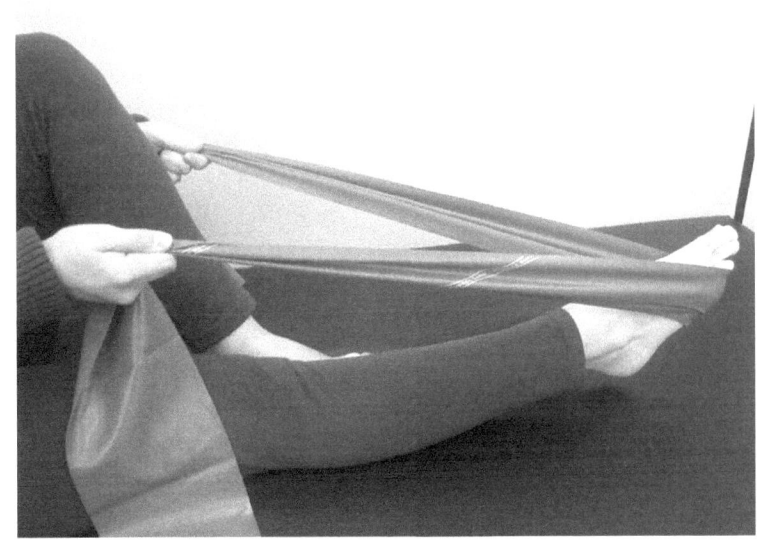

Fig. 3-2. Exercícios resistidos de tornozelo e pé (plantiflexão).

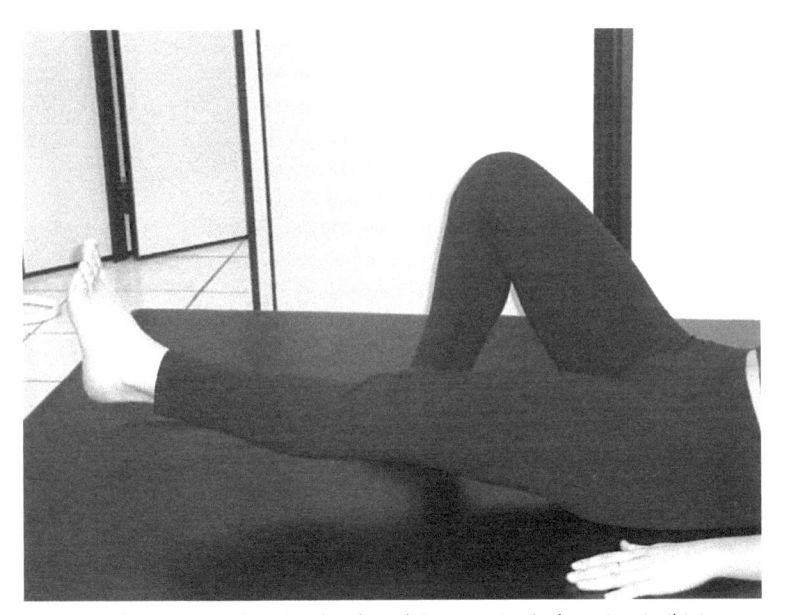

Fig. 3-3. Alongamento de músculos da cadeia posterior (coluna, isquiotibiais e tríceps).

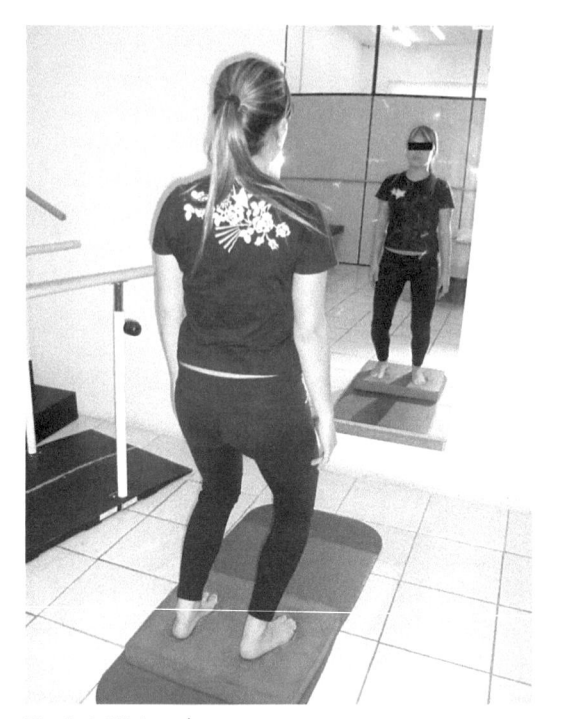

Fig. 3-4. Miniagachamento.

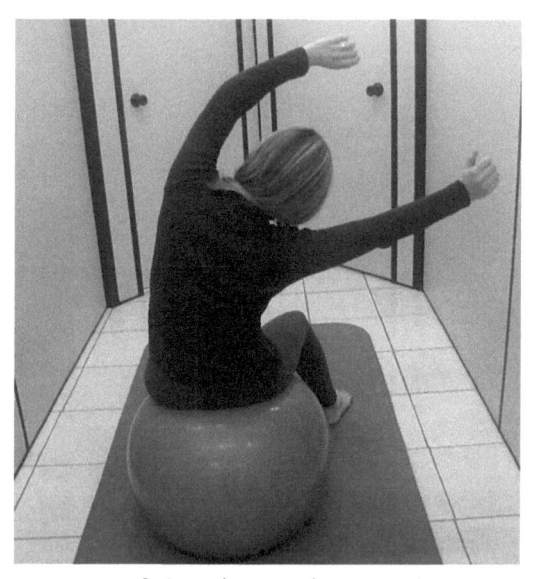

Fig. 3-5. Transferência de peso e dissociação de cinturas.

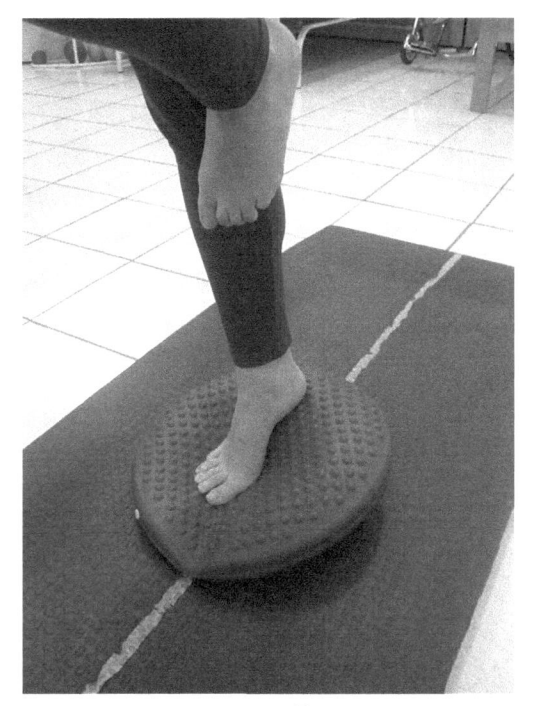

Fig. 3-6. Propriocepção e equilíbrio.

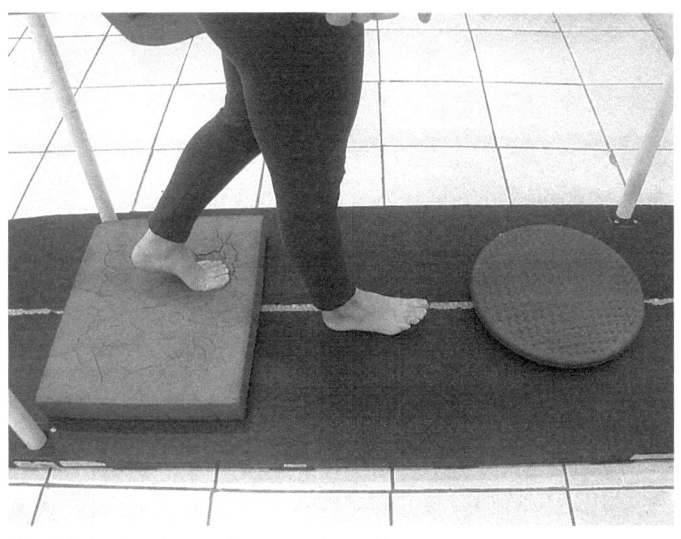

Fig. 3-7. Treino de marcha e propriocepção.

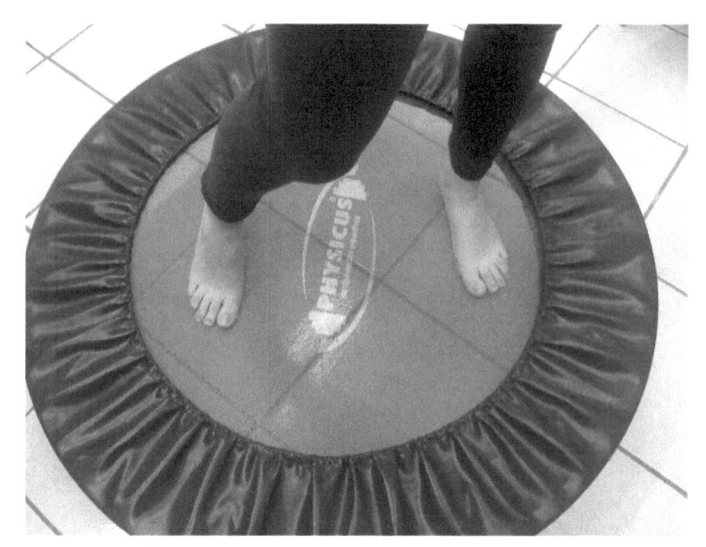

Fig. 3-8. Equilíbrio e propriocepção na cama elástica.

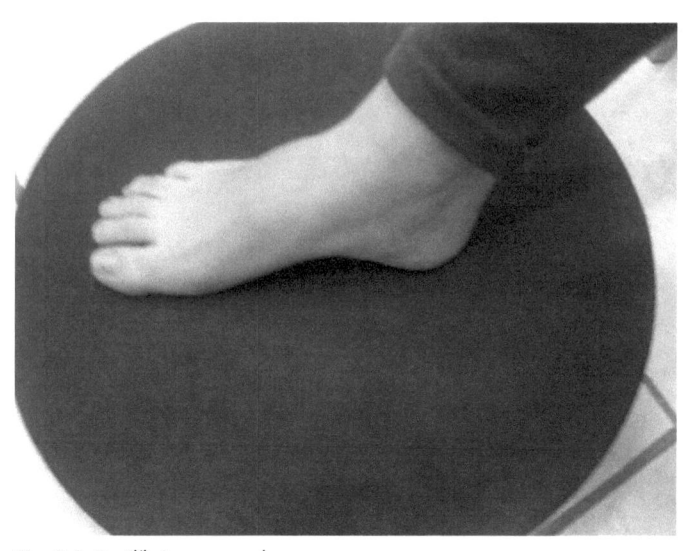

Fig. 3-9. Equilíbrio na prancha.

Educação do Paciente

A prevenção de luxação da prótese deve ser um ponto a se considerar. O fisioterapeuta deve orientar o paciente quanto a posições e gestos que podem levar à instabilidade do quadril, sendo a combinação de flexão, adução e rotação interna a que oferece maior risco.

O ato de amarrar o calçado é um exemplo clássico dessa situação. Ainda, deve-se orientar o paciente sobre o perigo da realização de giros bruscos, cruzar as pernas, sentar-se em poltronas altas, assim como orientá-lo a dormir em decúbito lateral com um travesseiro entre as pernas e, de preferência, com o membro não operado para baixo, evitando uma adução excessiva.

O paciente deve ser educado, por meio do tratamento fisioterapêutico, a cuidar de sua prótese e aumentar sua vida útil, devendo controlar o peso corporal, não carregar peso, evitar longas caminhadas e repousar durante algum período do dia.

A artroplastia de quadril pode deixar algumas sequelas. A dismetria é a principal delas, devendo ser corrigida com palmilhas. Também, um alinhamento inadequado do membro pode ocorrer, permanecendo alguns graus de rotação interna ou externa. Porém, não se deve corrigi-lo, sob o risco de diminuir a estabilidade do quadril, e sim adaptar o paciente a essa condição.

A longo prazo, pode haver infecção no local da prótese e afrouxamento. Isso provocaria uma dor intensa, contínua e persistente, sendo de responsabilidade do cirurgião a reavaliação cirúrgica da prótese e a possível substituição.

Diante disso, percebe-se que o tratamento fisioterapêutico para artroplastia de quadril se consolida, em grande parte, em criar consciência no paciente, orientando-o e educando-o quanto às suas atividades diárias, desde as mais simples até as mais complexas, para reduzir o risco de diminuir a vida útil da prótese e aumentar a sobrecarga articular, levando a dores residuais.

ARTROPLASTIA TOTAL DE JOELHO

As artroplastias totais de joelho vêm melhorando a qualidade de vida de pacientes reumáticos e podem oferecer grande benefício aos pacientes com osteoartrose grave, quando outros métodos conservadores (como a terapia medicamentosa e a fisioterapia) não forem capazes de reduzir a dor e haja progressiva limitação funcional nas atividades da vida diária. A fisioterapia vai atuar na reabilitação pré e pós-operatória desses pacientes submetidos à artroplastia, visando ao retorno precoce da função que está associada à amplitude de movimento da articulação.

Fisioterapia

A intervenção ideal é a que tem início no pré-operatório dos indivíduos, em que é preciso dar ênfase a:

- Mobilidade e força muscular.
- Marcha e equilíbrio.
- Preparo para o uso de dispositivos auxiliares. Objetivos a longo prazo:
  - Aumento da amplitude de movimento articular.
  - Fortalecimento muscular.
  - Promoção das transferências no leito.
  - Reeducação da marcha.
  - Equilíbrio.
  - Propriocepção.
  - Postura.
- Cinesioterapia:
  - Recuperação da mobilidade de joelho, tornozelo, quadril e pé.
  - Aumento da força muscular dos músculos proximais e distais.
  - Transferência de peso.
  - Treino de equilíbrio, propriocepção e marcha
  - Postura.

Conduta Fisioterapêutica
- Crioterapia (para combater o edema).
- Aumento da amplitude de movimento articular:
  - Realização de exercícios respiratórios.
  - Mobilização do tornozelo, do joelho e do pé.
  - Flexão ativo-assistida de quadril.
  - Isométrico de quadríceps.
  - Alívio da dor.

  Exemplos de exercícios:

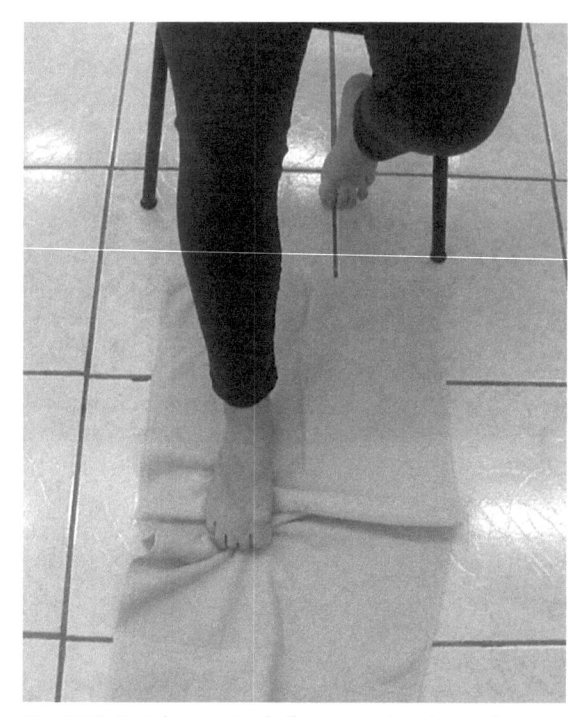

Fig. 3-10. Fortalecimento de flexores curto e longo dos dedos.

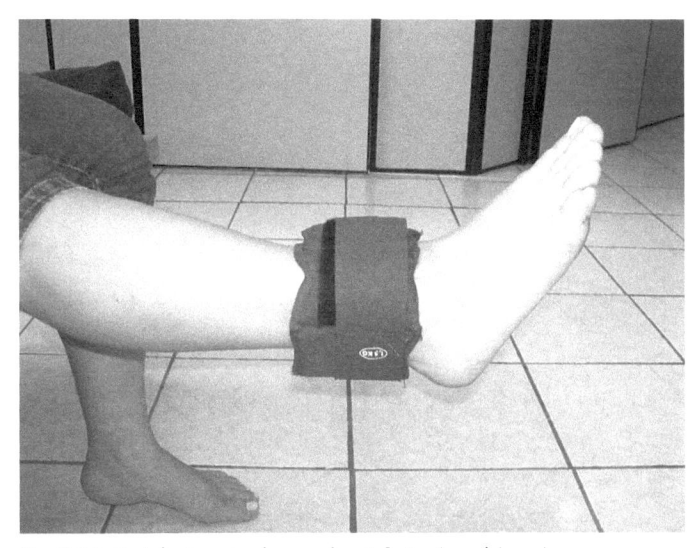

Fig. 3-11. Fortalecimento de membro inferior (quadríceps).

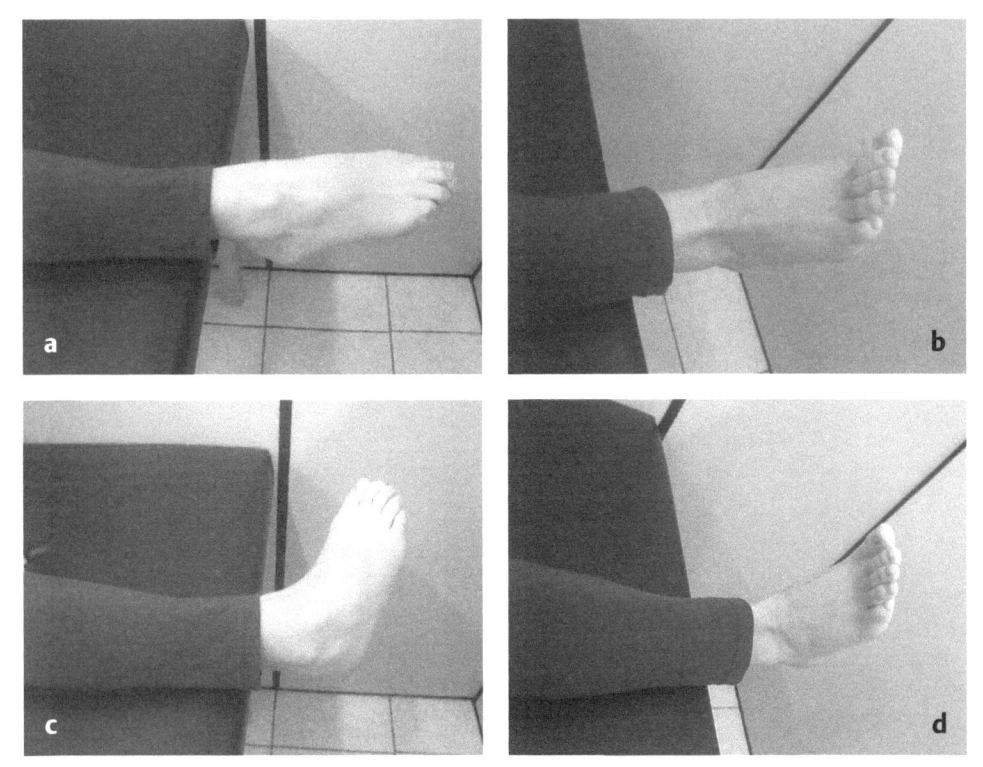

Fig. 3-12. Mobilidade de tornozelo (movimentos fisiológicos): (**a**) plantiflexão de tornozelo; (**b**) eversão de tornozelo; (**c**) inversão de tornozelo; (**d**) dorsiflexão de tornozelo.

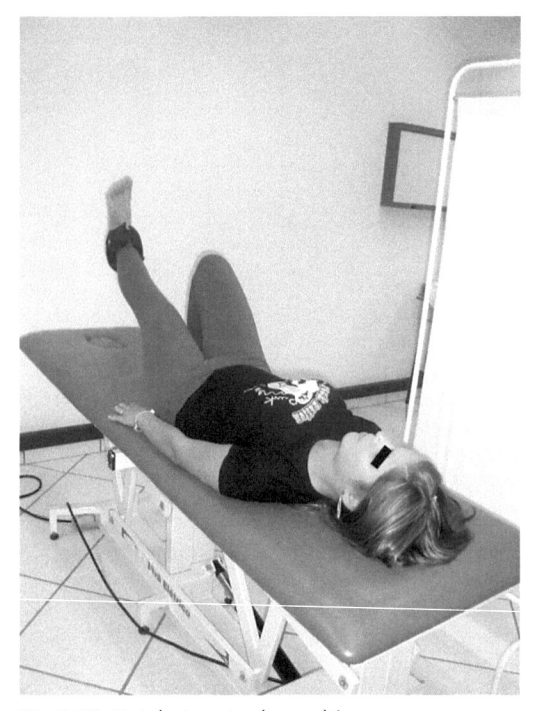

Fig. 3-13. Fortalecimento de quadríceps.

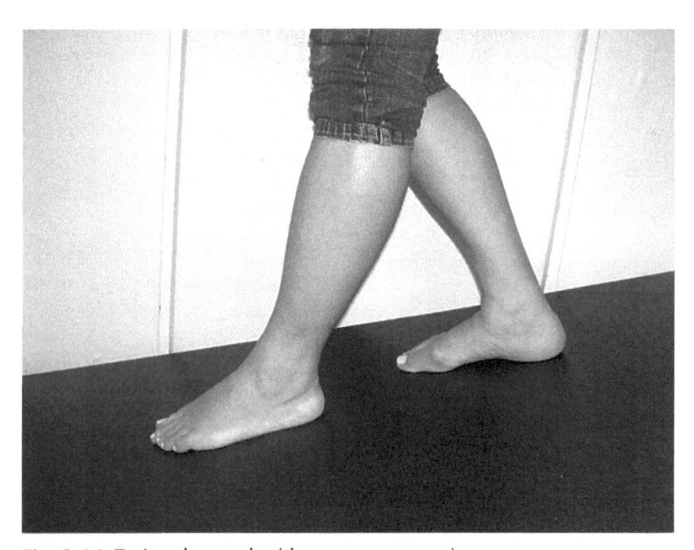

Fig. 3-14. Treino de marcha (descer uma rampa).

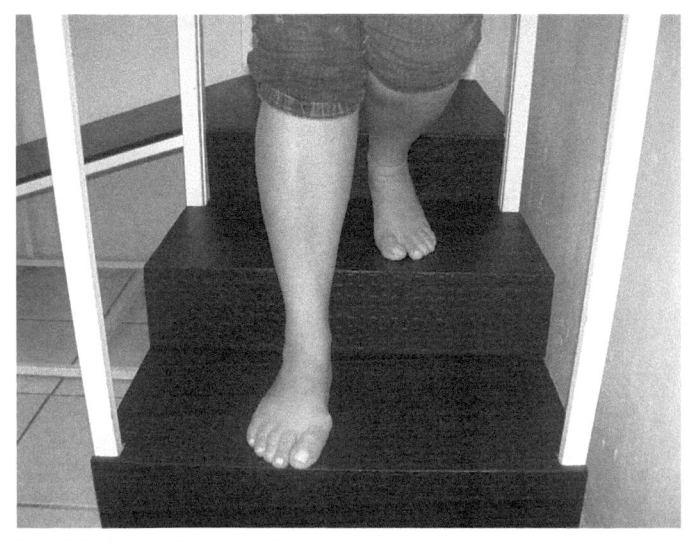

Fig. 3-15. Treino de marcha (descer escadas).

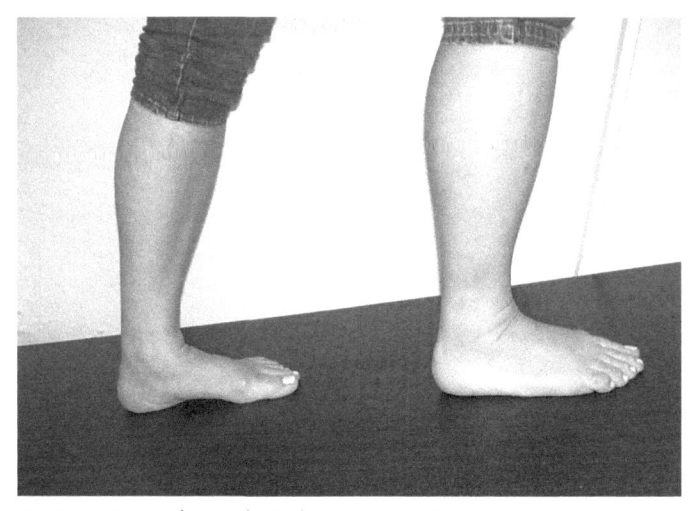

Fig. 3-16. Treino de marcha (subir uma rampa).

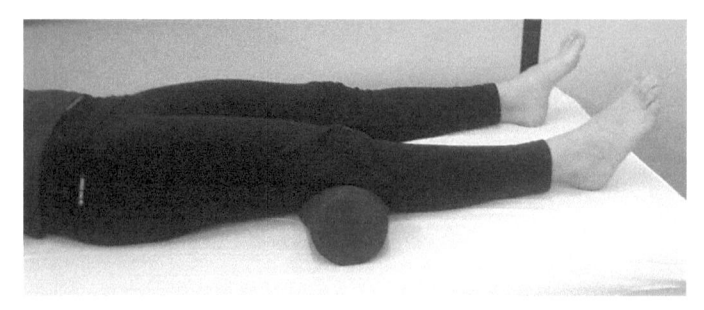

Fig. 3-17. Isométrico de quadríceps.

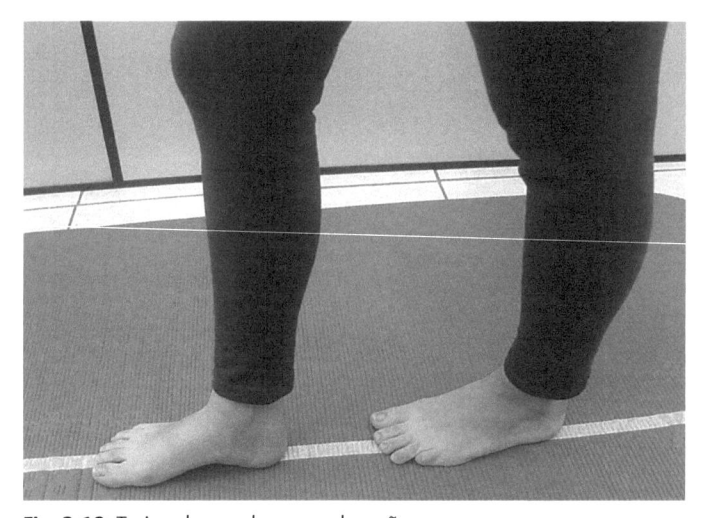

Fig. 3-18. Treino de marcha e coordenação.

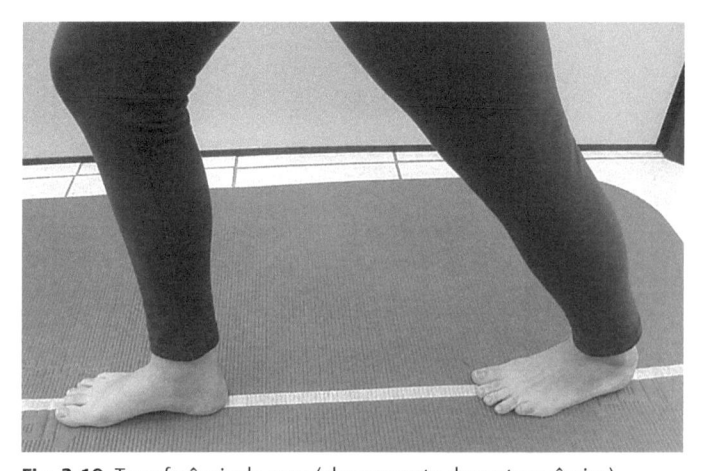

Fig. 3-19. Transferência de peso (alongamento de gastrocnêmios).

BIBLIOGRAFIA

Adams JC, Hamblen DL. Manual de ortopedia. 11. ed. Porto Alegre: Artes Médicas; 1994.
Brotzman SB. Handbook of orthopaedic rehabilitation. St. Louis: Mosby; 1996.
Dandy DJ. Ortopedia e traumatologia prática: diagnóstico e tratamento. 2. ed. Rio de Janeiro: Revinter; 2000.
Gann N. Ortopedia: guia de consulta rápida para fisioterapeutas – distúrbios, testes e estratégias de reabilitação. Rio de Janeiro: Guanabara Koogan; 2005.
Hebert S, Xavier R. Ortopedia e traumatologia: princípios e prática. 3. ed. Porto Alegre: Artes Médicas; 2003.
Malone TR, McPoil TG, Nitz AJ et al. Fisioterapia em ortopedia e medicina no esporte. 3. ed. São Paulo: Livraria Santos Editora; 2000.
Serra GMR, Petit JD, Carril MLS. Fisioterapia em traumatologia, ortopedia e reumatologia. Rio de Janeiro: Revinter; 2001.
Snider RK. Tratamento das doenças do sistema musculoesquelético. São Paulo: Manole; 2000.

ARTRITE REUMATOIDE

Lia Mara Wibelinger

INTRODUÇÃO
A artrite reumatoide (AR) é uma doença articular inflamatória, crônica e multissistêmica, que afeta as pequenas articulações das mãos e dos pés, cuja característica principal é uma sinovite inflamatória persistente de causa desconhecida.

ETIOLOGIA
A etiologia é desconhecida e acomete mais as mulheres. Embora possa ter início em qualquer idade, existe uma predisposição à ocorrência aproximadamente em torno dos 40 anos de idade.

Parece existir uma predisposição genética.

Critérios Diagnósticos Segundo o *American College of Rheumatology*
- Rigidez articular matinal com duração ≥ a 1 hora.
- Edema (inchaço) de três ou mais articulações.
- Edema das articulações das mãos (dedos), interfalangianas e/ou pulso (punho) e metacarpofalangianas.
- Edema simétrico (bilateral) dos tecidos moles periarticulares.
- Presença de nódulos subcutâneos.
- Fator reumatoide no sangue positivo.
- Erosões articulares e/ou periarticulares com diminuição da densidade óssea, nas mãos ou pulsos, observadas em exames radiológicos.

O critério para o diagnóstico é a observação contínua por 6 semanas ou mais e quatro dos sete critérios estarem presentes.

FISIOPATOLOGIA
A sinóvia apresenta-se com edema e forma vilosidades que fazem protuberâncias para dentro da cavidade articular. A esse aspecto "felpudo" denomina-se *pannus*.

A rigidez matinal é uma das características principais, e, ao acordar pela manhã, os pacientes apresentam importantes dificuldades em movimentar as articulações, que permanecem por mais de 1 hora.

Nos casos mais graves o alívio é parcial, permanecendo dor e limitação de movimentos permanentemente. Alguns pacientes queixam-se de mal-estar, fadiga e dor muscular, que podem acompanhar ou anteceder a artrite. Rigidez matinal e fadiga no final da tarde são usados para avaliar a atividade da doença.

Articulações mais acometidas:

- Qualquer articulação pode ser acometida, mas as mãos (punhos, IFP e MCF), MTF, cotovelos, tornozelos, joelhos, ombros e articulações dos quadris são as mais frequentemente acometidas.

Efeitos da Artrite Reumatoide Sobre a Estrutura e a Função das Articulações
- *Cartilagem:* erosão da cartilagem.
- *Sinóvia:* células de revestimento microvascular ativadas para dar início ao processo inflamatório, formação de *pannus*.
- *Ligamentos:* a erosão os enfraquece.
- *Músculos:* a deformidade articular interfere na geração de torque máximo; a imobilidade os encurta; a miosite os enfraquece; a dor e o derrame provocam a defesa; e a inibição reflexa resulta em fraqueza.
- *Osso:* a erosão resulta em deformidade articular, bloqueio ósseo e dor.
- *Sistema extra-articular:* miosite, anemia, alteração do sono, fadiga, maior dispêndio de energia em virtude dos padrões anormais de movimento.

EXAMES LABORATORIAIS
Em pacientes com artrite reumatoide mais grave, é normal encontrar anemia, leucocitose e trombocitose.

Alterações radiográficas:

- Osteoporose justa-articular.
- Edema dos tecidos moles.
- Deformidade.
- Erosão nas margens das articulações.
- Diminuição do espaço articular, assimetria e osteopenia progressiva.

MANIFESTAÇÕES EXTRA-ARTICULARES
- Comprometimento pulmonar.
- Cardíaco.
- Neuromuscular.
- Envolvimento ocular.
- Manifestações hematológicas.
- Adelgaçamento da pele.

TRATAMENTO
Para que o tratamento seja o mais efetivo possível, é importante ser realizado o diagnóstico precoce e a intervenção adequada, para que se possa impedir que os danos articulares se tornem totalmente irreversíveis:

- Abordagem multidisciplinar.
- Medicamentosa.
- Cirúrgica.
- Fisioterapia.

Abordagem Multidisciplinar

A melhor forma de tratamento é quando se envolve uma equipe multidisciplinar (equipe esta que deve ser composta por médico reumatologista, fisioterapeuta, terapeuta ocupacional, psicólogo e nutricionista) para que seja possível:

- Fazer o diagnóstico o mais precocemente possível.
- Avaliar regularmente a atividade da doença.
- Avaliar constantemente o tratamento.
- Reduzir ao máximo o risco de incapacidades funcionais e deformidades.

PROCEDIMENTOS ORTOPÉDICOS MAIS USADOS

- Sinovectomia.
- Artrodese (fusão articular).
- Reconstrução de tecidos moles.
- Artroplastia.

O tratamento cirúrgico ortopédico é aconselhável em qualquer estágio da doença, estando ou não completamente controlada. Os tipos de operação são reparação de tendões, descompressão de nervos, remoção de nódulos subcutâneos, artrodese, ressecção da cabeça metatársica ou metacarpiana, sinovectomia, osteotomia e operações protéticas.

FISIOTERAPIA

É muito importante em todas as fases da doença, para que se possa diminuir a dor, recuperar ou manter a mobilidade articular, e prevenir as atrofias e deformidades.

AVALIAÇÃO DA DOR

Escala visual analógica

0 (sem dor) _____ 10 (dor insuportável)

DESENHO DA DOR (MAPA CORPORAL): descrever quais articulações já foram acometidas e quais estão agudizadas; é preciso que se assinale em um desenho do corpo nas duas vistas anterior e posterior.

Índice articular de Ritchie: avalia as seguintes articulações – temporomandibular, coluna cervical, acromioclavicular, esternoclavicular, ombros, cotovelos, punhos, metacarpofalangianas, interfalangianas proximais, quadris, joelhos, tornozelos, talocalcânea, transversa do tarso e metatársicas:

- 0 – sem dor.
- +1 – dolorida.
- +2 – dolorida e com contração.
- +3 – dolorida com contração e encolhimento.

- Avaliação da qualidade de vida: pode ser utilizado o protocolo SF 36 e o RA Quality of life (RAQoL).
- Avaliação da rigidez.
- Avaliação da amplitude de movimento articular: goniometria (deve ser realizada por meio de movimentos ativos e passivos).
- Avaliação da força muscular.
- Avaliação da sensibilidade: superficial e profunda.

- Avaliação da coordenação.
- Avaliação funcional: perda da função, deformidades, AVD.

Teste da função das mãos de O'Neill: este teste consiste na execução de oito tarefas, que são cronometradas:

- Pegar moedas.
- Pegar alfinetes.
- Levantar pratos.
- Pegar e virar tubos.
- Pegar uma bola de tênis.
- Levantar blocos e hastes.
- Levar a mão à boca.
- Utilizar um teclado.

Avaliação da deformidade:
Escala de deformidade das articulações
- 0 – sem deformidade/instabilidade.
- 1 – instabilidade dos ligamentos, encurtamento da banda lateral ou dos músculos intrínsecos.
- 2 – deformidade que pode ser ativamente reduzida.
- 3 – deformidade fixa ou que só pode ser reduzida passivamente.

Avaliação das AVD:
- 0 – sem qualquer dificuldade.
- 1 – com certa dificuldade.
- 2 – com muita dificuldade.
- 3 – incapacidade para realizar.

Exame Físico

No exame físico das mãos e dos pés devem ser observadas:

- *Inspeção:* verificar a existência de edema, cistos, deformidades, coloração da pele.
- *Palpação:* verificar a presença de pontos dolorosos, cistos, fraturas.

OBJETIVOS DE TRATAMENTO

- Diminuir atrofia e fraqueza muscular.
- Promover os alongamentos muscular e do tecido conectivo.
- Manter ou aumentar a amplitude de movimento.
- Reduzir o edema.
- Aumentar a resistência aeróbia.
- Promover o condicionamento cardiopulmonar.
- Evitar posições viciosas.

CONDUTA FISIOTERAPÊUTICA

- *Repouso:* não absoluto:
  - Calor: seu uso não é recomendado em articulações inflamadas.

Crioterapia
É indicada nas fases agudas ou inflamatórias e contraindicada em pacientes que apresentem vasculite ou fenômeno de Raynaud.

Calor Superficial
Pode ser usado no caso de articulações crônicas e não agudamente inflamadas (bolsa de água quente, lâmpada infravermelha, banho de parafina):

- *Turbilhão:* é o agente ideal quando se tratar de acometimento em articulações pequenas como as das mãos e dos pés.

Eletroterapia
- O *laser* foi considerado útil no controle da dor e na melhora das funções das mãos.
- Ondas curtas pulsáteis reduzem a inflamação e o edema.
- TENS: para o alívio da dor.
- Órteses: podem ser usadas para auxiliar na preservação da função articular e na prevenção das deformidades.

Os princípios de proteção das articulações por órteses são:

- Respeitar a dor.
- Equilibrar a atividade e o repouso.
- Evitar posições de deformidades.
- Evitar atividades repetitivas.
- Manter uma posição por muito tempo.

Nas crises ou na fase aguda, o tratamento é baseado em orientação para repouso relativo e prevenção de deformidades, o que pode ser feito com o uso de órteses.

Nos estágios subagudos ou crônicos, devem-se estimular gradualmente os movimentos ativos.

Cinesioterapia
A cinesioterapia é parte fundamental do tratamento fisioterapêutico. Apesar da capacidade aeróbia, da resistência e da força muscular ter uma tendência à diminuição nestes indivíduos, a prática do exercício físico pode levar à melhora do estado geral:

- Exercícios respiratórios.
- Mobilização articular.
- Exercícios isométricos.
- Exercícios de amplitude de movimento: passivos, ativos, ativos resistidos. Exercícios com polias ativam a elevação do ombro e aumentam a amplitude de movimento dos cotovelos. Os exercícios para a amplitude de movimento também podem ajudar no metabolismo das articulações e no fluxo sanguíneo, consequentemente reduzindo a inflamação e a rigidez.

Exercícios de Fortalecimento
O treinamento para obter aumento da força deve envolver a cuidadosa aplicação de resistência, para evitar danos aos ligamentos já afetados.

Exercícios de Marcha, Equilíbrio e Propriocepção
- *Marcha e função:* se necessário, pode-se fazer uso de dispositivos auxiliares. Reeducar a marcha dirigida principalmente aos objetivos do paciente.
- *Condicionamento cardiovascular:* é muito importante pois exerce um efeito positivo sobre a qualidade dos indivíduos com artrite reumatoide.

Nos estágios posteriores da doença, é importante a atenção individual para as grandes articulações, tendo em vista a profilaxia e a correção das deformidades.

Coluna
Quanto à coluna, estimulam-se períodos em posição prona para corrigir as contraturas em flexão, exercícios para glúteos, mobilização passiva oscilatória e sobrecarga limitada de peso, quando as articulações estiverem ativas.

Joelhos
Para os joelhos devem ser realizados exercícios de manutenção, fortalecimento da musculatura do quadril e uso de talas.

Pés
Para os pés são muito importantes o uso de suportes em arco e sapatos adequados, além de banhos farádicos do pé e contração dos músculos intrínsecos como medida preliminar para as atividades.

O segredo de controlar as dores e as inflamações está em balancear corretamente o repouso nas fases mais agudas, seguido de exercícios adequados, tão logo o paciente melhore.

Quando há envolvimento grave dos membros inferiores (que limite o movimento), deve-se instruir o paciente a usar órteses que ajudem na sustentação do peso do indivíduo. Deve ser realizado o fortalecimento isométrico de quadríceps.

Benefícios dos exercícios:

- Redução de dores articulares, inflamação e rigidez matinal.
- Aumento da densidade óssea.
- Retardo da progressão da destruição articular, por melhora na nutrição da cartilagem, tornando-a mais espessa.
- Fortalecimento dos ligamentos e tendões.
- Aumento da capacidade de desempenhar as atividades da vida diária.
- Bem-estar físico e mental, e sentir-se motivado a participar mais ativamente do programa de reabilitação.

A seguir, é possível verificar-se alguns exemplos de exercícios que podem ser trabalhados na reabilitação de indivíduos com artrite reumatoide de mão e pé.

É importante não esquecer que, quando falamos em reabilitação da mão, também temos um cotovelo, um ombro e uma mão que necessitam ser trabalhados.

A motricidade fina também pode ser trabalhada com massa de modelar, jogos de varetas, jogos resta um, catar grãos de feijão e milho, e com todo e qualquer jogo de encaixe, assim como com diferentes texturas para dar estímulo e sensibilidade.

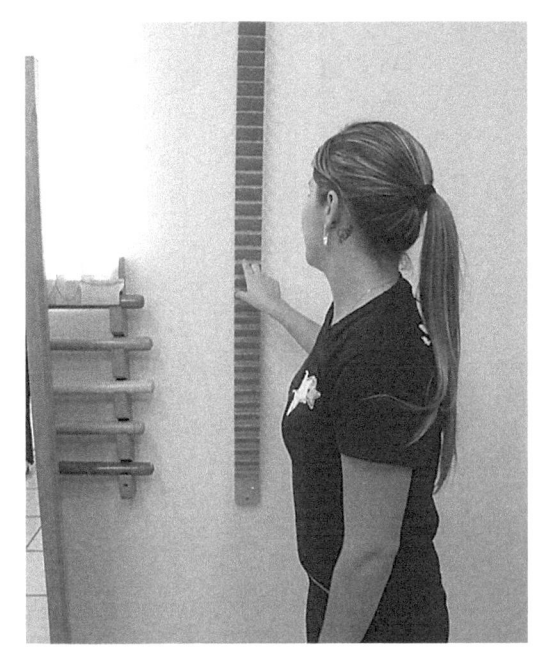

Fig. 4-1. Mobilidade ativa de punho e dedos.

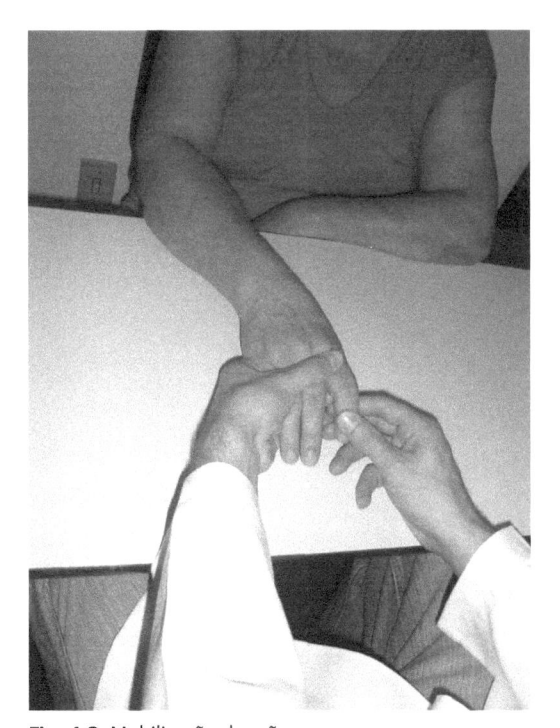

Fig. 4-2. Mobilização da mão.

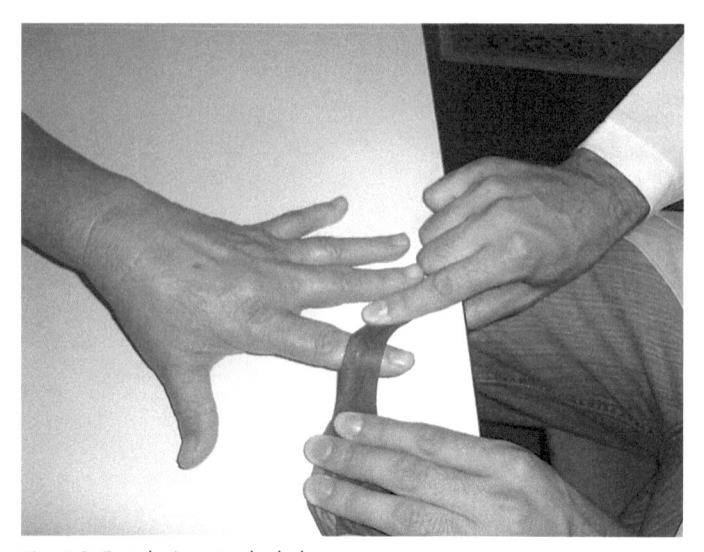

Fig. 4-3. Fortalecimento de dedos.

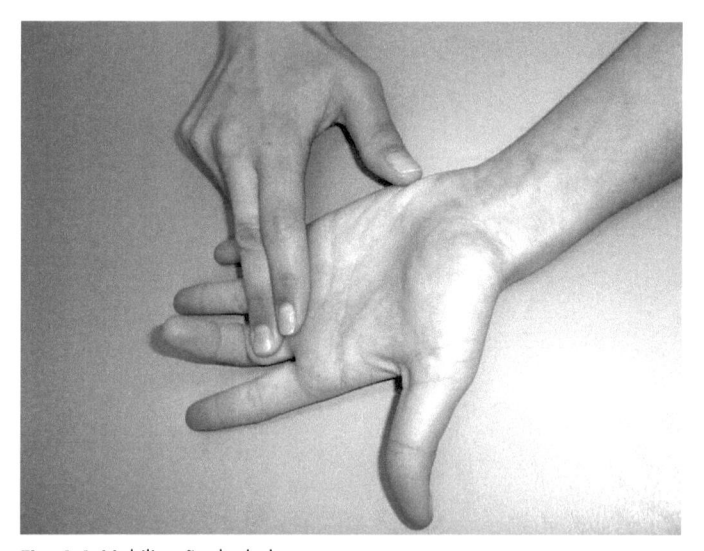

Fig. 4-4. Mobilização de dedos.

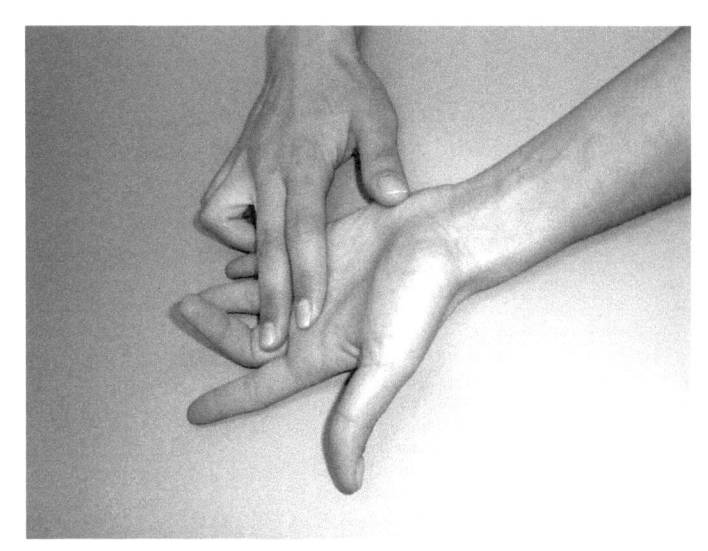

Fig. 4-5. Mobilização de dedos.

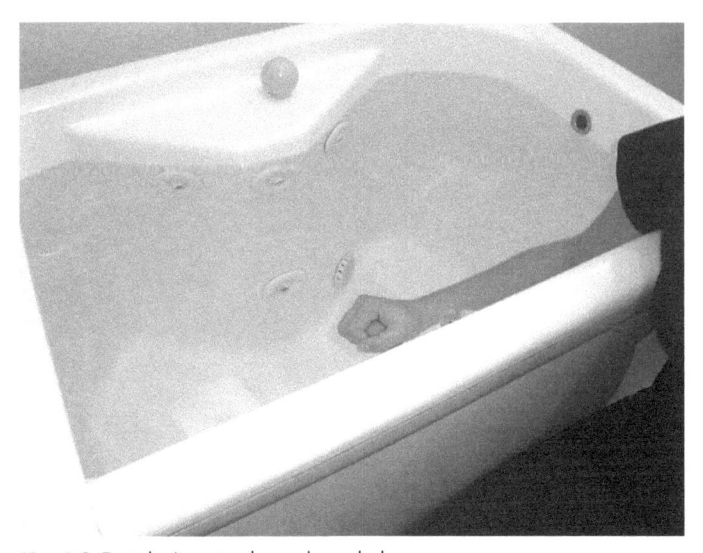

Fig. 4-6. Fortalecimento de punho e dedos.

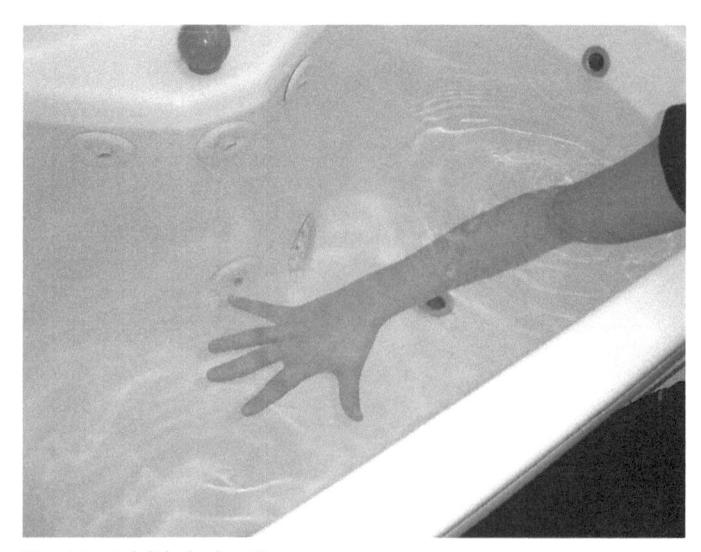

Fig. 4-7. Mobilidade de mão.

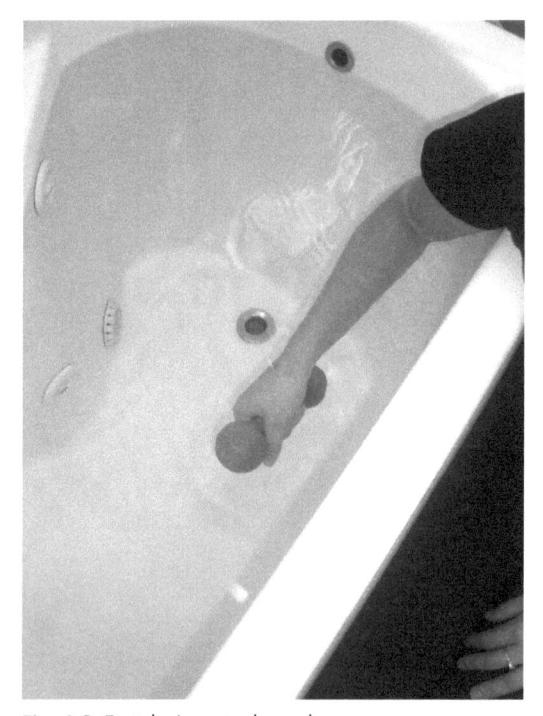

Fig. 4-8. Fortalecimento de punho.

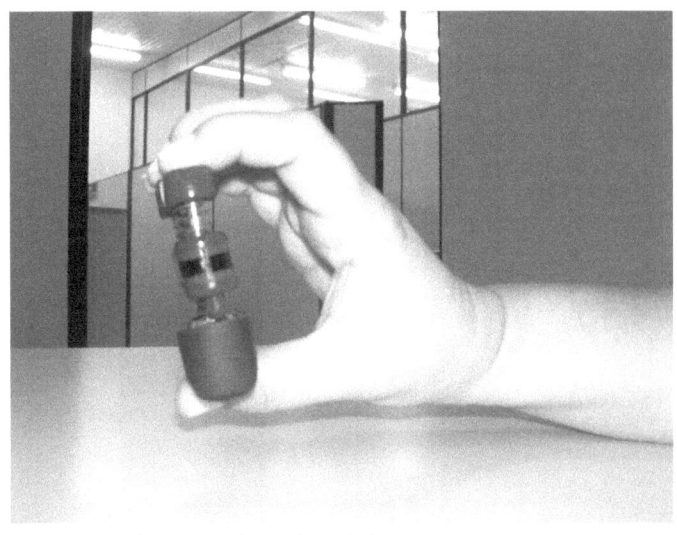

Fig. 4-9. Fortalecimento de punho e dedos.

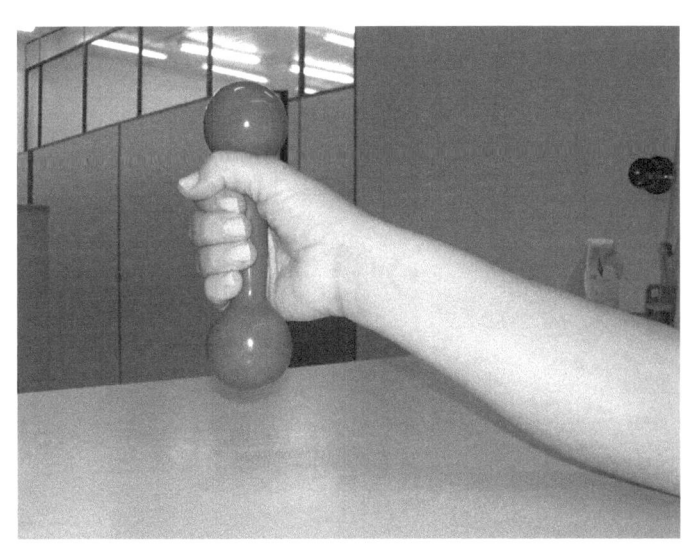

Fig. 4-10. Fortalecimento.

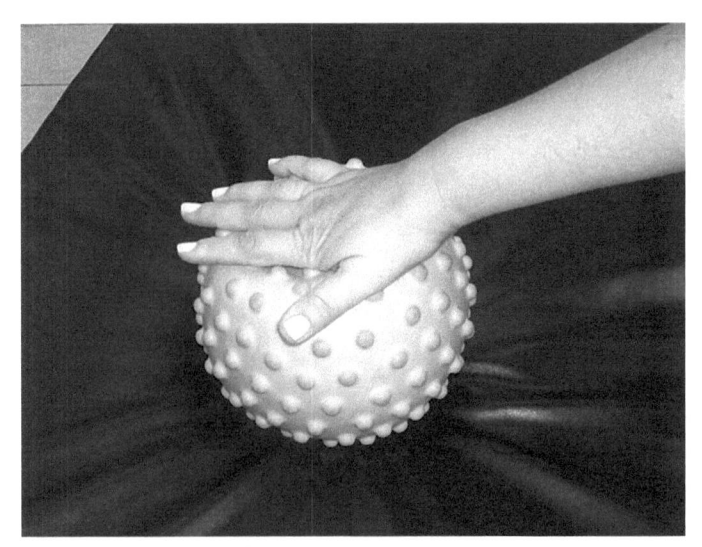

Fig. 4-11. Transferência de peso.

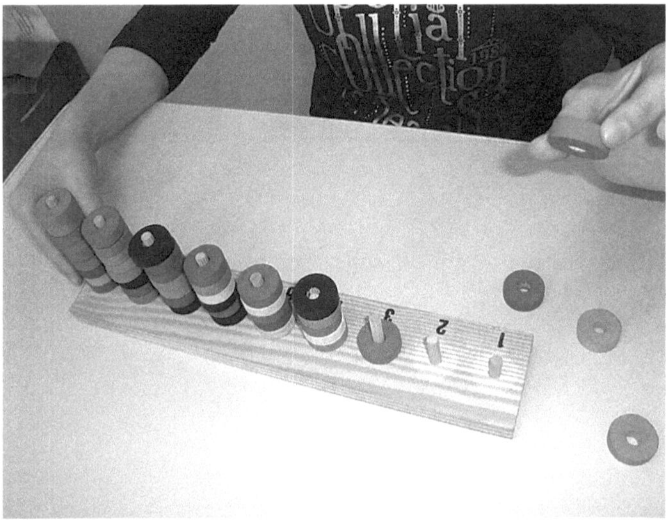

Fig. 4-12. Exercício de motricidade fina.

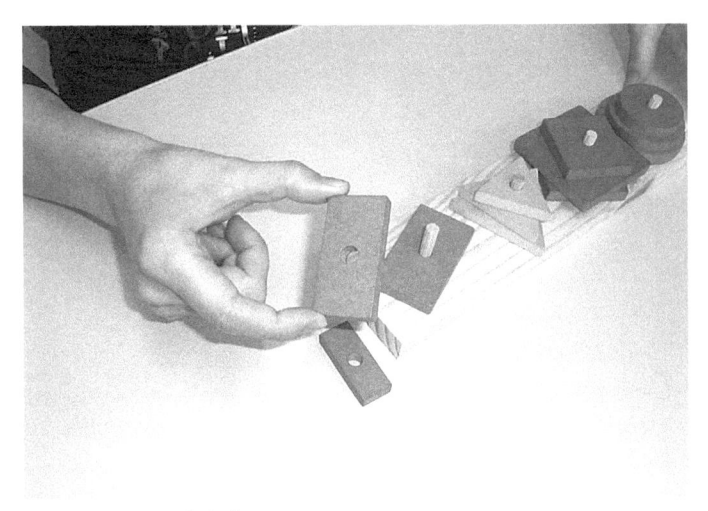

Fig. 4-13. Motricidade fina.

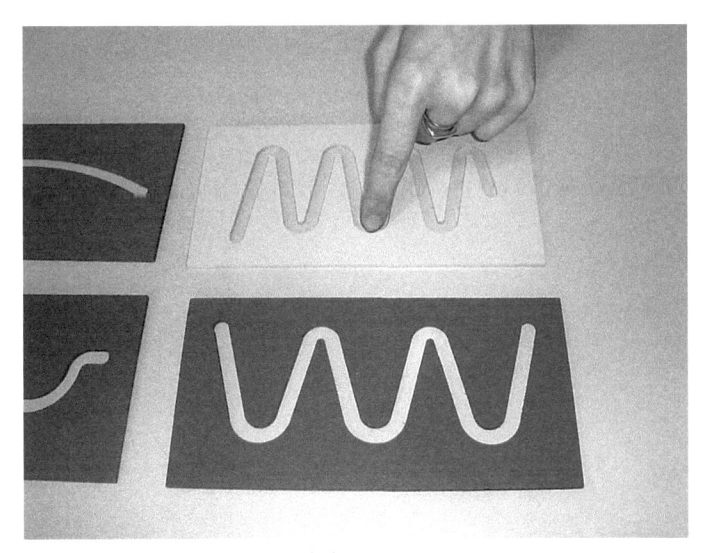

Fig. 4-14. Exercícios de motricidade.

Quando o acometimento é nos pés, precisamos trabalhar também tornozelo, joelho, quadril, e também equilíbrio, marcha e postura.

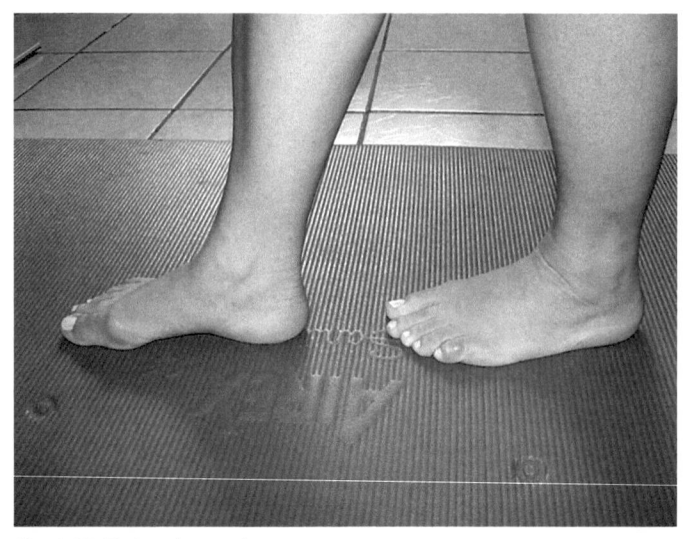

Fig. 4-15. Treino de marcha.

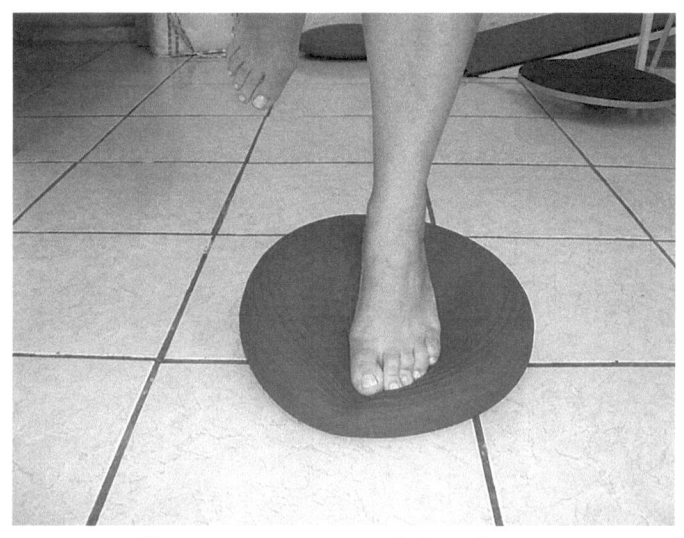

Fig. 4-16. Equilíbrio, propriocepção e transferência de peso.

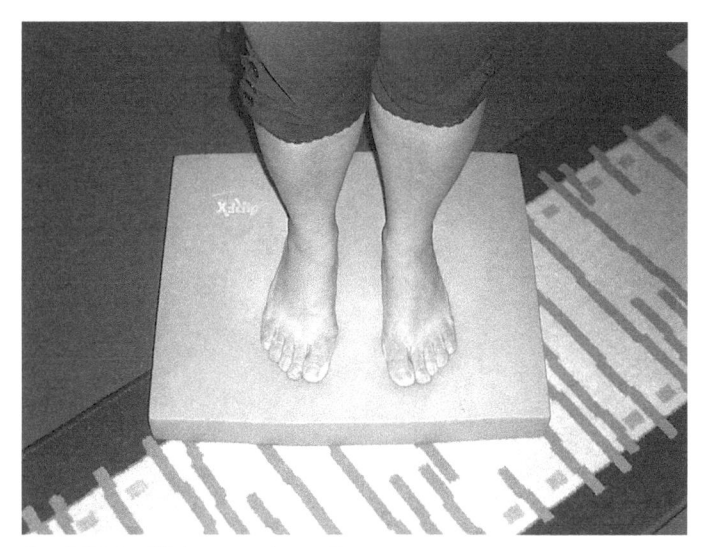

Fig. 4-17. Equilíbrio e propriocepção.

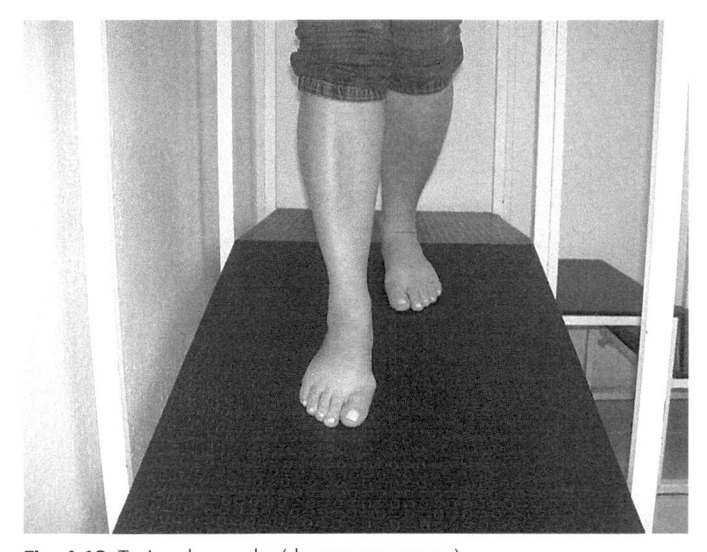

Fig. 4-18. Treino de marcha (descer uma rampa).

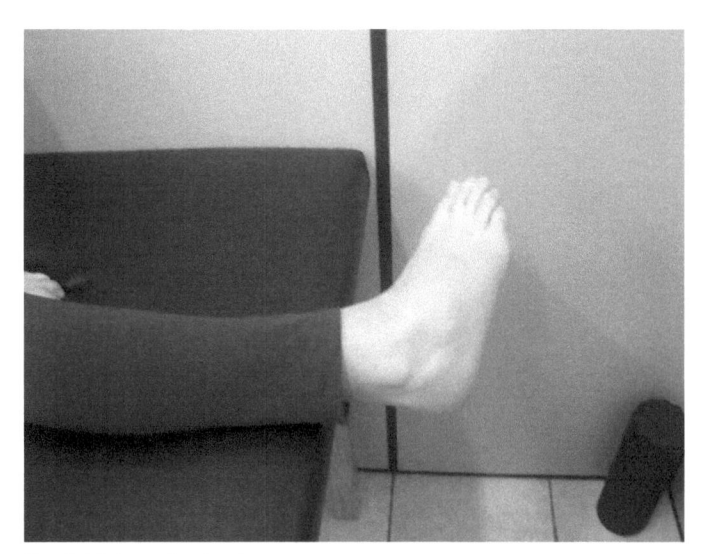

Fig. 4-19. Inversão do pé.

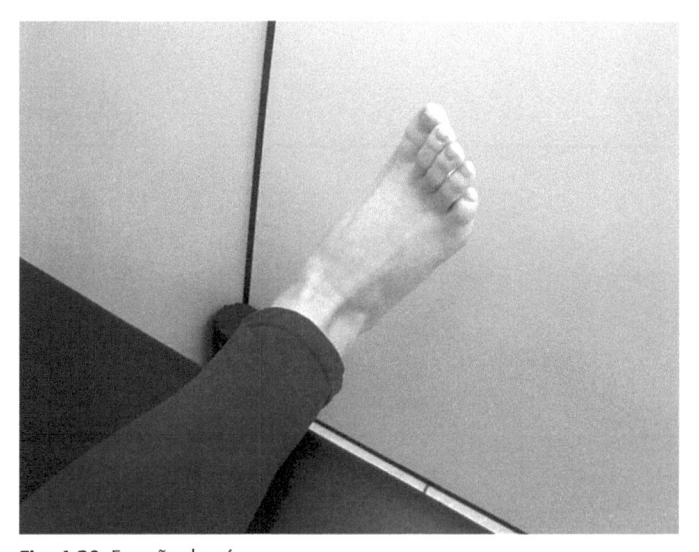

Fig. 4-20. Eversão do pé.

HIDROCINESIOTERAPIA

É útil, pois a flutuação ajuda muito o paciente reumático, que tem dificuldade de movimentar-se, pois o peso precisa ser apoiado em articulações dolorosas e instáveis. A temperatura da água normalmente ao redor dos 36°C ajuda a relaxar os espasmos musculares superficiais e alivia a dor.

Deve ser usada nos estágios crônicos para estimular a marcha com sobrecarga limitada de peso e para aumentar os movimentos articulares, principalmente, se há contraturas.

O programa de exercícios deve ser estabelecido de forma gradual, usando a flutuação e a turbulência para fazer o fortalecimento muscular, sem, na realidade, proporcionar impacto sobre as articulações.

> **! Importante**
> Observe se a coluna cervical está estável como precaução (o que de forma alguma deve ser considerada uma contraindicação para o tratamento na hidro).

Objetivos de Tratamento
- Diminuição da dor e do espasmo muscular.
- Restauração da força muscular.
- Prevenção e redução de deformidade.
- Aumento da amplitude de movimento articular.
- Relaxamento.
- Reeducação dos padrões de marcha.

Exercícios
- Padrões de *bad ragaz:* baseado em técnicas de fortalecimento.
- *Watsu:* baseado em técnicas de relaxamento.
- Técnicas segure/relaxe.
- Exercícios com resistência graduada aos poucos tanto para membro inferior quanto para superior.
- Aquecimento: caminhar em volta da piscina, caminhar em círculo, subir e descer escadas.
- Alongamento geral: tronco, membro superior e coluna vertebral.
- Fortalecimento geral: tronco, membro superior e coluna vertebral.
- Relaxamento: com auxílio de pranchas, espaguetes.

BIBLIOGRAFIA
Bates A, Hanson N. Exercícios aquáticos terapêuticos. São Paulo: Manole; 1998.
Chiarello B, Driusso P, Radl ALM. Manuais de fisioterapia: fisioterapia reumatológica. São Paulo: Manole; 2005.
David C, Lloyd J. Reumatologia para fisioterapeutas. São Paulo: Premier; 2001.
Frontera WR, Dawson DM, Slovik DM. Exercício físico e reabilitação. São Paulo: Artmed; 2001.
Golding DN. Reumatologia em medicina e reabilitação. São Paulo: Atheneu; 2001.
Hall CM, Brody LT, Taranto G. Exercício terapêutico: na busca da função. 2. ed. Rio de Janeiro: Guanabara Koogan; 2007.
Koury J. Programa de fisioterapia aquática. São Paulo: Manole; 2000.
Moreira C, Carvalho MAP. Reumatologia: diagnóstico e tratamento. 2. ed. Rio de Janeiro: Cultura Médica; 2001.

Placzek JD. Segredos em fisioterapia ortopédica: respostas necessárias ao dia a dia em rounds, na clínica, em exames orais e escritos. Porto Alegre: Artmed; 2004.
Sambrook P, FALTAM DOIS AUTORES et al. O sistema musculoesquelético. Rio de Janeiro: Guanabara Koogan; 2001.
Sato E. Reumatologia. São Paulo: Manole; 2004.
Skare TL. Reumatologia: princípios e prática. Rio de Janeiro: Guanabara Koogan; 1999.
West SG. Segredos em reumatologia. Porto Alegre: Artmed. 2001.

OSTEOARTRITE

Lia Mara Wibelinger

INTRODUÇÃO

É uma doença osteoarticular degenerativa, que se caracteriza pela perda progressiva da cartilagem articular acompanhada de neoformação óssea periarticular. Também é denominada como artrose, osteoartrose, gonartrose (quando acomete o joelho), coxartrose (quadril), rizartrose (mãos) e uncoartrose (coluna cervical).

Acomete indivíduos de ambos os sexos, tendo uma maior prevalência entre as mulheres, a partir dos 45 anos. O peso e a idade são agravantes desta afecção, que acomete ambos os sexos e pode ser classificada como:

OSTEOARTRITE
Primária

De causa desconhecida, fatores hereditários podem estar envolvidos, e acomete principalmente as mulheres no período da menopausa.

Secundária

Pode estar relacionada com traumas, fraturas, doenças inflamatórias e doenças hematológicas, entre outras.

Cerca de 80% dos indivíduos acima de 70 anos apresentam sinais e sintomas da doença.

Uma das principais causas de ocorrência desta afecção continua sendo a mecânica, com microtraumatismos constantes, que desgastam a superfície cartilaginosa da articulação, levando ao processo degenerativo e alterando a estabilidade articular.

As articulações mais acometidas são as que suportam peso ou as que são utilizadas repetitivamente:

- Interfalangianas distais: nódulos de Heberden.
- Interfalangianas proximais: nódulos de Bouchard.

Características Clínicas
- *Dor:* é um dos sintomas mais importantes; com a evolução do processo patológico, ela aparece com o uso mínimo e até mesmo ao repouso.
- *Rigidez:* perdura por um período de 30 minutos nas primeiras horas da manhã, é agravada por repouso, e o acometimento de grandes e pequenas articulações pode ser causa de incapacidade.
- *Inflamação:* nem sempre está presente; quando estiver, os sinais e sintomas podem ser dor, edema e desconforto.
- *Edema:* ocorre em períodos de agudização.
- *Perda da mobilidade:* ocorre devido à degeneração da cartilagem, aos espasmos musculares secundários à dor e fraqueza muscular pelo desuso da articulação, como reação protetora decorrente do quadro doloroso.
- *Atrofia muscular:* os músculos podem tornar-se atróficos ou hipotônicos.
- *Deformidades:* ocorre por um alinhamento defeituoso da articulação.
- *Função reduzida:* altera-se em decorrência da dor, da perda de amplitude de movimento e da força muscular.
- *Instabilidade articular:* acontece pela perda de congruência da cartilagem.

Diagnóstico
Não existem exames laboratoriais específicos para o diagnóstico de osteoartrite.

Imagens Radiográficas
- Formação de osteófitos.
- Estreitamento do espaço articular.
- Esclerose do osso subcondral.

Tratamento
- Farmacológico.
- Fisioterapêutico.
- Cirúrgico: osteotomia e artroplastia.

Tratamento Não Farmacológico
- Conscientização do paciente sobre a doença, enfatizando que, intervindo-se o mais precocemente possível, não ocorre condição de incapacidade funcional.
- O tratamento deve basear-se em medicamentos e terapia física.
- Orientação nutricional (pois, para indivíduos com osteoartrite, principalmente em membros inferiores, o peso é um sério agravante da condição clínica e até mesmo funcional).
- Inicialmente é importante que os exercícios físicos sejam prescritos e realizados de forma individualizada, mas, quando o indivíduo está totalmente independente a terapia em grupo é bastante recomendada.
- Utilização de órteses quando se fizer necessário.
- Orientações ergonômicas, como o uso de cadeiras mais altas e firmes em vez de macias e baixas, para pacientes com osteoartrite de joelhos.
- Fisioterapia e terapia ocupacional.

Tratamento Fisioterapêutico

Não se conhece nenhum procedimento capaz de recuperar a lesão que já está instalada, mas o objetivo de tratamento é tentar diminuir a progressão das lesões, controlar a dor, melhorar e prevenir limitações e deformidades articulares e elevar a qualidade de vida dos indivíduos com osteoartrite.

O tratamento fisioterapêutico também pode ser realizado no hospital, centro de saúde de atendimento à comunidade e nas próprias residências das pessoas que necessitam atendimento.

Avaliação

A história do paciente, a queixa principal, o início dos sintomas e a profissão são fatores importantes ao se realizar a anamnese.

- Avaliação da dor: escala visual analógica.
- Avaliação da rigidez: duração.
- Amplitude de movimento: goniometria e perimetria.
- Avaliação do edema.

Como Avaliar a Dor

As avaliações da dor são sempre de forma subjetiva, ou seja, avalia-se a dor em um momento; mas é importante que saibamos que vários fatores podem interferir na fidedignidade deste dado, por exemplo: turno (manhã, tarde ou noite), uso de medicamentos e estado emocional, entre outros.

A dor pode ser avaliada mediante o uso dos protocolos abaixo:

Escala Visual Analógica da Dor

0 (sem dor) _____ 10 (dor insuportável)

Natureza da Dor:

- Localizada ou difusa.
- Unilateral ou bilateral.
- Contínua ou aguda.
- Presente apenas com atividade.
- Presente constantemente.
- Piora à noite ou com repouso.
- Associada a sintomas sensoriais.

DESENHO DA DOR (MAPA CORPORAL): descrever quais articulações já foram acometidas e quais estão agudizadas. É preciso que se assinale em um desenho do corpo nas duas vistas anterior e posterior.

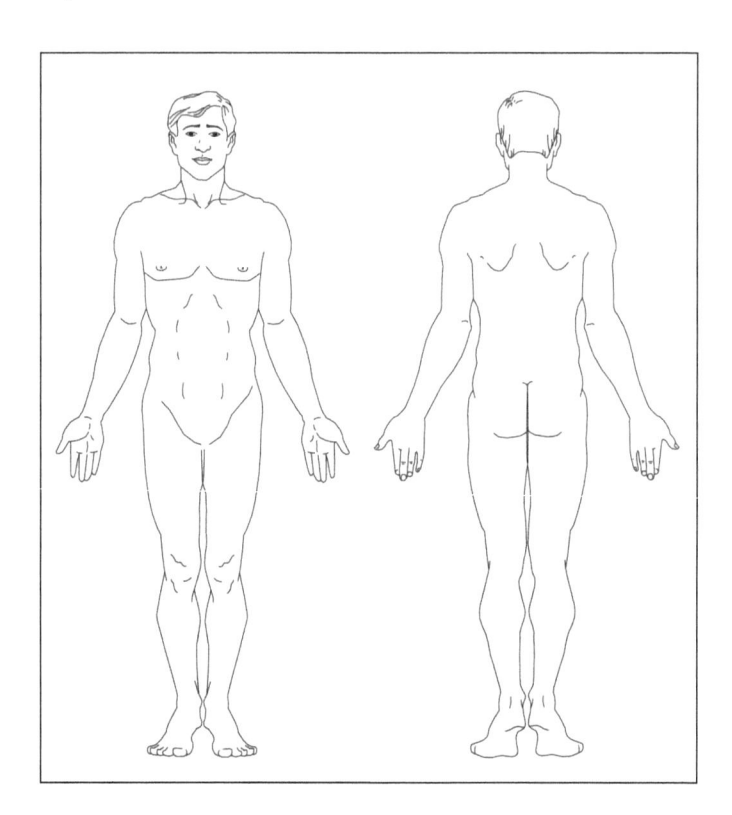

Questionário de Mac Grill

Graduação da dor à palpação:

- *Grau I*: o paciente queixa-se de dor.
- *Grau II*: o paciente queixa-se de dor e retrai-se.
- *Grau III*: o paciente retrai-se e afasta a articulação.
- *Grau IV*: o paciente não permite a palpação da articulação.

Exame Físico
- *Palpação*: estruturas articulares e partes moles.
- *Inspeção*: assimetrias, simetrias, deformidades, edema, cicatrizes.
- *Avaliação da postura*:
  - Avaliação do equilíbrio e propriocepção.
  - Avaliação da força muscular: pode ser avaliada de duas formas, pela escala de força de 0 a 5 ou pelo dinamômetro isocinético.

- Avaliação subjetiva:
  - 0 – ausência de força.
  - 1 – somente um esboço de movimento.
  - 2 – força suficiente para mover uma articulação, eliminada a gravidade.
  - 3 – força suficiente para mover uma extremidade contra a gravidade.
  - 4 – mais que 3, mas menos que 5 – força suficiente para movimentar uma extremidade contra a resistência ativa. Esta é uma faixa ampla de força muscular e, algumas vezes, divide-se em 4, 4 +, 4 ++.
  - 5 – força muscular total e normal.
- Avaliação da função: subir e descer escadas, caminhar, pentear-se, vestir-se, alimentar-se etc.
- Análise da *marcha*: fases da marcha, baropodometria (avaliação da pressão palmar).

No exame físico, podem-se encontrar aumento de partes moles, crepitação, sensibilidade diminuída e hipertrofia óssea.

Na osteoartrite de coluna são comuns sintomas como dor, rigidez, compressão de raízes nervosas, que causam dor radicular e fraqueza motora.

Na osteoartrite de mão, a motricidade fina pode estar comprometida, o que pode vir a afetar as atividades funcionais, como costurar, tricotar, pintar.

Quando a articulação acometida for do membro inferior (p. ex., joelho, quadril), é importante que se avalie a força muscular, a discrepância de membro inferior–postura , marcha e equilíbrio (principalmente quando se tratar de indivíduos idosos, pois podem ser facilitadores de quedas nestes indivíduos).

Objetivos de Tratamento
- Aliviar a dor.
- Fortalecer os músculos.
- Mobilizar as articulações.
- Melhorar a coordenação motora.
- Minimizar a progressão das lesões.
- Treinar o equilíbrio e a propriocepção.
- Minimizar ou prevenir deformidades.
- Treinar o sentido de posição para reduzir o estresse postural.
- Aconselhar a relação repouso/atividade.
- Ajudar na manutenção da função.

Os objetivos devem ser levados em conta para que se possa elaborar um programa de tratamento domiciliar.

> **! Importante**
> Quando se trata de **osteoartrise de coluna** é muito importante o trabalho de fortalecimento dos músculos abdominais, dos extensores da coluna, do quadril e dos membros inferiores, a correção da postura, o trabalho de consciência corporal e de condicionamento físico geral, a educação-reeducação e a promoção dos cuidados com a coluna vertebral, tanto na hidroterapia, quanto na fisioterapia convencional.

CINESIOTERAPIA
- Alongamento geral de membro inferior, superior e coluna vertebral.
- Exercícios isométricos (quadríceps e glúteos).
- Rotação, abdução, flexão, adução e extensão de quadril.
- Bicicleta estacionária.
- Exercícios ativos livres.
- Ativos assistidos.
- Alongamentos passivos.
- Ativos assistidos aumentam e mantêm a amplitude de movimento da articulação acometida.
- Exercícios resistidos.

Exemplo de exercícios para osteoartrite de coluna (coluna cervical, torácica e lombar).

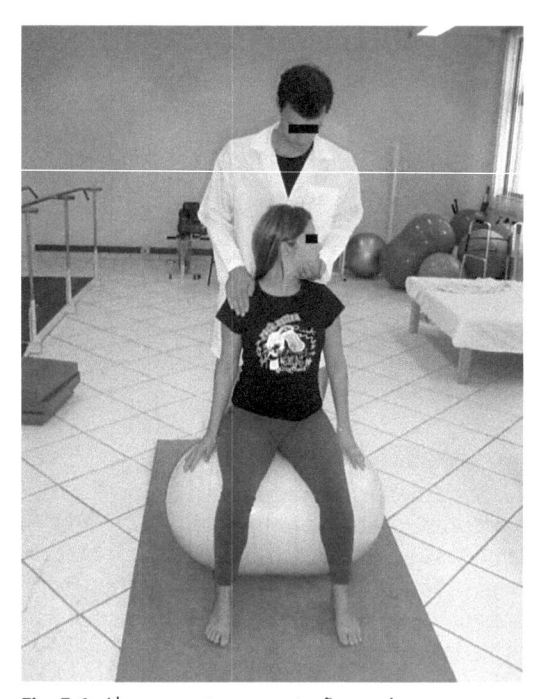

Fig. 5-1. Alongamento com rotação passiva.

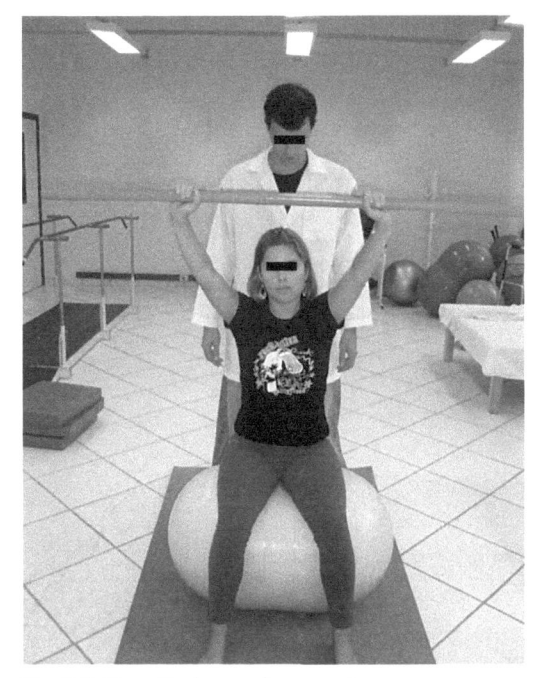

Fig. 5-2. Elevação de membro superior.

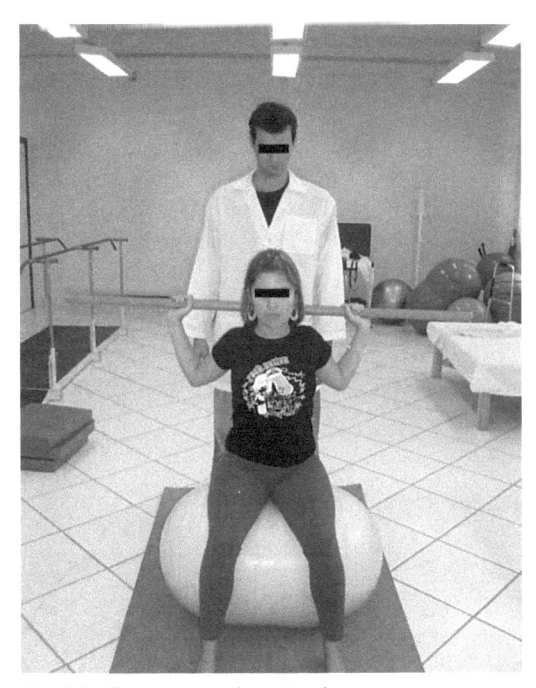

Fig. 5-3. Alongamento de peitoral.

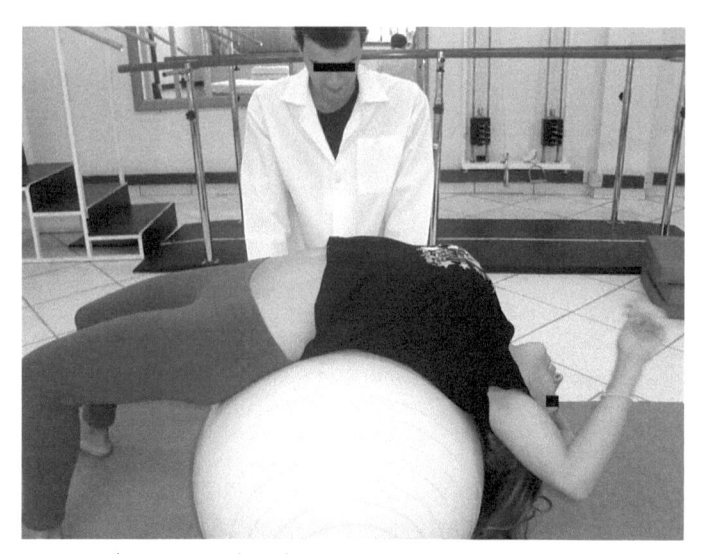

Fig. 5-4. Alongamento de cadeia anterior.

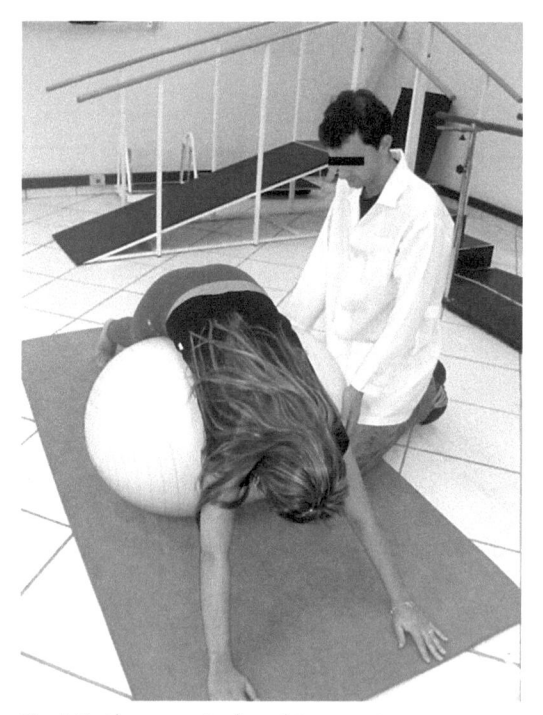

Fig. 5-5. Alongamento de cadeia posterior.

OSTEOARTRITE 59

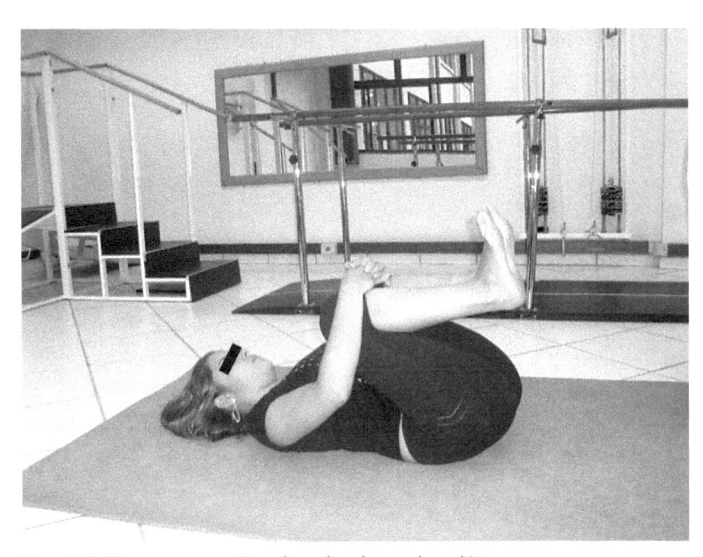

Fig. 5-6. Alongamento da coluna lombar e dos glúteos.

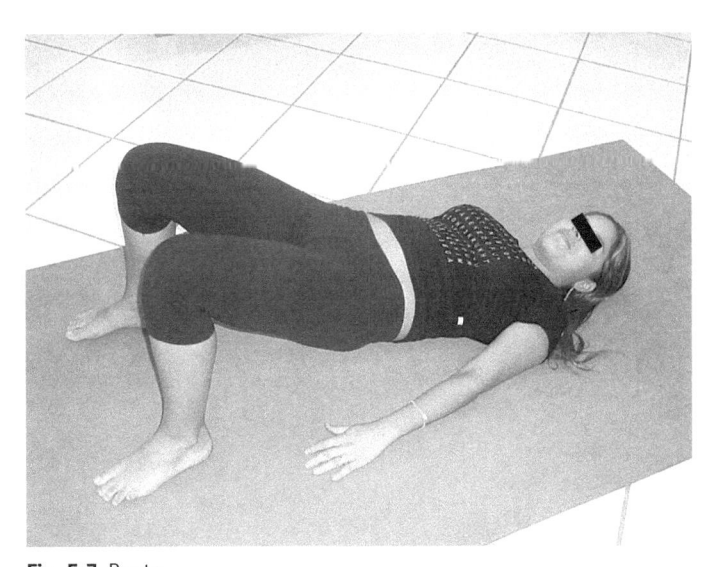

Fig. 5-7. Ponte.

Exemplo de exercícios para osteoartrite de membro superior (ombro, cotovelo, punho e mão).

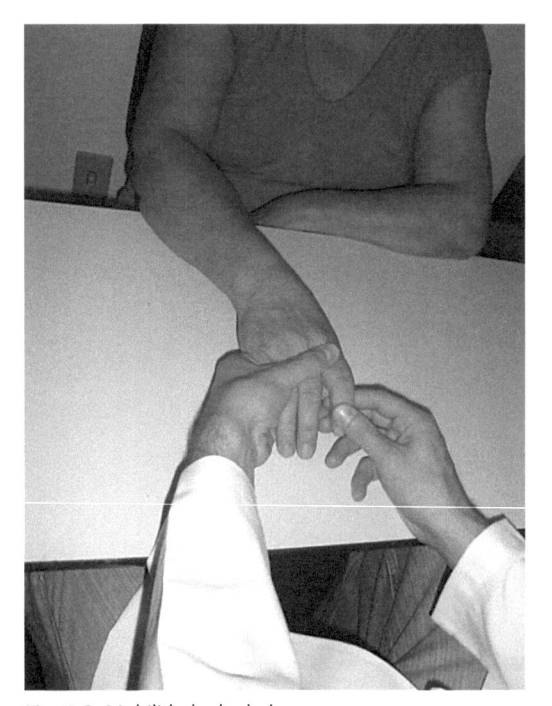

Fig. 5-8. Mobilidade de dedos.

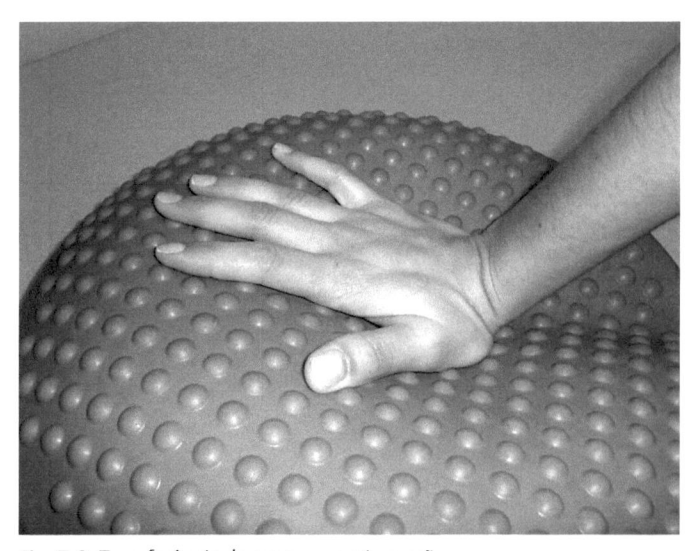

Fig. 5-9. Transferência de peso e propriocepção.

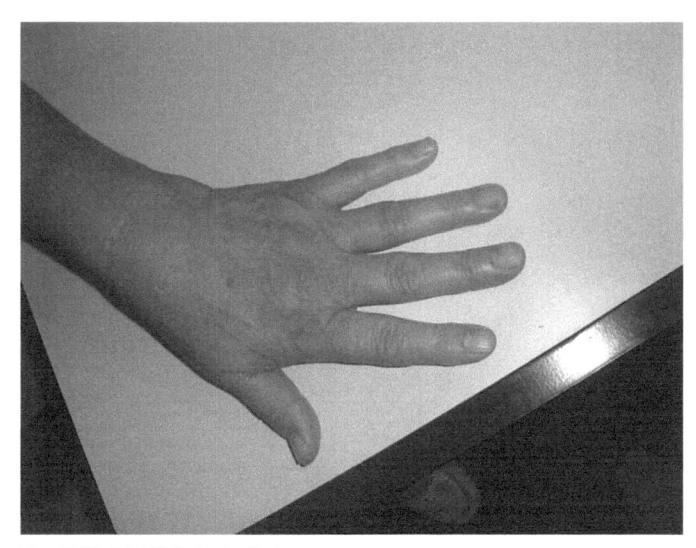

Fig. 5-10. Mobilidade de dedos.

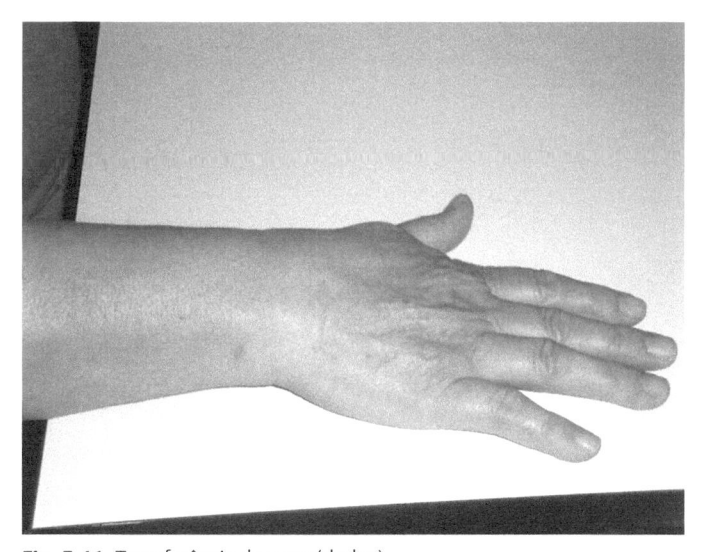

Fig. 5-11. Transferência de peso (dedos).

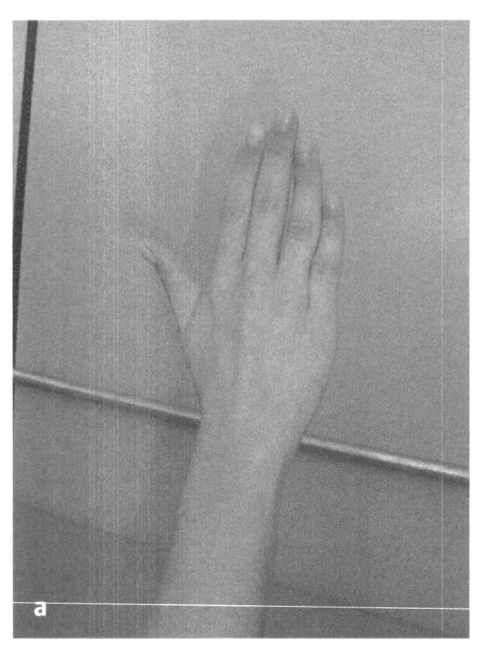

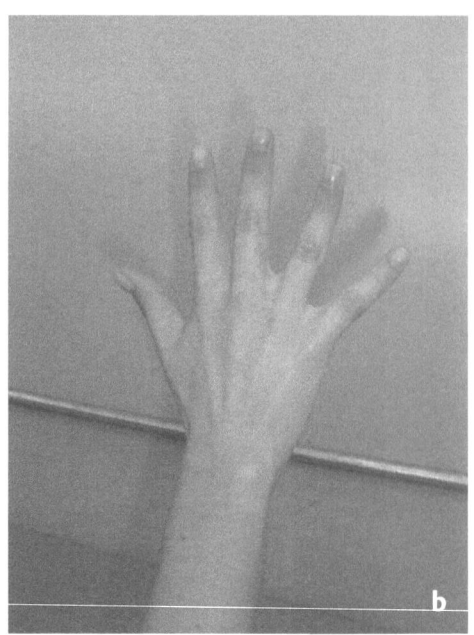

Fig. 5-12. Mobilidade de dedos (abdução e adução).

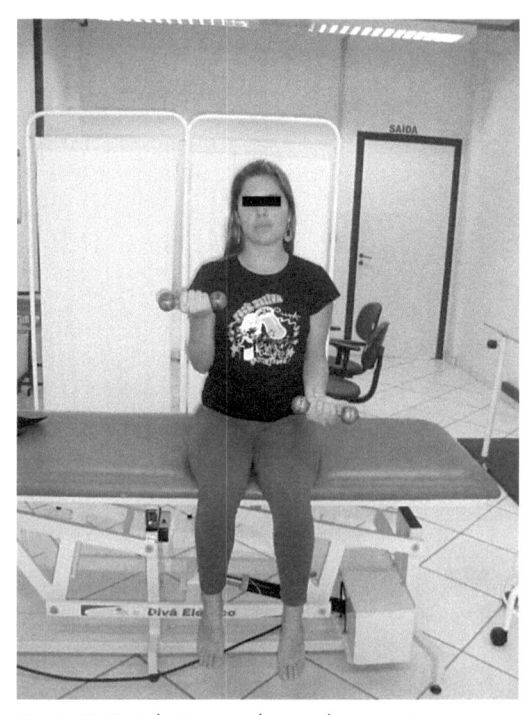

Fig. 5-13. Fortalecimento de membro superior.

OSTEOARTRITE

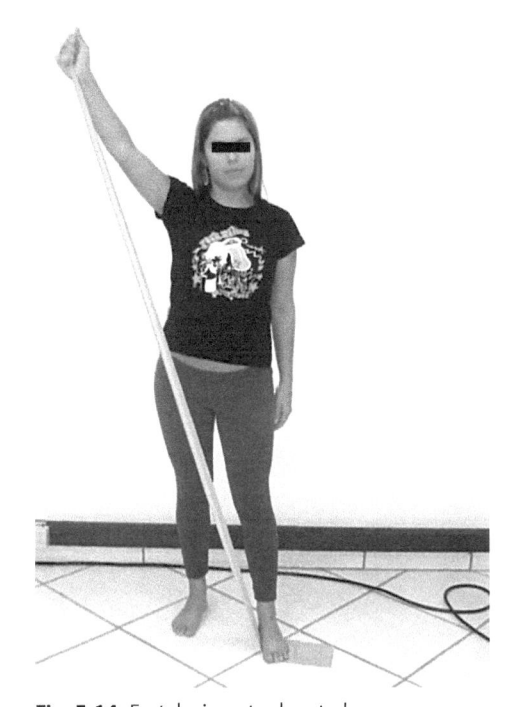

Fig. 5-14. Fortalecimento de rotadores.

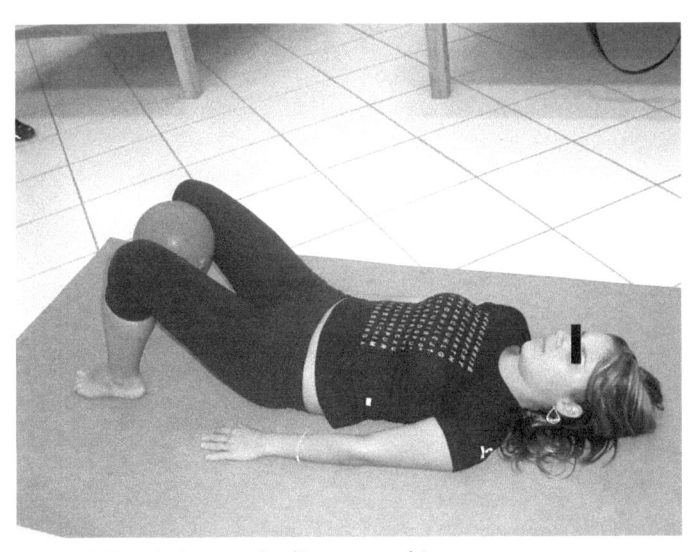

Fig. 5-15. Fortalecimento de glúteos e quadríceps.

Exemplo de exercícios para osteoartrose de membro inferior (quadril, joelho, tornozelo e pé).

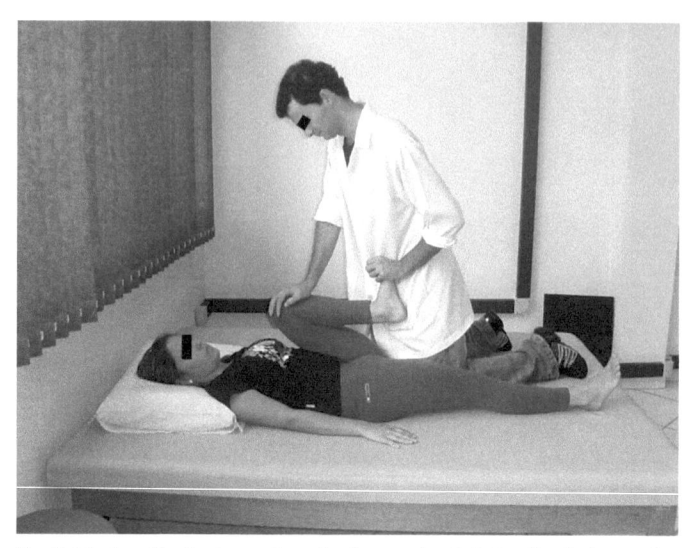

Fig. 5-16. Amplitude de movimento de membro inferior (flexão/extensão do quadril e joelho).

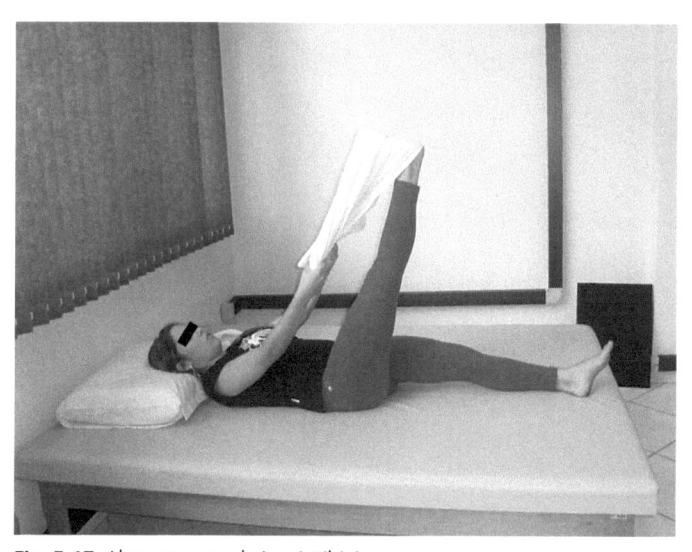

Fig. 5-17. Alongamento de isquiotibiais.

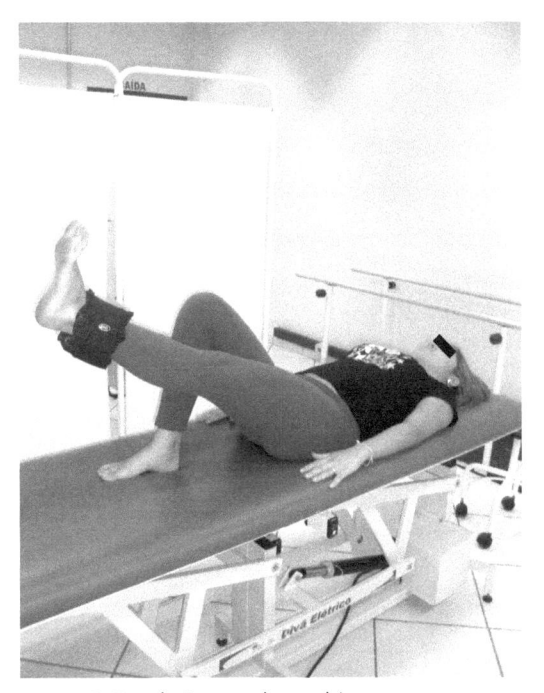

Fig. 5-18. Fortalecimento de quadríceps.

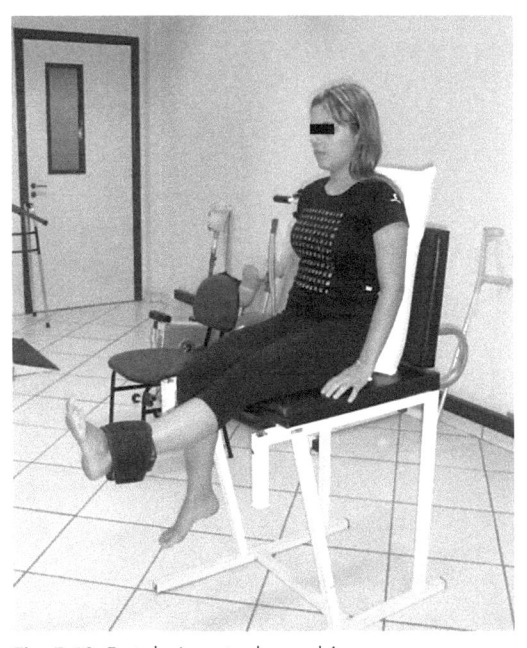

Fig. 5-19. Fortalecimento de quadríceps.

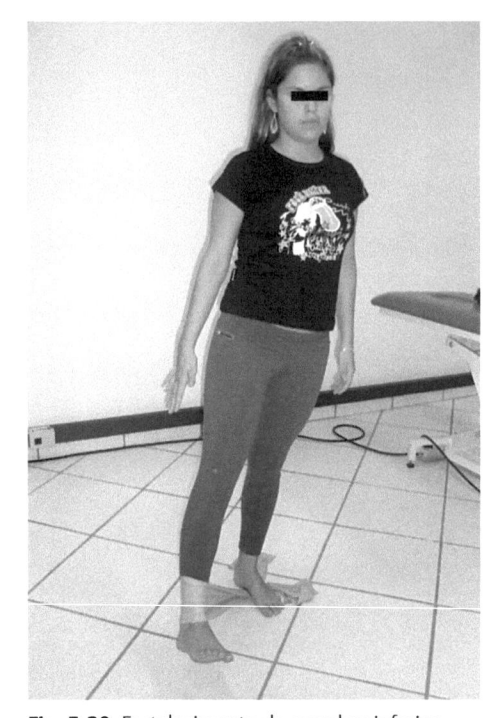

Fig. 5-20. Fortalecimento de membro inferior.

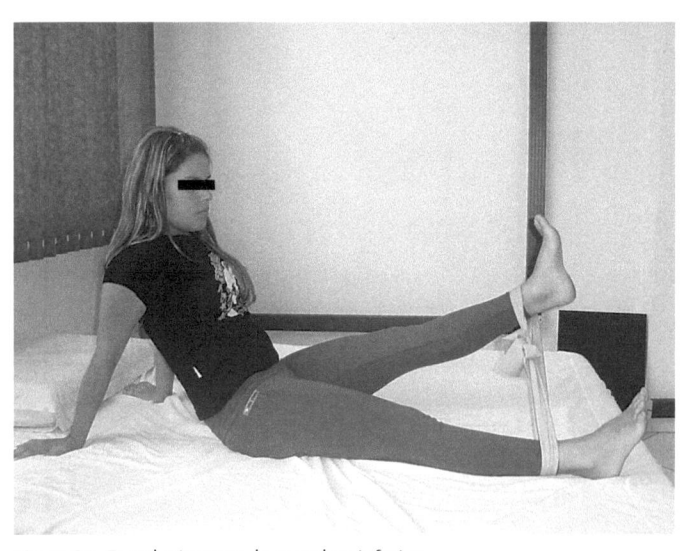

Fig. 5-21. Fortalecimento de membro inferior.

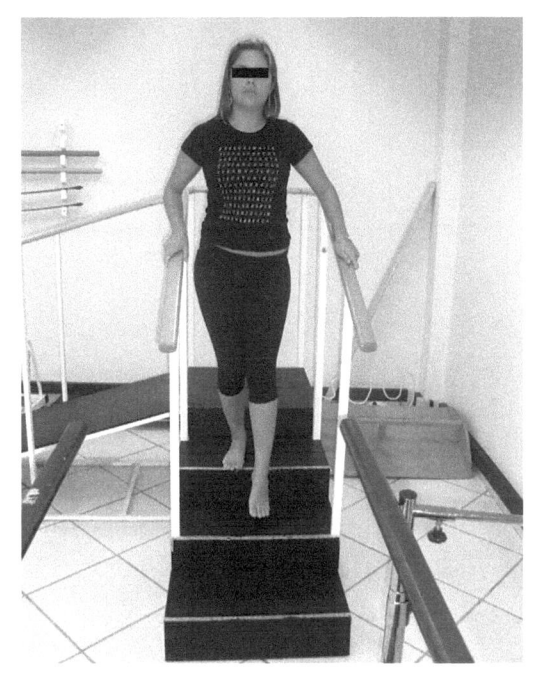

Fig. 5-22. Treino de marcha (descer escadas).

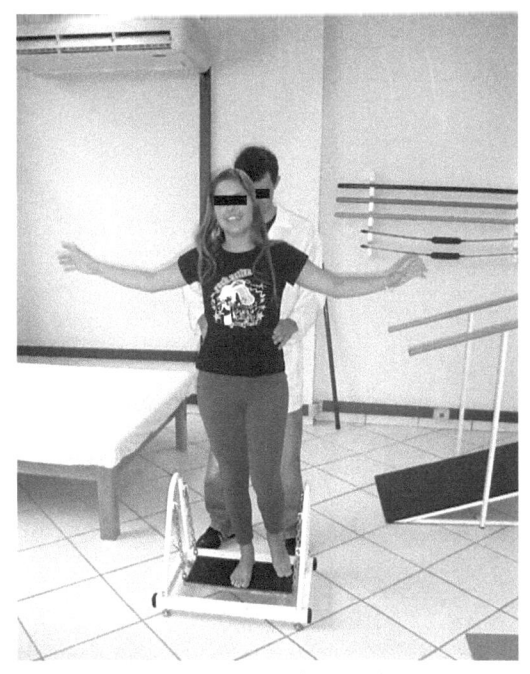

Fig. 5-23. Propriocepção e equilíbrio (balancim).

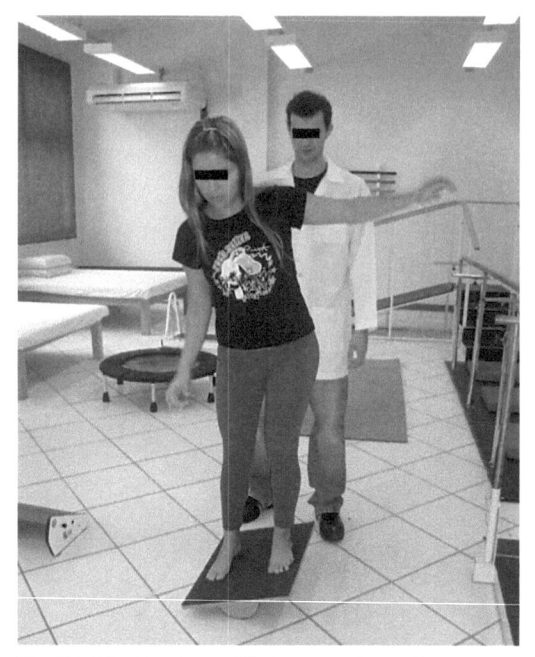

Fig. 5-24. Treino de equilíbrio e propriocepção (prancha).

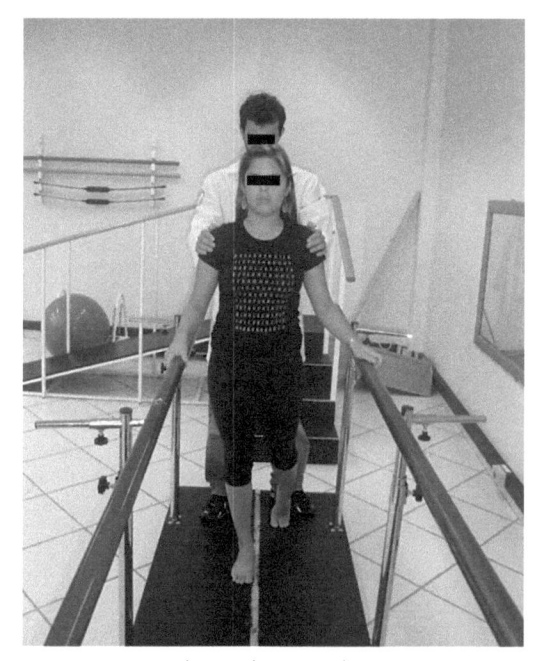

Fig. 5-25. Treino de marcha e coordenação.

Termoterapia

As aplicações de calor e frio têm por objetivo fazer analgesia e relaxamento muscular. Tanto as aplicações de calor como as de frio podem ser feitas antes dos exercícios, facilitando a sua realização.

O calor superficial pode ser aplicado por meio de compressas quentes, banhos quentes, parafina, luz ultravioleta ou forno de Bier; já as aplicações de calor profundo podem ser feitas por meio de ultrassom e ondas curtas.

A crioterapia é a aplicação terapêutica de qualquer substância ao corpo que resulta em remoção de calor corporal, diminuindo, assim, a temperatura dos tecidos, e/ou a terapia com frio, é todo e qualquer uso de gelo ou aplicações de frio para fins terapêuticos:

- *Turbilhão:* auxiliam no relaxamento e na realização da cinesioterapia, principalmente, para mão, pé, cotovelo e joelho.
- *Calor profundo:* ondas curtas, ultrassom e micro-ondas.

Correntes elétricas:

- *Correntes elétricas excitomotoras (FES)*: proporcionam a contração muscular.
- *Correntes elétricas analgésicas:* um aparelho de estimulação elétrica transcutânea (TENS) pode ser de extrema utilidade no controle da dor intensa de áreas específicas.

HIDROCINESIOTERAPIA

Os exercícios aquáticos não modificam a deterioração articular e podem até aliviar temporariamente a dor, mas, com certeza, são um ótimo meio para reverter o encurtamento dos tecidos moles secundários, pois ajudam a manter ou aumentar a amplitude de movimento articular e a relaxar a musculatura contraturada.

Objetivos de Tratamento

Manter a mobilidade articular é muito importante para os pacientes com osteoartrite, pois a perda da amplitude de movimento causa encurtamento, contratura em músculos e estruturas capsulares, podendo dificultar a funcionalidade:

- Diminuir a dor.
- Reduzir o edema.
- Reduzir o espasmo muscular.
- Aumentar a força muscular.
- Melhorar ou manter a amplitude de movimento articular das articulações afetadas.
- Mobilizar os músculos do tronco e reeducar o padrão de marcha (quando se trata de acometimento dos membros inferiores, pois, nestes casos, as compensações são comuns).
- Atividades funcionais.
- Diminuir a fadiga e aumentar a resistência cardiovascular.
- Treinar o equilíbrio.
- Manter ou aumentar o alongamento dos músculos que atuam na articulação afetada, o que também melhora a estabilidade articular.
- Prevenir deformidades.

Além disso, o tratamento tem como objetivo:

- Otimizar a biomecânica articular para manter o alinhamento correto e reduzir qualquer excesso de carga anormal sobre a articulação envolvida.

O empuxo alivia o estresse sobre as articulações sustentadoras de peso e permite que se realizem movimentos em forças gravitacionais reduzidas; dessa forma, as atividades que não sustentam peso podem ser iniciadas antes mesmo de serem possíveis no solo.

Os pacientes devem ser incentivados a repousar periodicamente a articulação com o problema de degeneração para aliviar a dor, particularmente, se ocorreu perda significativa de cartilagem.

O repouso raramente tem de ser absoluto: deve ser intercalado com as atividades habituais do paciente e dosado em função da gravidade do acometimento e da articulação comprometida, sendo particularmente útil para as articulações que suportam peso. Entretanto, se for exagerado, pode contribuir para as atrofias musculares.

CONDUTA FISIOTERAPÊUTICA

Exemplo de exercícios:

- *Aquecimento:* caminhadas (anterior, posterior, lateral e cruzada).
- *Relaxamento:* método *watsu*.
- *Alongamento geral:* tronco, membro inferior, membro superior.
- *Fortalecimento geral:* tronco, membro inferior, membro superior, padrão de *bad ragaz*.
- *Estabilizações e contrações repetitivas.*

Quando existir comprometimento de quadril, joelho e tornozelo, é possível que haja também uma diminuição de condicionamento físico, até porque este indivíduo vai acabar limitando também a prática de atividade física:

- Treinamento do padrão de marcha.

Cinesioterapia

Vários estudos fazem referência favorável aos exercícios, acreditando que estes melhoram e mantêm a força muscular, a mobilidade articular, a funcionalidade, e, mais, aumentam a densidade óssea e diminuem a dor, pois melhoram a biomecânica.

> **! Importante**
>
> Inicialmente, o tratamento individual é preferível, principalmente, se a dor e o espasmo muscular estiverem presentes, porque, assim, é mais fácil conseguir o relaxamento muscular, sustentando a pessoa em flutuação. Já em uma fase mais tardia da intervenção fisioterapêutica, pode-se fazer uso do atendimento em grupo, com o uso de técnicas de alongamento, como quadril, posteriores da coxa, tronco e membros, fazendo uso também de boias e flutuação assistida.

A imaginação e a originalidade do fisioterapeuta são muito úteis para planejar uma grande variedade de exercícios e atividades para estes pacientes.

Após a melhora do quadro inflamatório e álgico, podem ser introduzidos exercícios isotônicos com cargas progressivas. Existem vários tipos de exercícios terapêuticos usados pela fisioterapia:

- Mobilização passiva e ativa.
- Alongamentos.

- Fortalecimento.
- Exercícios isométricos.
- Isotônicos.

A fisioterapia tem papel importante no que diz respeito a melhora dos sintomas e restauração da função.

BIBLIOGRAFIA

Bates A, Hanson N. Exercícios aquáticos terapêuticos. São Paulo: Manole; 1998.
Biasoli MC, Izola LNT. Aspectos gerais da reabilitação física em pacientes com osteoartrose. Revista Brasileira de Medicina. 2003;60(3):133-136.
Chadwick A. Osteoartrite. In: David C, Lloyd, J. Reumatologia para fisioterapeutas. São Paulo: Premier; 2001.
Chiarello B, Driusso P, Radl ALM. Manuais de fisioterapia: fisioterapia reumatológica. São Paulo: Manole; 2005.
Coimbra IB, FALTAM DOIS AUTORES et al. Consenso brasileiro para o tratamento da osteoartrite (artrose). Revista Brasileira de Reumatologia. 2002.
Cossermelli W. Terapêutica em reumatologia. São Paulo: Lemos Editorial e Gráfica Ltda.; 2000.
David C, Lloyd J. Reumatologia para fisioterapeutas. São Paulo: Premier; 2001.
Egri D FALTAM DOIS AUTORES et al. A influência da prática de exercícios físicos sobre a cartilagem articular. Revista Brasileira de Reumatologia. 1999.
Feldman D. Tratamento da osteoartrose. Sinopse de reumatologia. 1999.
Felice JC, Chahade WH, Cattai MC et al. Osteoartrose. Revista Brasileira de Medicina. 1999.
Felice JC, Costa LFC, Chahade WH et al. Osteoartrose (Oa): um enfoque terapêutico atual. Temas de Reumatologia Clínica. 2002;3(3):68-81.
Frontera WR, Dawson DM, Slovik DM. Exercício físico e reabilitação. Porto Alegre: Artmed; 2001.
Gabriel MRS, Petit JD, Carril MLS. Fisioterapia em traumatologia, ortopedia e reumatologia. Rio de Janeiro: Revinter; 2001.
Giorgi RDN. A osteoartrose na prática clínica. Temas de Reumatologia Clínica. 2005.
Hall CM, Brody LT. Exercício terapêutico na busca da função. 2. ed. Rio de Janeiro: Guanabara Koogan; 2007.
Hinterholz EL, von Mühlen CA. Osteoartrose. Revista Brasileira de Medicina. 2003.
Kisner C, Colby L. Exercícios terapêuticos: fundamentos e prática. 3. ed. São Paulo: Manole; 1998.
Marques AP, Kondo A. A fisioterapia na osteoartrose: uma revisão de literatura. Revista Brasileira de Reumatologia. 1998.
Moreira C, Carvalho P. Reumatologia: diagnóstico e tratamento. 2. ed. Rio de Janeiro: Medsi; 2001.
Placzek JD. Segredos em fisioterapia ortopédica: respostas necessárias ao dia a dia em rounds, na clínica, em exames orais e escritos. Porto Alegre: Artmed; 2004.
Puccinelli MLC, Fernandes FA. Osteoartrose. Sinopse de reumatologia. São Paulo: Lemos Editorial e Gráfica Ltda; 2002.
Sambrook P, FALTAM DOIS AUTORES et al. O sistema musculoesquelético. Rio de Janeiro: Guanabara Koogan; 2001.
Sato E. Reumatologia. São Paulo: Manole; 2004.
Skare TL. Osteoartrite: atualização terapêutica. Revista Brasileira de Medicina. 1999.
Thomson A, Skinner A, Piercy J. Fisioterapia de Tidy. 12. ed. São Paulo: Santos; 2002.
Vanucci AB, FALTAM DOIS AUTORES et al. Osteoartrose. Revista Brasileira de Medicina. 2002.
von Mühlen CA. Osteoartrose. Revista Brasileira de Medicina, 2000. West SG. Segredos em reumatologia. Porto Alegre: Artmed; 2001.

ESPONDILOARTROPATIAS SORONEGATIVAS

CAPÍTULO 6

Tiago Golo ▪ Lia Mara Wibelinger

SEÇÃO 6.1
ESPONDILITE ANQUILOSANTE

INTRODUÇÃO

É uma artropatia reumática sistêmica crônica, que tem evolução progressiva com surtos inflamatórios. Acomete, primeiramente, o esqueleto axial, principalmente, as articulações sacroilíacas, em graus variáveis, a coluna vertebral, e em menor extensão, as articulações periféricas.

A prevalência de EA é de cerca de 1%, acometendo, sobretudo, adultos jovens, entre 25 e 30 anos, também podendo acometer adolescentes. É rara após os 40 anos, com predomínio entre a população branca.

Os homens são mais acometidos, numa incidência de 3:1 em relação ao indivíduo do sexo feminino.

ETIOLOGIA

É desconhecida, mas existem duas prováveis causas (hipóteses) que tentam explicar a ocorrência de espondilite anquilosante:

- *Fator hereditário:* 2% dos indivíduos HLA-B27 desenvolvem espondilite anquilosante. Naqueles HLA-B27 positivos, que têm parente de primeiro grau portador de espondilite anquilosante, a frequência aumenta para 15-20%.
- *Fator infeccioso:* exposição a agentes específicos do meio ambiente (p. ex., *Klebsiella* sp., *Shigella* e *Salmonella*).

FISIOPATOLOGIA

- *Ocorrem duas lesões básicas:* a sinovite das articulações e a inflamação nas junções e nos tendões, o que causa destruição da cartilagem articular e do osso periarticular, e o comprometimento dos tecidos moles.
- *As alterações patológicas ocorrem em três estágios:* reação inflamatória com infiltração de linfócitos, formação de tecido de granulação e erosão do osso subjacente; em seguida, ocorre substituição do tecido de granulação por tecido fibroso; por fim, calcificação do tecido fibroso, levando à anquilose da articulação.

CARACTERÍSTICAS CLÍNICAS

- Dor surda (de início insidioso), em coluna lombar baixa e parte inferior das nádegas, podendo referir para a região posterior do membro inferior, acompanhada de rigidez após repouso, e que melhora com exercício. O paciente pode apresentar fases de melhora e de piora do quadro álgico.
- Existe retificação da lordose fisiológica nas fases avançadas, o que passará a ser uma anquilose total do segmento (com ausência da cifose lombar na flexão do tronco). Também poderão surgir contratura e retração dos músculos espinais e paravertebrais, o que limitará os movimentos na coluna vertebral.
- Limitação da expansão torácica e diminuição dos diâmetros anteroposterior e transverso do tórax.
- A marcha e a postura tornam-se bastante características, facilitando o diagnóstico.
- Existe também perda de rotações e instalação de uma deformidade em cifose fixa.
- Os movimentos na coluna cervical serão comprometidos; inicialmente, são as inclinações laterais, seguidas da flexoextensão; as rotações serão mantidas por mais tempo. A deformidade resultante deste processo será a projeção da cabeça para a frente.
- As articulações sacroilíacas (dor é a manifestação mais comum e costuma ser descrita pelo paciente como "dor nos quadris", sentida no quadrante externo das nádegas) assim como a sínfise pubiana serão comprometidas pelo processo inflamatório, e a primeira manifestação será uma sacroileíte.
- O acometimento das articulações periféricas ocorre em, pelo menos, 20% dos pacientes com espondilite anquilosante em algum tempo da doença, sendo tipicamente uma oligoartrite assimétrica que envolve as grandes articulações como quadris e ombros.

MANIFESTAÇÕES EXTRA-ARTICULARES

Dentre as manifestações extra-articulares podemos encontrar as:

- Oculares (uveíte ou irite ocorrem em até 25% dos pacientes).
- Pulmonares (fibrose e infiltrações em ápices, o que pode levar ao desenvolvimento de tosse, expectoração e dispneia).
- Cardiovasculares (pericardite, cardiomegalia, insuficiência aórtica e defeitos de condução).
- Renais (pouco comum).
- Neurológicas (subluxação e fraturas vertebrais de C1–C2 e C5–C6, compressões neurológicas e síndrome da cauda equina podem ser vistas em estágio avançado da doença).

CRITÉRIOS DE DIAGNÓSTICO

O diagnóstico é realizado pelos critérios clínicos, pela associação dos sintomas do paciente, pela história familiar, pelas descobertas articulares e extra-articulares, métodos de imagem e exames laboratoriais.

Critérios clínicos: Modificados de New York em 1985 (Quadro 6-1) são atualmente os mais utilizados, por combinar critérios clínicos e radiográficos.

Quadro 6-1.

- Dor lombar e rigidez por pelo menos 3 meses, que é aliviada com exercício e não melhora com repouso
- Limitação da coluna lombar nos planos sagital e frontal
- Expansibilidade torácica reduzida com relação aos valores normais para idade e sexo
- Critérios radiológicos: sacroileíte bilateral (graus 2 a 4); sacroileíte unilateral (graus 3 a 4)
- Presença de sacroileíte grau 3 ou 4 unilateral, ou bilaterais graus 2 a 4, associada a qualquer critério clínico

Alterações Radiológicas

- Quadratura dos corpos vertebrais.
- Sindesmófitos vertebrais.
- Osteítes.
- Coluna em bambu.
- Discite.
- Alterações das articulações sacroilíacas (sacroileíte).

Além da radiografia, a tomografia computatorizada, a ressonância magnética e a cintilografia, detectam áreas de inflamação em fases precoces, ainda sem representação radiológica.

Alterações Laboratoriais

Envolve provas de atividade inflamatória, como:

- *Velocidade de hemossedimentação (VHS):* acelerada na primeira hora, se houver atividade inflamatória.
- *Antígeno HLA B27:* habitualmente positivo, o qual constitui um dado para confirmar o diagnóstico.
- *Hemoglobina*: pode ser baixa (anemia normocrômica leve).
- *Fator reumatoide e fatores antinucleares:* negativos.

FORMAS DE TRATAMENTO

A fisioterapia deve ser voltada ao aparelho locomotor e visa fundamentalmente à redução da dor e da rigidez articular, além da prevenção de deformidades e das complicações respiratórias

O tratamento deve basear-se no controle dos sintomas inflamatórios e da dor, associado a um programa de exercícios.

Também é necessário que o paciente seja educado e devidamente orientado sobre sua enfermidade, para que participe ativamente do tratamento e tenha um bom prognóstico.

Tratamento Medicamentoso

São usados os fármacos que interferem no processo da doença, como a sulfasalazina; anti-inflamatórios não esteroides (AINEs), que suprimem a inflamação sem influenciar no processo da doença, e os analgésicos e relaxantes musculares.

Tratamento Cirúrgico

Indicado aos pacientes graves, com importante dor, incapacidade ou deformidade física, que não responderam a tratamento conservador.

Tratamento Psicológico

Visa à perfeita integração à sociedade e é fundamental na condução terapêutica dos pacientes espondilíticos.

FISIOTERAPIA

Avaliação

- *Dados pessoais, como:* idade, sexo, profissão (tempo de atuação, horas de trabalho e de repouso), endereço, data da avaliação, nome do avaliador, médico responsável.
- *História da doença:* história familiar; aparecimento dos sintomas; queixa principal (dor, rigidez, limitação de movimento, perda de força muscular, fadiga, incapacidade).

Avaliação da Dor

- EVA (escala visual analógica da dor):
0 (sem dor) _____ 10 (dor insuportável).

DIAGRAMA DO CORPO: os pacientes devem indicar sobre o diagrama e suas áreas dolorosas e classificar cada uma delas como:

- Leve.
- Moderada.
- Forte.
- Muito forte.

Hobbies e hábitos desportivos: no caso de existirem, podem ser potencializados e inclusive incluídos como parte do tratamento.

Avaliação Funcional

Transferências, deambulação, vestuário e higiene, atividades no trabalho.

- Questionário de incapacidade (Rolland Morris).
- Health Assessment Questionnaire Modifies for EA (HAQ-EA), mede a função.
- Bath Ankylosing Spondylitis Disease Activity Index (BASDAI), índice de atividade da doença.
- Bath Ankylosing Spondylitis Functional Index (BASFI), índice funcional.

Avaliação da Qualidade de Vida

Em indivíduos com doenças crônicas, onde existe dor e incapacidade funcional a qualidade de vida torna-se um fator primordial. O SF-36 é um dos protocolos que vem sendo utilizado com bastante frequência para avaliar a qualidade de vida.

Testes e Mensurações

- *Avaliação da dor axial:* dor à palpação de articulações sacroilíacas e dor à mobilização de articulações sacroilíacas.
- *Teste de Gaenslen:* paciente em posição supina deixando uma das pernas cair por um dos lados da maca, enquanto a outra perna é flexionada em direção ao tronco. Essa posição deve aumentar a dor na sacroilíaca no lado da perna caída.
- *Teste de Patrick*: com o paciente com o calcanhar sobre o joelho contralateral (quadril em flexão, abdução e rotação externa), exerce-se uma pressão para baixo sobre joelho flexionado. Assim haveria dor na articulação sacroilíaca contralateral.
- *Compressão pélvica*: com o paciente em decúbito lateral, exerce-se uma compressão pélvica, o que deve aumentar a dor no nível da articulação sacroilíaca.

Avaliação da Mobilidade da Coluna Vertebral

- *Sinal da flecha:* com o paciente em posição ereta, posicionado com o dorso na parede, verifica-se o afastamento do occípito com relação à parede; avalia-se a perda de mobilidade cervical.
- *Teste de Schöber:* com o paciente em pé, medem-se 10 cm acima de L5 e 5 cm abaixo; pede-se para o indivíduo fazer inclinação anterior e mede-se novamente esta distância. O aumento da medida deve ser em torno de 5 cm; abaixo deste valor, há sinal de limitação da flexão da coluna lombar.
- *Distância dedo-chão:* paciente em pé, sem dobrar os joelhos, tenta alcançar o chão em posição de flexão máxima da coluna. Meça a distância entre a ponta do dedo médio e o piso. Normalmente, maior que 20 cm, demonstra limitação da flexão lombar. Pode ser realizada com o paciente fazendo inclinação lateral (ambos os lados) e denomina-se sinal da corda.
- *Sinal de Stibor:* é indicado para medir a mobilidade da coluna toracolombar. Tira-se a medida de S1 a C7 e utiliza-se o mesmo princípio do sinal de Schöber.
- *Cirtometria axilar, mamilar e xifoidiana:* mede-se a diferença entre a inspiração e a expiração; abaixo de 5 cm sugere diminuição da expansibilidade torácica.

Avaliação Postural (Cap. 2)

- *Índice de entesite:* os pacientes com espondilite anquilosante podem apresentar dor à palpação nos pontos de enteses; para isto pode ser utilizado o índice de entesite de Haywood modificado, que utiliza a palpação dos seguintes pontos: tendão do calcâneo, inserção da fáscia plantar, trocanter maior, origem do adutor do quadril, crista ilíaca (margens superior e anterior), esternocostal, esternoclavicular, C7/T1.

Pontuação total

0. Sem dor
1. Desconforto
2. Dor definida
3. Retirada

A palpação deve ser realizada nos lados direito e esquerdo.

TRATAMENTO FISIOTERAPÊUTICO
Objetivos
- Conscientizar o paciente da importância de sua participação no programa de exercícios (para que mantenha a postura funcional e preserve os movimentos).
- Reduzir a dor, a rigidez articular, a fadiga e a inflamação.
- Manter ou aumentar a mobilidade da coluna vertebral e das articulações periféricas.
- Prevenir ou reduzir as retrações e/ou encurtamentos musculares.
- Tonificar ou fortalecer a musculatura.
- Manter ou aumentar expansibilidade torácica.
- Preservar a função.
- Melhorar o condicionamento e a resistência física.
- Prevenir deformidades e reintegrar o paciente à vida ativa, incrementando as atividades desportivas.
- Educar e orientar o paciente.
- Melhorar a qualidade de vida.

Conduta Fisioterapêutica
- *TENS*: promove redução da dor.
- *Termoterapia superficial*: pode ser obtida com a aplicação de compressas aquecidas ou infravermelho nas articulações específicas e músculos afetados. Promove analgesia e relaxamento, reduz espasmos musculares, levando ao aumento da flexibilidade muscular e de estruturas periarticulares, e facilita a realização de exercícios.
- *Massoterapia*: reduz espasmos e contraturas musculares e promove relaxamento muscular.

CINESIOTERAPIA
- Aquecimento.
- Subida e descida de um banco.
- Saltos na cama elástica.
- Alongamento dos músculos flexores torácicos e abdominais.
- Alongamento dos flexores e extensores do quadril.
- Alongamento do peitoral.
- Fortalecimento dos músculos paravertebrais extensores da coluna vertebral.
- Fortalecimento do quadríceps, abdominais.
- Exercícios respiratórios: visar a conservação ou aumento da expansibilidade torácica.
- Exercícios dinâmicos para tronco e quadril.
- Exercícios aeróbios.
- Pompagens: esternocleidomastóideo, escalenos.

Exemplos de exercícios:

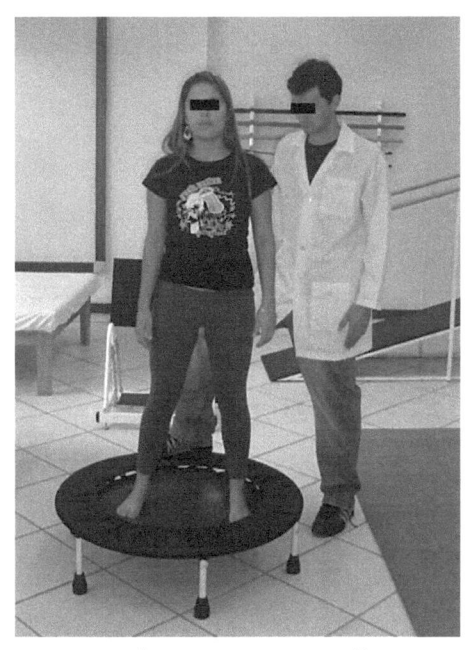

Fig. 6-1. Condicionamento na cama elástica.

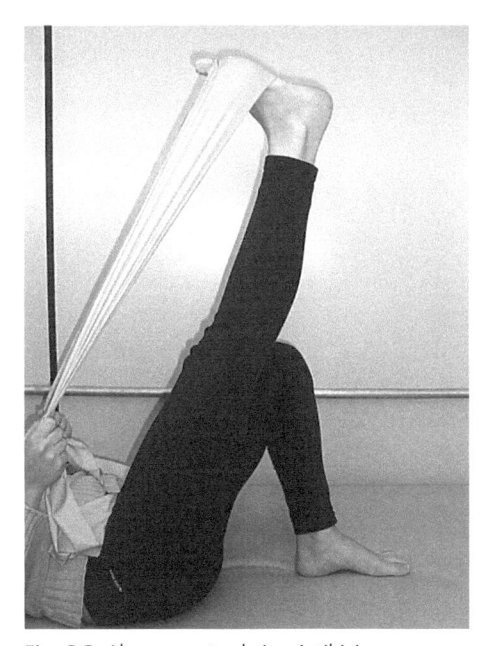

Fig. 6-2. Alongamento de isquiotibiais.

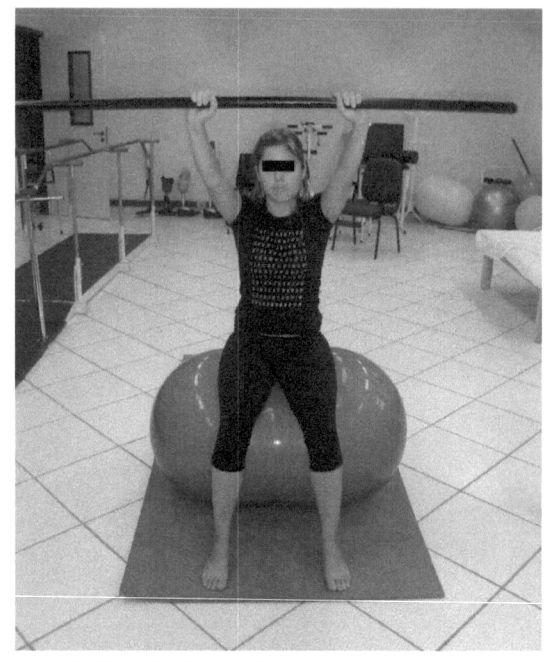

Fig. 6-3. Elevação de membro superior.

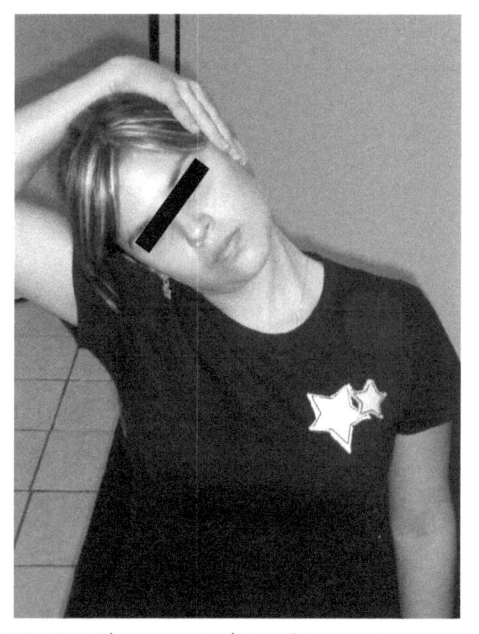

Fig. 6-4. Alongamento de trapézio superior.

ESPONDILOARTROPATIAS SORONEGATIVAS 81

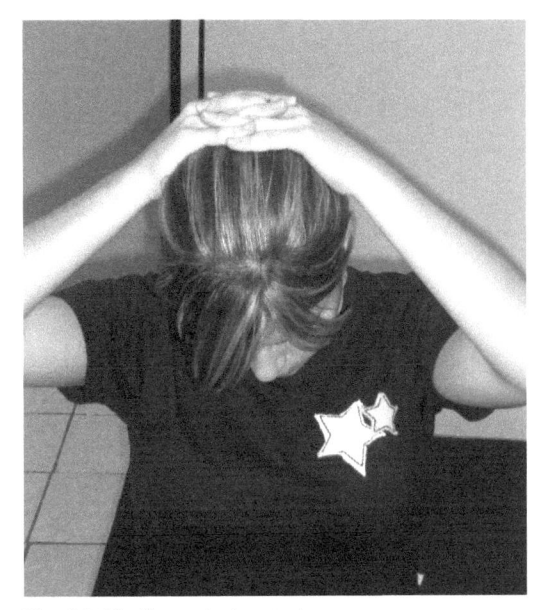

Fig. 6-5. Flexão cervical sentada.

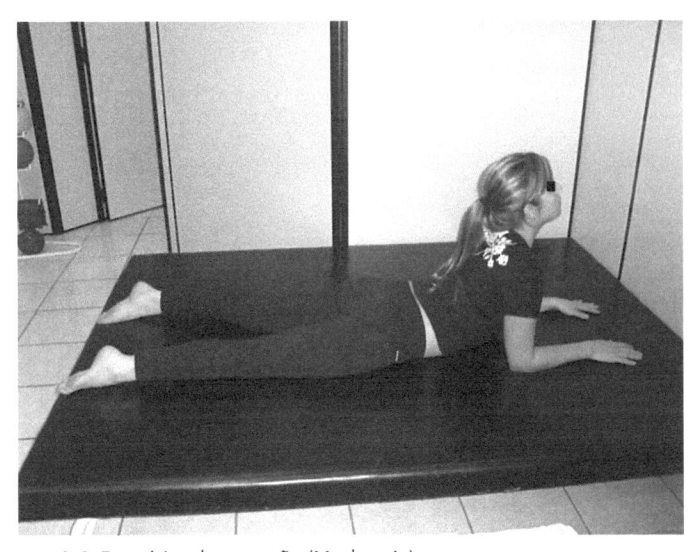

Fig. 6-6. Exercícios de extensão (Mackenzie).

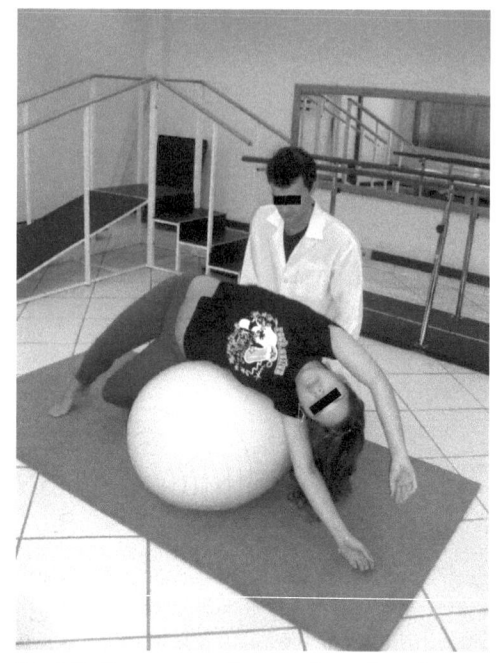

Fig. 6-7. Alongamento de musculatura lateral.

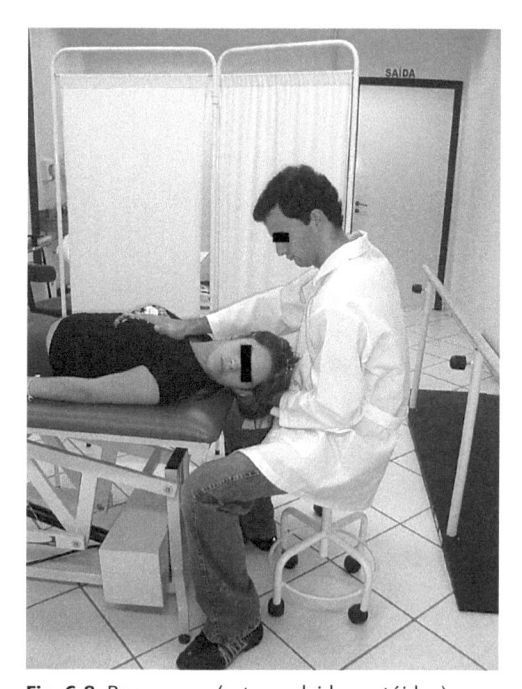

Fig. 6-8. Pompagem (esternocleidomastóideo).

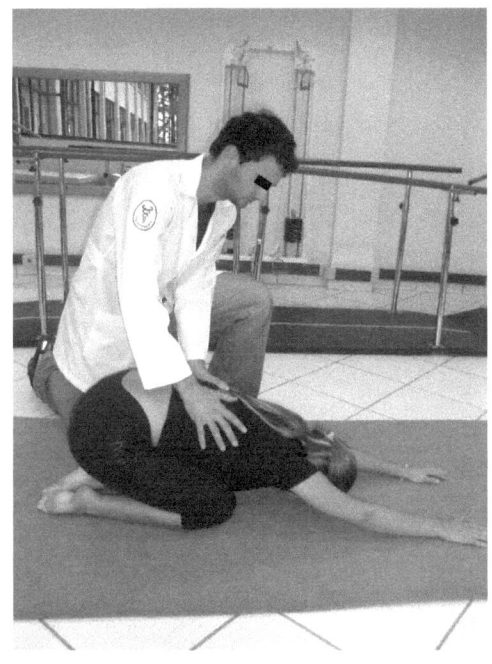

Fig. 6-9. Alongamento de coluna lombar.

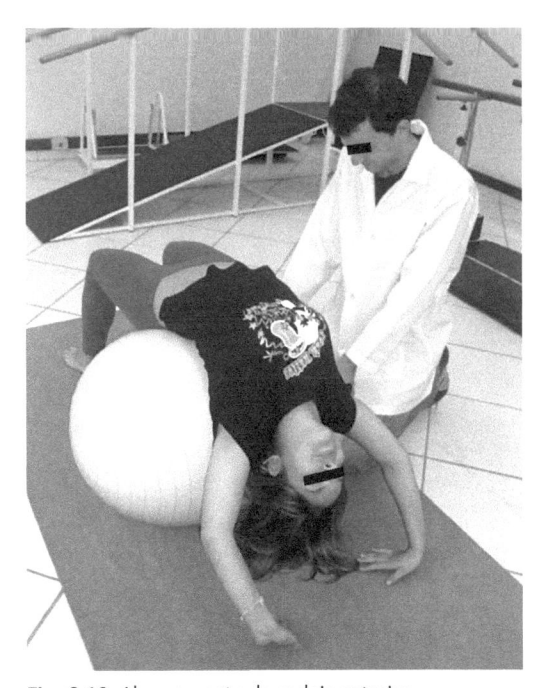

Fig. 6-10. Alongamento de cadeia anterior.

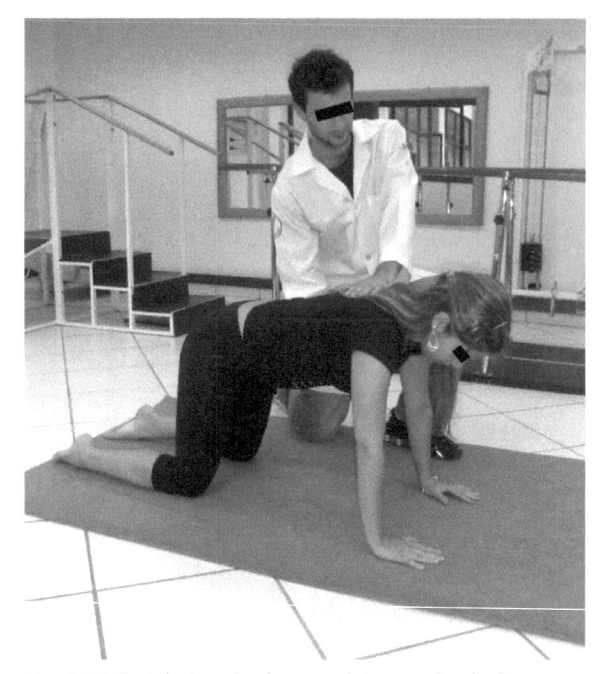

Fig. 6-11. Fortalecimento de musculatura profunda de abdome.

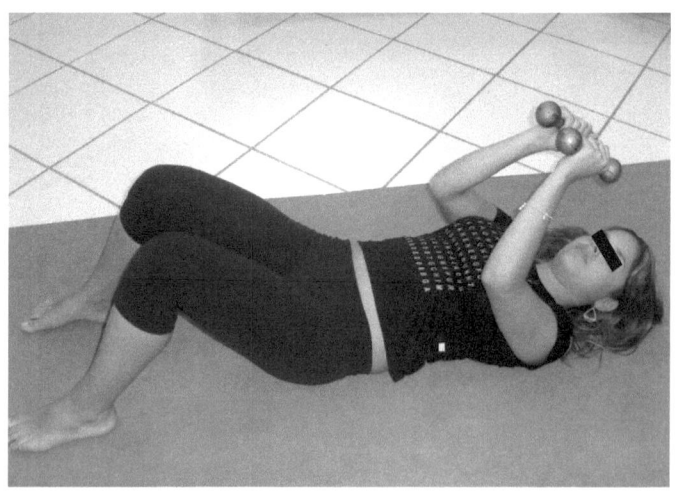

Fig. 6-12. Fortalecimento de membro superior.

HIDROCINESIOTERAPIA

> **! Importante**
> Inicialmente as sessões de hidroterapia são realizadas individualmente; a partir do momento em que o paciente se demonstrar mais independente e já estiverem diminuídos a dor e os espasmos musculares, aconselha-se a realização de exercícios em grupo.
> O tratamento em grupo deve incorporar um programa de aquecimento, mobilidade, exercícios de fortalecimento, exercícios aeróbios, relaxamento (principalmente respiratórios, consciência da postura e educação do paciente).

> **! Importante**
> Inicialmente os exercícios são ativos e dão ênfase à mobilidade do tórax, movimentos do pescoço, do tronco, do quadril e dos ombros.

- *Fase 1:* quando a dor for o sintoma principal:
  - Diminuição da dor e do espasmo muscular.
  - Manutenção da mobilidade articular.
  - Aumento da expansibilidade torácica.
  - Relaxamento.
- *Fase 2:* quando a dor e o espasmo muscular tiverem diminuído:
  - Condicionamento físico e cardiovascular (p. ex., aeróbio).
  - Fortalecimento.
  - Mobilidade da coluna.
  - Correção da postura.
  - Melhora do equilíbrio e da função respiratória.

Os movimentos dos braços com ênfase sobre a importância da retração e a extensão da escápula ajudam no bom controle postural.

Exemplo: a ação dos braços no nado de peito pode atingir esse tipo de movimento.

Exemplos de exercícios que podem ser usados em uma sessão de hidroterapia para pacientes com diagnóstico de espondilite anquilosante:

Aquecimento
- Caminhada para a frente.
- Caminhada para trás.
- Passada lateral.
- Puxamento com o braço flexionado.

Alongamento
- Extensão torácica.
- Alongamento lateral do pescoço.
- Alongamento do trapézio superior e elevador da escápula.
- Alongamento com elevação do joelho.

- Alongamento de peitorais.
- Flexão, extensão, rotação lateral direita e esquerda do pescoço.

Fortalecimento
- Fortalecimento de membro superior com halteres.
- Elevação dupla das pernas (com exemplo de ADM e fortalecimento de membro superior).
- Rotação resistida de tronco.
- Flexão e extensão da coluna torácica.
- Flexões laterais de tronco.
- Flexões de braço.
- Bicicleta com flutuadores em membro superior.

EQUOTERAPIA
Atualmente, cita-se a equoterapia como mais um recurso disponível na terapêutica da espondilite anquilosante, com resultados satisfatórios.

> **! Importante**
> - Participar de grupos especiais que promovam reuniões sociais e/ou esportivas para o reforço de autoestima e estímulo, por meio da troca de experiências.
> - Realizar um programa de exercícios domiciliares.
> - Fazer os exercícios de aquecimento nas primeiras horas da manhã.
> - Dormir em colchão firme, para prevenir deformidades e dores na coluna vertebral.

BIBLIOGRAFIA
Becker B, Cole A. Terapia aquática moderna. São Paulo: Manole; 2000.
Campion MR. Hidroterapia: princípios e prática. São Paulo: Manole; 2000.
Chiarello B, Driusso P, Radl ALM. Manuais de fisioterapia: fisioterapia reumatológica. São Paulo: Manole; 2005.
Cossermelli W. Terapêutica em reumatologia. São Paulo: Lemos Editorial e Gráfica Ltda.; 2000.
David C, Lloyd J. Reumatologia para fisioterapeutas. São Paulo: Premier; 2001.
Gabriel MRS, Petit JD, Carril MLS. Fisioterapia em traumatologia, ortopedia e reumatologia. Rio de Janeiro: Revinter; 2001.
Golding DN. Reumatologia em medicina e reabilitação. São Paulo: Atheneu; 2001.
Knoplich J. Enfermidades da coluna vertebral. São Paulo: Robe Editorial; 2003.
Koury J. Programa de fisioterapia aquática. São Paulo: Manole; 2000.
Meirelles ES, Kitadai FT. Conceitualização e atualização no tratamento da espondilite anquilosante. Rev Bras Reumatologia. 2001;41(2):101-106.
Norm A, Hanson B. Exercícios aquáticos terapêuticos. São Paulo: Manole; 1998.
Sampaio-Barros PD, Azevedo FV, Bonfiglioli R et al. Consenso brasileiro de espondiloartropatias: espondilite anquilosante e artrite psoriática: diagnóstico e tratamento – Primeira revisão. Rev Bras Reumatologia. 2007;47(4):233-242.
Sato E. Reumatologia. São Paulo: Manole; 2004.
Skare TL. Reumatologia: princípios e prática. Rio de Janeiro: Guanabara Koogan; 1999.
Skinner A, Thomson AD. Exercícios na água. São Paulo: Manole; 1985.
Torres TM, Ciconelli RM. Instrumento de avaliação em espondilite anquilosante. Revista Brasileira em Reumatologia (São Paulo). 2006;46(1):1-18.
West SG. Segredos em reumatologia. Porto Alegre: Artmed; 2000.

SEÇÃO 6.2
ARTRITE REATIVA

INTRODUÇÃO
É uma artrite sistêmica asséptica, que se manifesta por artrite aguda e não supurativa, provocada por processo infeccioso, ocorrendo a distância. A infecção primária pode ser de origem entérica ou genitourinária.

Tem forte relação com fatores genéticos, já que 80% dos pacientes são HLA-B27 positivos; nestes casos, o agente infeccioso representa o fator desencadeante.

Os organismos de origem gastrointestinal mais comumente implicados são *Salmonella*, *Shigella* e *Yersinia*, *Campylobacter jejuni*, *Salmonella typhimurium* e *enteritidis*.

O agente de origem do trato genitourinário é a *Chlamydia trachomatis*. A participação de *Ureaplasma urealyticum* e *Mycoplasma hominis* ainda é incerta.

Acomete principalmente adultos jovens (20 a 40 anos) com vida sexual ativa, com predominância do sexo masculino (9:1) quando o agente envolvido é do trato genitourinário. Quando o patógeno envolvido advém do trato digestivo, a relação dos sexos é a mesma (1:1).

A síndrome de Reiter é uma forma especial de artrite reativa, caracterizada pela tríade clássica: uretrite não gonocócica, conjuntivite e artrite.

CARACTERÍSTICAS CLÍNICAS
Os sintomas costumam ter início entre a 1ª e a 4ª semana após a exposição ao agente infeccioso, quando os problemas entéricos e urogenitais já se resolveram. As primeiras alterações apresentadas são constitucionais, como febre, astenia, anorexia e perda de peso. Seguem-se:

MANIFESTAÇÕES EXTRA-ARTICULARES
- *Conjuntivite:* de evolução benigna, que, na maioria dos casos, passará despercebida, mas pode apresentar uma intensa secreção purulenta com o risco consequente de ceratites e úlceras córneas.
- *Uretrite:* pode ser discreta, porém em alguns casos virá acompanhada de cistite com disúria e hematúria.
- *Balanite circinata:* lesões em crostas ou erosivas no pênis.
- *Úlceras orais:* indolores e são encontradas em até 30% dos casos.
- *Ceratoderma blenorrágico:* muito parecido com psoríase, porém regride espontaneamente; localiza-se na palma das mãos e na planta dos pés.

MANIFESTAÇÕES MUSCULOESQUELÉTICAS
- *Artrite:* caracterizada por comprometimento assimétrico e oligoarticular, preferencialmente, em articulações da extremidade inferior (joelhos, tornozelos, metatarsofalangianas e interfalangianas), que apresentam dor e tumefação. Mais raramente acomete as articulações da extremidade inferior (ombros e cotovelos).
- *Entesite:* inflamação da junção entre o osso e o tendão (entese). Acomete, preferencialmente, tendão calcâneo e fáscia plantar, e causa dactilite (dedo em salsicha).
- *Espondilite:* até 40% dos pacientes com AR apresentam uma sacroileíte ou dor lombar importante, que poderá evoluir até uma espondilite.

CRITÉRIOS DE DIAGNÓSTICO

O diagnóstico da artrite reativa é clínico, não havendo investigação laboratorial que possa substituir uma história clínica e um exame físico apropriados. Contudo, exames laboratoriais podem ser utilizados para se confirmar o diagnóstico clínico.

Alterações Laboratoriais
- VHS = elevado.
- Hemograma = leucocitose, trombocitose e anemia.
- Análise do líquido sinovial = leucocitose.
- Proteína C-reativa = elevada.
- Sorologia = positiva *(Yersinia, Chlamydia)*.

Alterações Radiológicas

O sinal clássico da doença serão as neoformações ósseas a partir do periósteo (exemplo claro é o esporão calcâneo).

AVALIAÇÃO

Os critérios e fatores que devem ser levados em consideração na avaliação destes pacientes são bastante semelhantes aos da espondilite anquilosante.

- História e aparecimento dos sintomas (queixa principal).
- Avaliação da dor, edema, rigidez.
- Avaliação da força muscular (subjetiva) e isocinética (Capítulo 2).
- Avaliação da amplitude de movimento articular.
- Avaliação da função.
- Avaliação da marcha, equilíbrio, postura e discrepância de membro inferior.

FORMAS DE TRATAMENTO

Medicamentoso e fisioterapêutico.

Tratamento Medicamentoso
- Antibióticos administrados em caso de infecção associada, com o objetivo de erradicar o agente.
- AINE, para a diminuição do processo inflamatório e a restauração da função articular. Corticosteroides intra-articulares podem ser usados, desde que a cultura de líquido sinovial seja negativa, em caso de entesite resistente aos AINEs.
- Colírios com esteroides são utilizados para tratar uveíte.

A orientação ao paciente e seus familiares é de suma importância, com o objetivo de alertar sobre os riscos de evolução para a cronicidade da doença e sobre a ligação com doenças sexualmente transmissíveis.

Tratamento Fisioterapêutico

Objetivos
- Diminuição da dor e da inflamação.
- Manutenção da mobilidade articular.
- Prevenção da atrofia muscular.
- Aumento da força muscular.

- Aumento da estabilidade articular.
- Treino de equilíbrio, marcha e propriocepção.

Conduta Fisioterapêutica
- Termoterapia:
  - Crioterapia nas articulações com tumefação.
  - Calor superficial e profundo: respeitando as fases da doença (em crises agudas, dá-se preferência ao uso do gelo).
- TENS para o alívio da dor.
- FES para a contração muscular.

CINESIOTERAPIA
- Mobilizações ativo-assistidas.
- Mobilização passiva suave.
- Alongamento.
- Exercícios isométricos.
- Fortalecimento de glúteos, quadríceps, isquiotibiais.
- Exemplo de transferência de peso.
- Exemplo de equilíbrio e propriocepção.
- Treino de marcha.

Exemplos de Exercícios
- Ponte.
- Exercício com bola suíça.
- Treino de equilíbrio e propriocepção na prancha, no *airex*, na cama elástica e no *discoball*.
- Exercício na barra paralela.

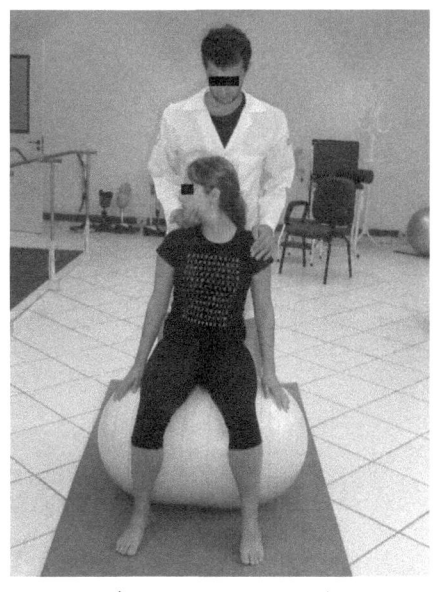

Fig. 6-13. Alongamento com rotação passiva.

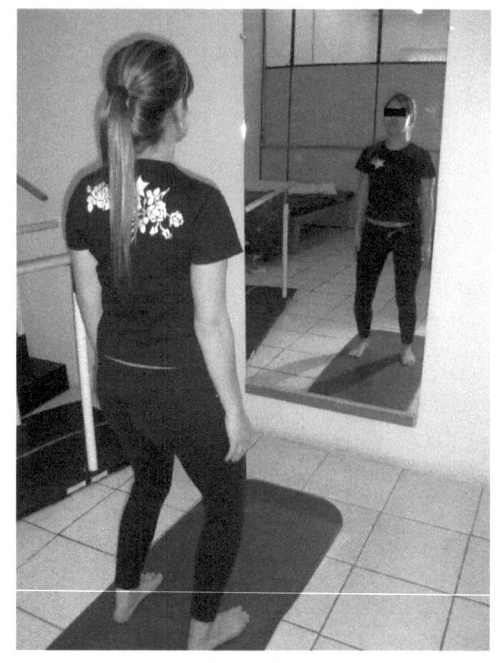

Fig. 6-14. Exercícios de agachamento.

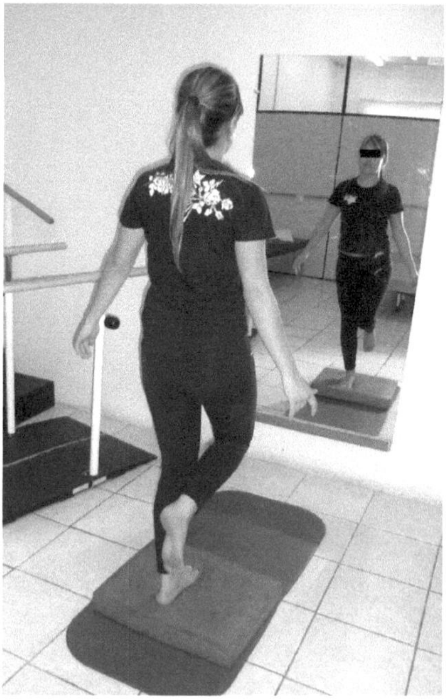

Fig. 6-15. Equilíbrio e transferência de peso.

ESPONDILOARTROPATIAS SORONEGATIVAS

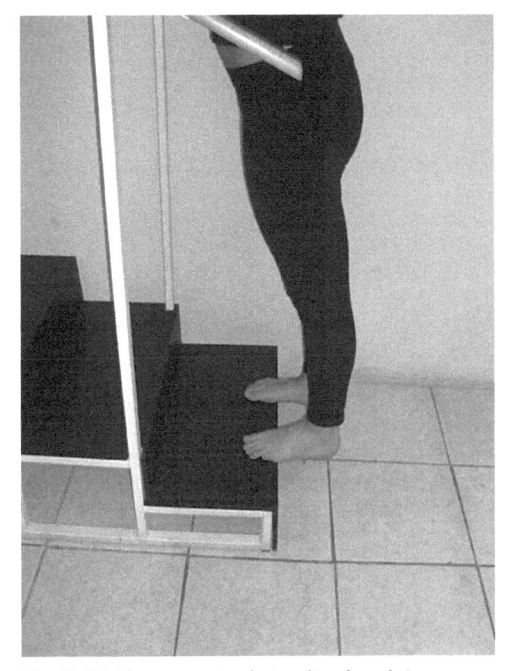

Fig. 6-16. Alongamento de tendão do calcâneo.

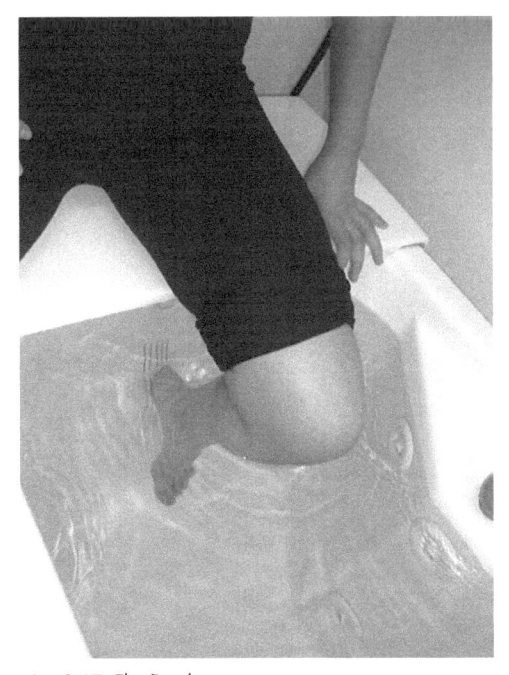

Fig. 6-17. Flexão plantar.

BIBLIOGRAFIA

Carvalho MAP. Espondiloartropatias. In: Moreira C, Carvalho MAP. Reumatologia: diagnóstico e tratamento. 2. ed. Rio de Janeiro: Medsi; 2001. pp. 413-417.

Chiarello B, Driusso P, Radl ALM. Manuais de fisioterapia: fisioterapia reumatológica. São Paulo: Manole; 2005.

David C. Artrite soronegativa. In: David C, Lloyd J. Reumatologia para fisioterapeutas. São Paulo: Premier; 2001. pp. 144-145.

Golding DN. Reumatologia em medicina e reabilitação. São Paulo: Atheneu; 2001.

Naides SI, FALTAM DOIS AUTORES et al. Afecções reumáticas: diagnóstico e tratamento. In: Weinstein SL, Buckwalter JA. Ortopedia de Turek: princípios e sua aplicação. 5. ed. São Paulo: Manole; 2000. pp. 172-173.

Petit JD. Outras artropatias. In: Gabriel MRS, Petit JD, Carril MLS. Fisioterapia em traumatologia, ortopedia e reumatologia. Rio de Janeiro: Revinter; 2001. pp. 347-349.

Sampaio-Barros PD, Azevedo FV, Bonfiglioli R et al. Consenso Brasileiro de espondiloartropatias: outras espondiloartropatias, diagnóstico e tratamento – Primeira revisão. Rev Bras Reumatologia. 2007;47(4):243-250.

Sato E. Reumatologia. São Paulo: Manole; 2004.

Skare TL. Reumatologia: princípios e práticas. Rio de Janeiro: Guanabara Koogan; 1999.

Weinstein SL, Buckwalter JA. Ortopedia de Turek: princípios e sua aplicação. 5. ed. São Paulo: Manole; 2000.

West SG. Segredos em reumatologia. Porto Alegre: Artmed; 2000.

SEÇÃO 6.3
ARTRITE PSORIÁTICA

INTRODUÇÃO

É uma artrite inflamatória associada a psoríase cutânea, que por sua vez se define por doença autoimune cutânea crônica, caracterizada por placa eritematoescamosa de bordas bem definidas, com predominância no tronco, nos cotovelos, nos joelhos e no couro cabeludo.

A psoríase é bastante frequente, podendo acometer até 3% da população.

É mais prevalente em populações brancas entre 35 e 50 anos e não tem predomínio de sexo, podendo manifestar-se em até 42% dos pacientes com psoríase.

A gravidade da doença articular nem sempre se correlaciona com a gravidade do acometimento cutâneo.

A etiopatogenia é multifatorial e pode estar relacionada com:

- Fatores genéticos: parentes em primeiro grau têm 50% a mais de chance de desenvolver a doença. Cinquenta por cento a 75% dos indivíduos com AP são HLA- B27 positivos.
- Fatores ambientais: infecção (retrovírus ou bactérias, como o estreptococo, e mais recentemente o HIV), trauma articular e algumas drogas (como betabloqueadores).
- Fatores imunológicos: alterações tanto na imunidade humoral quanto na imunidade celular.
- Em um indivíduo geneticamente predisposto, a presença de um fator ambiental pode desencadear as alterações imunológicas que darão origem à doença.

Prognóstico: a grande maioria dos pacientes não desenvolve disfunção persistente. A doença oligoarticular tem o melhor prognóstico.

CARACTERÍSTICAS CLÍNICAS

A artrite psoriática apresenta cinco formas:

1. Oligoartrite assimétrica: é a forma mais comum, acometendo grandes ou pequenas articulações.
2. Poliartrite simétrica: acomete articulações interfalangianas distais.
3. Distal: acomete articulações interfalangianas distais e apresenta lesões ungueais.
4. Artrite mutilante: é a forma menos frequente e mais grave; acomete indivíduos jovens e afeta pequenas articulações (mãos e pés).
5. Espondilite.

CRITÉRIOS DE DIAGNÓSTICO

Grupo Caspar (*Classification Criteria for Psoriatic Arthritis*), 2006:

Doença articular inflamatória estabelecida e pelo menos três pontos nos seguintes critérios:

- Psoríase cutânea atual – 2 pontos.
- História de psoríase – 1 ponto.
- História familiar de psoríase – 1 ponto.

- Dactilite – 1 ponto.
- Neoformação óssea justa-articular – 1 ponto.
- Fator reumatoide negativo – 1 ponto.
- Distrofia ungueal – 1 ponto.

O diagnóstico não pode ser feito sem a presença das lesões da pele ou das lesões de unhas características da doença.
Sintomas de envolvimento sistêmico não são comuns.
As manifestações extra-articulares restringem-se às manifestações oculares.

Exames Laboratoriais
- Anemia.
- Hiperuricemia (devido à atividade cutânea).
- Provas de atividade inflamatória (velocidade de hemossedimentação – VHS, proteína C-reativa – PCR, leucocitose).

EXAMES RADIOLÓGICOS
- Envolvimento assimétrico.
- Envolvimento de interfalangianas distais.
- Erosão de tofos terminais (acrosteólise).
- Esculpimento das falanges.
- Aspecto de taças das porções proximais das falanges (deformidade em *pencil-in-cup*).
- Anquilose óssea.
- Osteólise dos ossos (artrite mutilante).
- Sacroileíte e alterações espondilíticas (geralmente assimétricas).

FORMAS DE TRATAMENTO
Tratamento Medicamentoso
- Pacientes com quadros articulares leves podem ser tratados somente com AINE.
- Corticosteroides intra-articulares são úteis em articulações que são resistentes aos AINEs, desde que não apresentem infecção e não exista lesão de pele próxima.
- Em casos de maior gravidade, em que se deve maximizar a terapêutica, fotoquimioterapia com 8-methoxypsoralen e fotossensibilização por meio de luz ultravioleta A (PUVA) apresentam bons resultados.
- Na artrite psoriática destrutiva, o emprego de imunossupressores (metotrexato) estão sendo indicados.

FISIOTERAPIA
Avaliação
- História da doença (queixa principal).
- Avaliação da dor:
  - Natureza da dor:
    - Localizada ou difusa.
    - Uni ou bilateral.
    - Contínua ou aguda.
    - Presente apenas com atividade.

- ♦ Constante.
- ♦ Presente: piora à noite ou com repouso.
- ♦ Associada a sintomas sensoriais.
- ♦ Tratamentos anteriores (medicações, fisioterapia).

Avaliação da Mobilidade da Coluna Vertebral

- *Sinal da flecha*: com o paciente em posição ereta, posicionado com o dorso na parede, verifica-se o afastamento do occípito com relação à parede; avalia-se a perda de mobilidade cervical.
- *Teste de Schöber*: com o paciente em pé, medem-se 10 cm acima de L5 e 5 cm abaixo; pede-se para o indivíduo fazer inclinação anterior e mede-se novamente esta distância. O aumento da medida deve ser em torno de 5 cm; abaixo deste valor, há sinal de limitação da flexão da coluna lombar.
- *Distância dedo-chão*: paciente em pé, sem dobrar os joelhos, tenta alcançar o chão em posição de flexão máxima da coluna. Meça a distância entre a ponta do dedo médio e o piso. Normalmente, maior que 20 cm, demonstra limitação da flexão lombar. Pode ser realizada com o paciente fazendo inclinação lateral (ambos os lados), denominado sinal da corda.
- *Sinal de Stibor*: é indicado para medir a mobilidade da coluna toracolombar. Tira-se a medida de S1 a C7 e utiliza-se o mesmo princípio do sinal de Schöber.
- *Cirtometria axilar, mamilar e xifoidiana*: mede-se a diferença entre a inspiração e a expiração; abaixo de 5 cm é sugestiva de diminuição da expansibilidade torácica.

Avaliação Postural

Deve ser realizada observando o indivíduo anterior, posterior e lateralmente.

- Espirometria: função pulmonar.
- Fatores que aliviam e fatores que agravam os sintomas.
- Discrepância de membro inferior.
- Avaliação da rigidez, do edema, da amplitude de movimento articular (ADM), funcionalidade.
- Palmograma e plantígrafo: avaliam as alterações da forma de mãos e pés.
- Índice de entesite: os pacientes com artrite psoriática do tipo espondilítica podem apresentar dor à palpação nos pontos de enteses; para isto pode ser empregado o índice de entesite de Haywood modificado, que utiliza a palpação dos seguintes pontos:
  - Tendão do calcâneo.
  - Inserção da fáscia plantar.
  - Trocanter maior.
  - Origem do adutor do quadril.
  - Crista ilíaca (margem superior e anterior).
  - Esternocostal.
  - Esternoclavicular.
  - C7/T1.

    Pontuação total:

0. Sem dor.
1. Desconforto.
2. Dor definida.
3. Retirada.

A palpação deve ser realizada nos lados direito e esquerdo:

- Traumas prévios (artrite pode assentar-se sobre articulações traumatizadas).
- Avaliação da qualidade de vida: Protocolo (SF–36).

Tratamento Fisioterapêutico
Objetivos
- Diminuir a dor.
- Diminuir o edema.
- Manter ou aumentar a força muscular.
- Manter ou aumentar a resistência.
- Manter ou aumentar a estabilidade e mobilidade articular.
- Dar percepção corporal.
- Aumentar a funcionalidade.
- Prevenir deformidades.

Conduta Fisioterapêutica
- Eletroanalgesia: TENS.
- Termoterapia: calor superficial (calor úmido – infravermelho) e crioterapia.
- Hidrocinesioterapia, turbilhão.

CINESIOTERAPIA
- Fortalecimento de abdominais, glúteos e paravertebrais.
- Alongamento de cadeia anterior: peitorais.
- Alongamento de extensores do quadril.
- Transferência de peso, equilíbrio.
- Treino de marcha e postura.

Exemplo de Exercícios
- Ponte.
- Exercícios de flexão (William's):
  - Paciente em decúbito dorsal (DD) e membro inferior flexionado mantém um em flexão e o outro estendido, enquanto eleva o estendido até a altura do joelho (executar 10 vezes o movimento).
  - Paciente em decúbito dorsal (DD) e membro inferior flexionado mantém os dois membros em flexão sobre o tronco.
  - Paciente em decúbito dorsal (DD) e membro inferior flexionado mantém os dois membros em flexão sobre o tronco, fazendo movimentos circulatórios de quadril.
- Mobilização de cervical: tração, alongamento de escalenos, trapézio, esternocleidomastóideo.
- Bola suíça: retração da cabeça, relaxamento, transferência de peso, equilíbrio, fortalecimento de romboides.
- Atividades de condicionamento físico: exercícios na cama elástica.

> **! Importante**
> Que o paciente realize um programa de exercícios domiciliares, com regularidade.

ESPONDILOARTROPATIAS SORONEGATIVAS

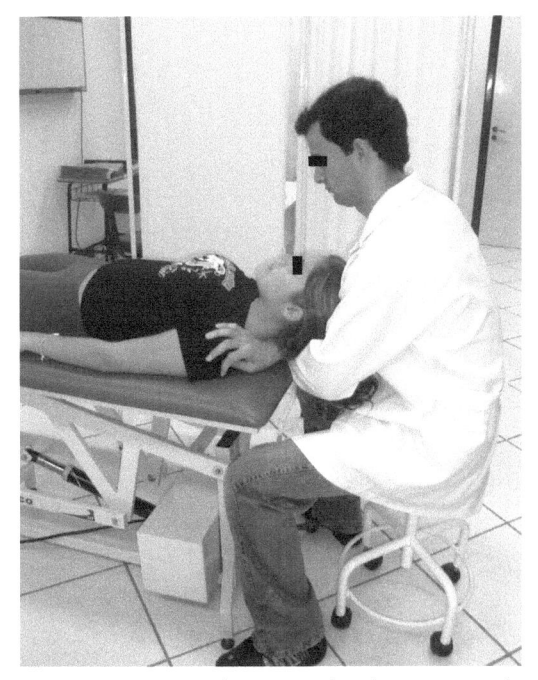

Fig. 6-18. Pompagem (extensores de cabeça e pescoço).

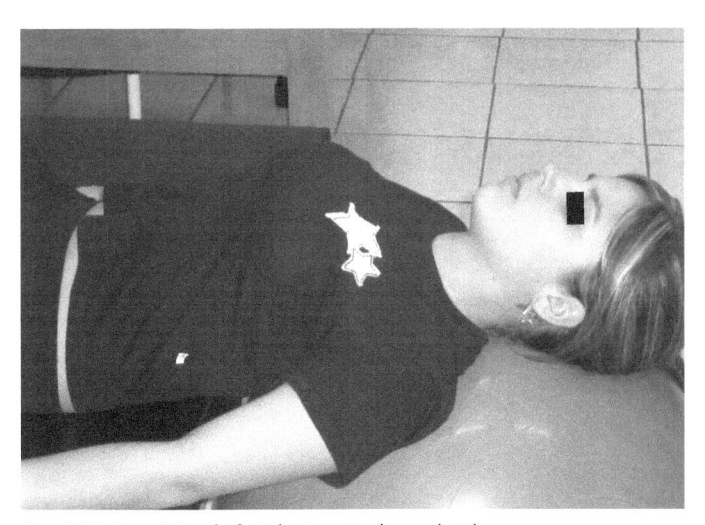

Fig. 6-19. Exercícios de fortalecimento de romboides.

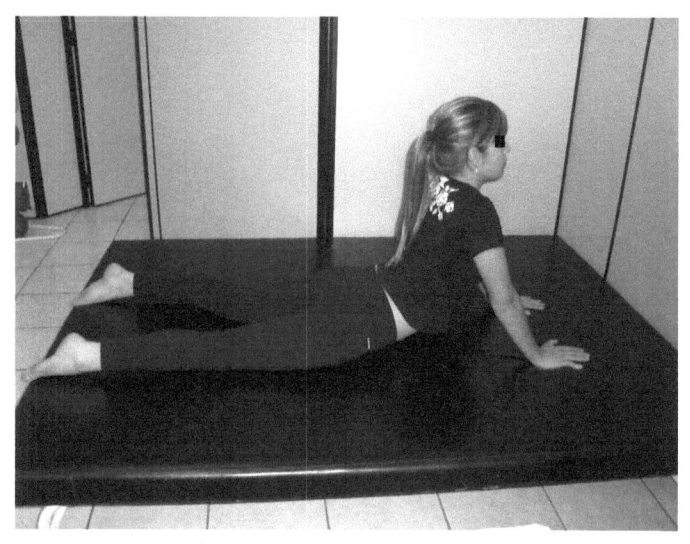

Fig. 6-20. Exercício de extensão (Mackenzie).

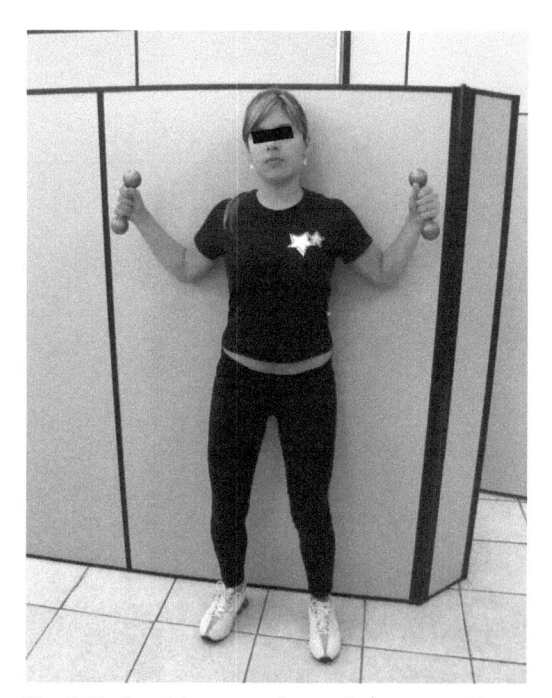

Fig. 6-21. Exercícios posturais associados a exercícios respiratórios (alongamento de peitoral).

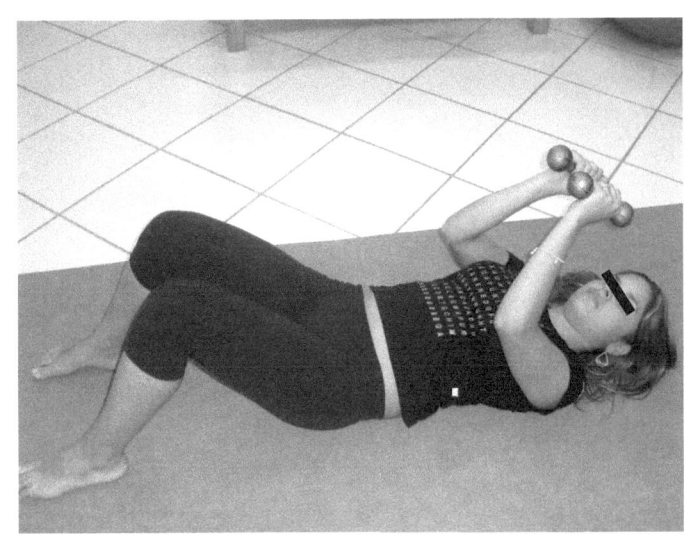

Fig. 6-22. Fortalecimento de membro superior.

BIBLIOGRAFIA
Becker B, Cole A. Terapia aquática moderna. São Paulo: Manole; 2000.
Campion MR. Hidroterapia: princípios e prática. São Paulo: Manole; 2000.
Chiarello B, Driusso P, Radl ALM. Manuais de fisioterapia: fisioterapia reumatológica. São Paulo: Manole; 2005.
Cossermelli W. Terapêutica em reumatologia. São Paulo: Lemos Editorial e Gráfica Ltda.; 2000.
David C, Lloyd J. Reumatologia para fisioterapeutas. São Paulo: Premier; 2001.
Gabriel MRS, Petit JD, Carril MLS. Fisioterapia em traumatologia, ortopedia e reumatologia. Rio de Janeiro: Revinter; 2001.
Golding DN. Reumatologia em medicina e reabilitação. São Paulo: Atheneu; 2001.
Koury J. Programa de fisioterapia aquática. São Paulo: Manole; 2000.
Norm A, Hanson B. Exercícios aquáticos terapêuticos. São Paulo: Manole; 1998.
Sampaio-Barros PD, Azevedo FV, Bonfiglioli R et al. Consenso Brasileiro de espondiloartropatias: outras espondiloartropatias, diagnóstico e tratamento – Primeira revisão. Rev Bras Reumatologia. 2007;47(4):233-242.
Sato E. Reumatologia. São Paulo: Manole; 2004.
Skare TL. Reumatologia: princípios e práticas. Rio de Janeiro: Guanabara Koogan; 1999.
Skinner A, Thomson AD. Exercícios na água. São Paulo: Manole; 1985.
West SG. Segredos em reumatologia. Porto Alegre: Artmed; 2000.

ENFERMIDADES DO TECIDO CONECTIVO

CAPÍTULO 7

Janaíne Cunha Polese ▪ Lia Mara Wibelinger

SEÇÃO 7.1
LÚPUS ERITEMATOSO SISTÊMICO (LES)

INTRODUÇÃO

É uma doença de caráter multissistêmico, com evolução crônica e que engloba mecanismos autoimunes e processo inflamatório generalizado do tecido conectivo e dos vasos sanguíneos. Apresenta períodos de agudização e remissão.

Acomete preferencialmente mulheres jovens, com maior incidência entre os 15 e os 40 anos de idade, sendo acometidas pela doença 5 a 10 vezes mais que os homens. É diagnosticado em 1 a cada 2.000 a 10.000 habitantes; na maioria das vezes nas raças não caucasoides. Até os 16 anos, a incidência da doença varia de 0,53 a 0,6 por 100.000.

Apesar de a etiologia ser desconhecida, alguns fatores estão entre os múltiplos e possíveis fatores etiológicos, como: fatores genéticos e imunológicos, agentes infecciosos virais não identificados, hormonais, estresse, e fatores ambientais (principalmente exposição à luz solar).

CARACTERÍSTICAS CLÍNICAS

Os sintomas presentes na doença são inespecíficos e, geralmente, combinados.

Pode haver o acometimento de todos os órgãos, porém o comprometimento de rins, articulações, pele e serosas é mais bem evidenciado.

O paciente pode apresentar fadiga, perda de peso, anorexia, febre, náusea, cefaleia, depressão, vômitos, artralgias e mialgias.

MANIFESTAÇÕES CUTÂNEAS

A manifestação cutânea, específica ou não da enfermidade, é encontrada em 90% dos pacientes lúpicos. O Brasil, por possuir um clima tropical, com vários meses ensolarados, favorece estas manifestações, que são exacerbadas pela luz ultravioleta.

Neste quadro, podem-se ainda observar alopecia, eritema malar e no dorso do nariz, vasculites, úlceras das mucosas oral e nasal, lesões discoides isoladas e fenômeno de Raynaud.

MANIFESTAÇÕES MUSCULOESQUELÉTICAS

Mialgias e artralgias são experimentadas em 90% dos casos pelos portadores de lúpus eritematoso sistêmico em algum momento do curso da doença.

Pode haver artropatia simétrica e não erosiva (especialmente em mãos e joelhos), frouxidão ligamentar e tendinite, osteoporose e fraqueza muscular.

Pode-se destacar a presença de rigidez matinal, que melhora com o passar do dia.

ENVOLVIMENTO RENAL

O envolvimento renal é reconhecido como uma das maiores causas de morbimortalidade destes pacientes. O grau de envolvimento renal está diretamente relacionado com o prognóstico do paciente.

MANIFESTAÇÕES CARDIOVASCULARES

Dentre as manifestações cardiovasculares, destacam-se a doença coronariana, pericardite e miocardite.

O envolvimento valvular é frequente, tendo maior evidência de acometimento a válvula mitral.

MANIFESTAÇÕES PULMONARES

O sistema pulmonar é frequentemente envolvido no lúpus. Atelectasias recorrentes basais, embolia pulmonar, pleurite e infiltração pulmonar são achados comuns. O paciente pode evoluir com febre, dispneia, tosse e perda da função pulmonar.

MANIFESTAÇÕES NEUROLÓGICAS

O acometimento neurológico, de difícil diagnóstico, é atribuído a um processo de oclusão vascular, em decorrência de vasculopatia.

Podem ocorrer depressão, psicose, neurite periférica, coreia, balismo, cefaleia, convulsão e acidente vascular encefálico.

OUTRAS MANIFESTAÇÕES

Comumente, os pacientes portadores de lúpus eritematoso sistêmico apresentam dores abdominais e disfagia.

Pode haver ainda pancreatite (devido ao uso de corticoesteroides e/ou vasculites) e esplenomegalia.

CRITÉRIOS DE DIAGNÓSTICO

Abaixo estão relacionados 11 critérios diagnósticos para o LES. Para ter o quadro da enfermidade confirmado, o paciente deve apresentar quatro das características que se seguem:

- *Eritema malar:* lesão fixa, achatada ou em relevo sobre as proeminências malares.
- *Lesão discoide:* placas eritematosas, com escamas aderentes e cicatrização atrófica.
- *Fotossensibilidade:* lesão eritrodérmica resultante da exposição à luz solar.
- Úlceras das mucosas oral e nasal.
- *Artrite:* simétrica e não erosiva de duas articulações ou mais, com presença de derrame articular, dor ou edema.
- *Serosite:* pleurite ou pericardite.

- *Distúrbio renal:* proteinúria ou cilindros celulares.
- *Distúrbios neurológicos:* psicose ou convulsões.
- *Distúrbios hematológicos:* anemia hemolítica, linfopenia, leucopenia, trombocitopenia.
- *Distúrbios imunológicos:* anti-DNA positivo, Anti-Sm positivo, Célula LE positiva, falso teste positivo para LES.
- FAN (anticorpo antinuclear) positivo.

FORMAS DE TRATAMENTO

A abordagem terapêutica deve ser global, enfatizando algumas medidas gerais, como educação do paciente e família sobre o curso e recursos disponíveis para o tratamento da doença, atividade física, apoio psicológico, dieta balanceada, fotoproteção e evitar o tabagismo.

Tratamento Medicamentoso

O tratamento deve basear-se na globalização da doença, no comprometimento de múltiplos sistemas e sua gravidade. Por ser uma doença agressiva, torna-se imperioso graduar e identificar a lesão, para que a terapêutica seja eficiente, o mais precoce possível.

O uso de anti-inflamatórios não esteroides (AINEs) pode auxiliar no tratamento de febre, mialgia, artralgias, artrites, serosite, além de pericardites e pleurites leves. Quando um AINE for o medicamento de escolha, a hipersensibilidade deve ser cautelosamente observada, uma vez que pacientes com LES são particularmente mais sensíveis.

Os antimaláricos são indicados no tratamento da artrite não responsiva a somente anti-inflamatórios não esteroidais e nas lesões cutâneas.

Quando já instalada a doença renal grave, o uso de imunossupressor está indicado, já que reduz ou suprime a resposta imunológica.

Quando o paciente com artrite, serosite e lesões cutâneas não responde ao tratamento anterior, indica-se o uso de corticoide em baixas doses. O uso deste medicamento como terapia de pulso é indicada em pacientes com envolvimento neurológico, trombocitopenia e doença renal aguda. Esta forma de tratamento é utilizada para aumentar a sobrevida, enquanto outras formas de abordagem são estabelecidas.

Tratamento Fisioterapêutico

A fisioterapia tem um papel fundamental, uma vez que pode manter a habilidade para as atividades funcionais pela manutenção ou melhora das funções cardiorrespiratória, muscular e de flexibilidade.

Um tratamento fisioterapêutico eficaz pode reduzir inflamações, manter as funções do corpo íntegras e minimizar sintomas.

O tratamento é individualizado, focalizando os principais acometimentos e déficits funcionais do paciente, buscando a independência funcional.

AVALIAÇÃO FISIOTERAPÊUTICA

A avaliação fisioterapêutica deve basear-se não somente nos dados objetivos e subjetivos coletados, mas também em vários outros aspectos relevantes quando se trata de um portador de lúpus, como a postura do paciente e da família frente à doença, seu conhecimento sobre ela e os sinais psicológicos apresentados.

Dados Pessoais

Os dados pessoais são de extrema importância para a definição do quadro e possível prognóstico funcional, visto que as doenças reumáticas acometem especialmente algumas faixas etárias e grupos específicos.

O registro do nome do cuidador e do médico responsável é de extrema valia, uma vez que o tratamento se dará em todas as esferas: família, médico e reabilitador. Como paciente com LES tem uma doença com acometimentos múltiplos, o tratamento psicológico deve ser estimulado, já que este paciente deve ser visto como um todo.

Queixa Principal

A queixa principal relatada pelo paciente, na maioria das vezes, está relacionada com fadiga, rigidez matinal e dor. A queixa álgica deve ser detalhadamente investigada, sendo esta um dos princípios de indicações e contraindicações nas condutas.

História da Doença (Atual e Pregressa)

A história da doença deve ser coletada minuciosamente para que se possa entender o quadro atual do paciente. Tratamentos prévios, cirurgias, antecedentes familiares e queixas dolorosas progressivas devem ser destacadas.

Exame Físico

Inspeção

Na inspeção do paciente lúpico, as alterações cutâneas e assimetrias articulares podem ser evidenciadas claramente. A inspeção da marcha deve ser um indicador sobre a forma de abordagem fisioterapêutica.

Palpação

Na palpação, deve-se observar a feição do paciente, que pode estar indicando a presença de dor. É importante que haja a investigação de crepitação articular, indicando artropatia. Alterações de temperatura e sensibilidade devem ser analisadas.

Avaliação da Amplitude de Movimento

A avaliação da amplitude de movimento (ADM) e a força muscular irão nortear o tratamento fisioterapêutico.

A rigidez não deve ser confundida com fraqueza muscular, característica esta presente na maioria dos pacientes com LES. Neste aspecto, é interessante realçar que uma avaliação realizada no período da tarde pode diferenciar-se do período matutino.

Equilíbrio

A análise do equilíbrio estático e dinâmico é de extrema importância para definir as metas de tratamento, além da avaliação postural, associando-a ao acometimento ou não da função respiratória.

Protocolos e Questionários
O uso de questionários específicos é recomendado para a avaliação funcional e de qualidade de vida (ver Capítulo 2), para que os resultados do tratamento possam ser observados quantitativamente.

Medicamentos
O uso de medicamentos, horário e dose são importantes na verificação do estado físico e psicológico do paciente. A abordagem deve ser embasada e adaptada aos horários em que o medicamento está cobrindo a função desejada.

Exames complementares
Os exames complementares auxiliam na condução do tratamento.

O acompanhamento de raios X de tórax é essencial para nortear a ênfase na fisioterapia respiratória.

A análise da hemoglobina é importante para a indicação ou não de exercícios aeróbios.

METAS DE TRATAMENTO
As metas de tratamento a curto e médio prazos devem ser realistas, dentro do prognóstico funcional traçado para cada indivíduo. Estas devem ser relatadas ao paciente e estar dentro das expectativas do mesmo.

Objetivos de Tratamento
- Manter a habilidade para as atividades funcionais.
- Manter ou aumentar a amplitude de movimento e a força muscular.
- Manter o condicionamento cardiorrespiratório.
- Restaurar o equilíbrio osteomuscular.
- Prevenir osteoporose e fraturas.
- Promover uma boa qualidade de vida.

Tratamento Fisioterapêutico
O tratamento é conduzido conforme as necessidades específicas de cada indivíduo portador de LES.

Conforme a localização da dor, o uso de TENS é uma forma de analgesia interessante.

Podem-se utilizar massoterapia e desativação de *trigger points*, desde que não haja lesões dérmicas na área dolorosa.

O uso de ondas curtas é discutível, devido à alteração de sensibilidade, podendo ocasionar queimaduras:

- O ultrassom é contraindicado na presença de osteoporose, bem como o uso de ultravioleta e infravermelho, pois podem levar a um quadro de exacerbação da doença.
- A crioterapia para analgesia é bastante discutível devido às alterações periféricas vasculares, como fenômeno de Raynaud, podendo lesionar o tecido.

O repouso absoluto é instituído quando houver manifestações agudas e intensas no período de exacerbação do lúpus. Quando o quadro for menos acentuado, o repouso orientado é indicado.

CINESIOTERAPIA

A conduta fisioterapêutica no LES deve enfatizar o ganho de resistência e a força muscular por meio de exercícios aeróbios de baixo impacto.

- Alongamentos ativo-assistidos dos grandes grupos musculares adjacentes às articulações acometidas devem ser enfatizados, de maneira que a amplitude de movimento e a elasticidade sejam preservadas, contribuindo para a atenuação da rigidez matinal (Figs. 7-1 a 7-3).

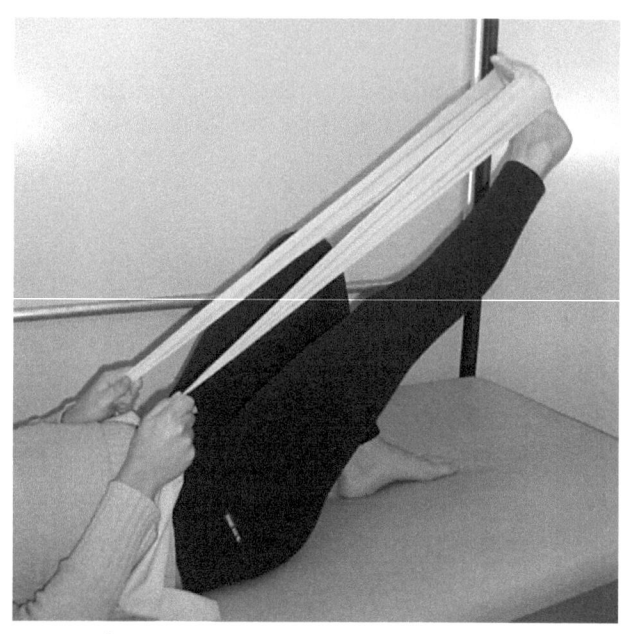

Fig. 7-1. Alongamento de isquiotibiais.

ENFERMIDADES DO TECIDO CONECTIVO 107

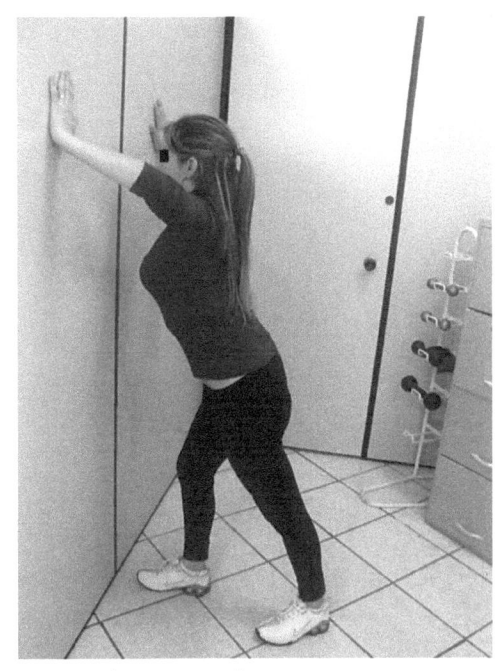

Fig. 7-2. Alongamento de peitorais.

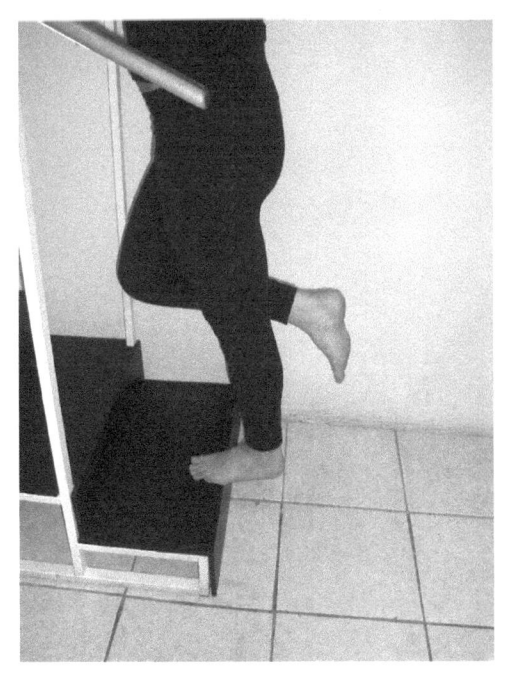

Fig. 7-3. Transferência de peso (equilíbrio).

- Exercícios funcionais, principalmente em cadeia cinética fechada, são utilizados como forma de fortalecimento, pois promovem uma melhora da *performance* do paciente nas atividades de vida diária, elevando sua autoestima (Figs. 7-4 e 7-5).

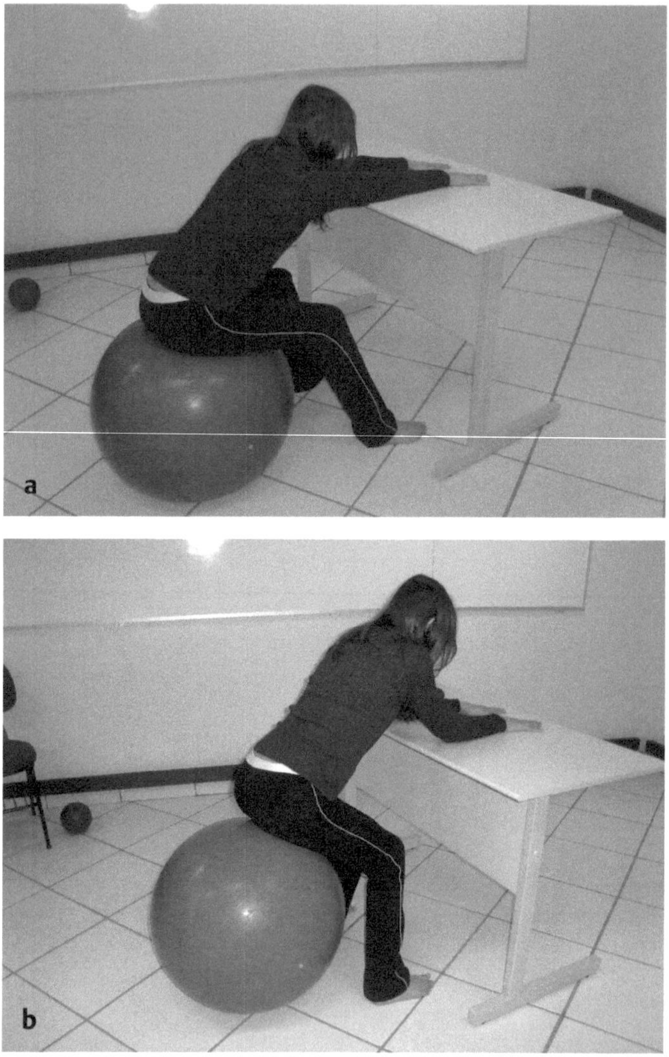

Fig. 7-4. (a,b) Treino funcional – sentado para em pé na bola suíça.

ENFERMIDADES DO TECIDO CONECTIVO   **109**

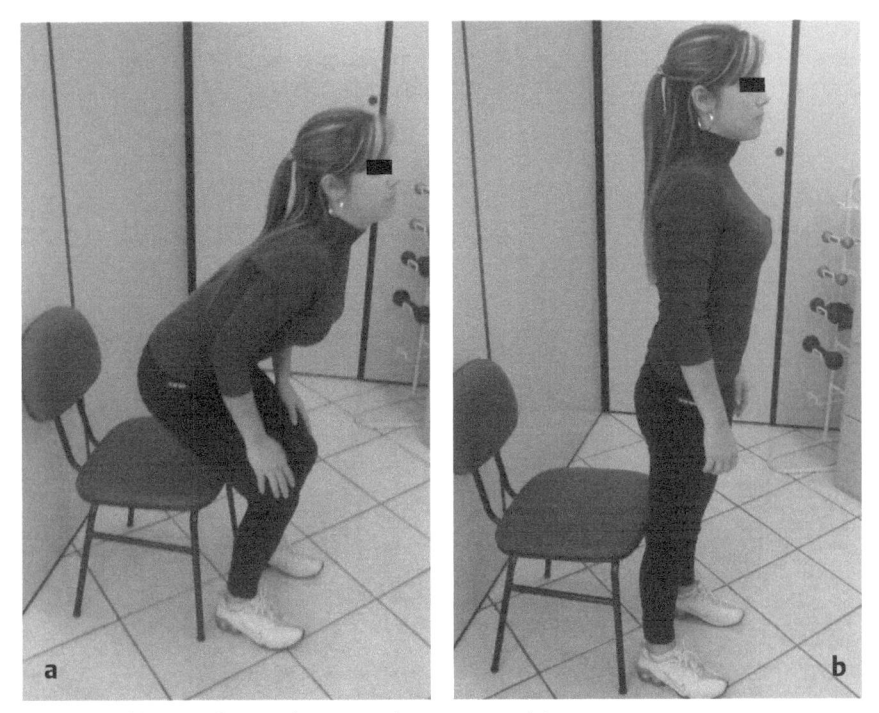

Fig. 7-5. (**a**,**b**) Treino funcional – sentar e levantar na cadeira.

- Exercícios ativos livres podem ser realizados, desde que haja uma preocupação constante com os limites do paciente, devido à possível presença de frouxidão ligamentar.
- Os exercícios em diagonais (FNP) são indicados por recrutarem múltiplos grupos musculares (Fig. 7-6).

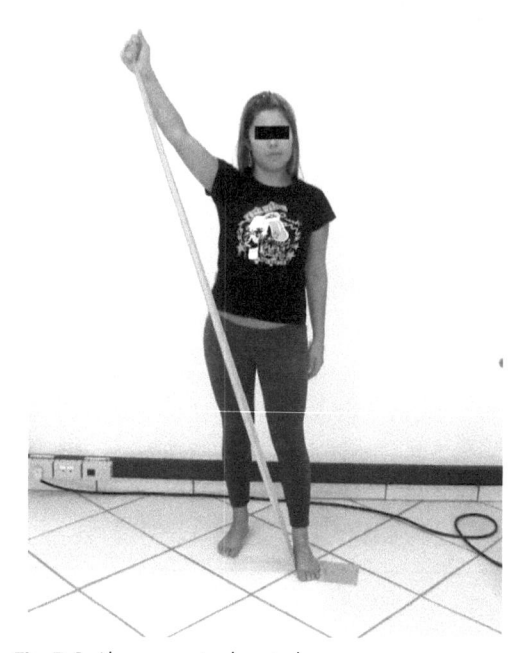

Fig. 7-6. Alongamento de rotadores.

- O treino da capacidade aeróbica pode ser realizado através de exercícios, como bicicleta estacionária com baixa carga e caminhadas ao ar livre, com supervisão e monitoramento da função cardíaca (Figs. 7-7 e 7-8).

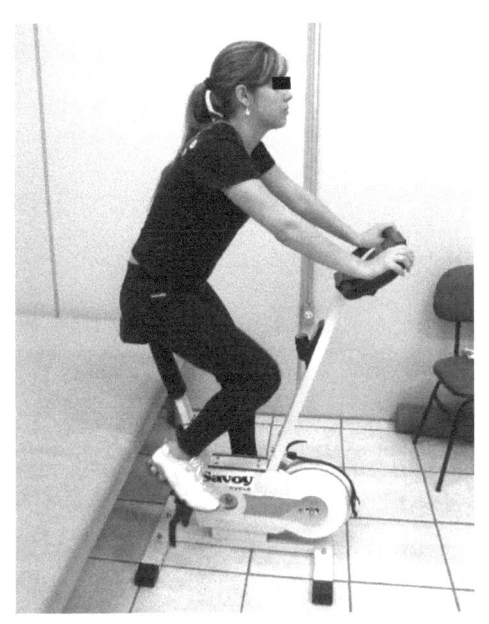

Fig. 7-7. Condicionamento aeróbio (bicicleta ergométrica).

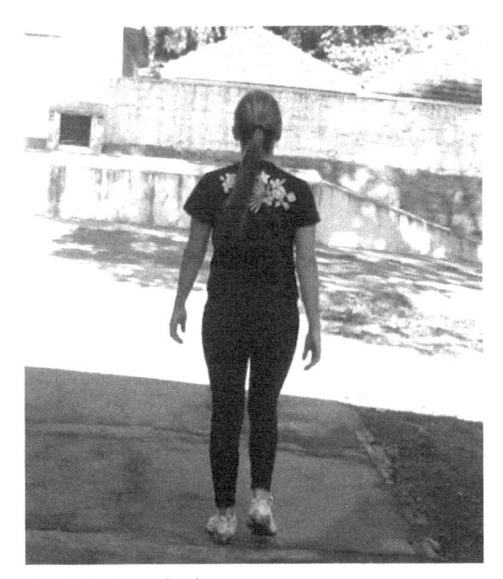

Fig. 7-8. Caminhada.

> **! Importante**
>
> Se o paciente tiver necrose avascular em alguma articulação, somente exercícios isométricos são indicados. Se a hemoglobina estiver menos que 11, exercícios aeróbios devem ser evitados.
> Se houver um padrão restritivo pulmonar com diminuição da capacidade vital (quadro este geralmente característico no lúpus), pode-se fazer uso de exercícios de reexpansão e de incentivadores a volume.
> Os exercícios cinesioterápicos devem ser estimulados conforme o quadro clínico do paciente. Alguns exercícios indicados podem tornar-se uma contraindicação, de acordo com o estágio em que a doença se encontra.

BIBLIOGRAFIA

Appenzeller S, Costallat LTL. Análise de sobrevida global e fatores de risco pata óbito em 509 pacientes com lúpus eritematoso sistêmico (LES). Revista Brasileira de Reumatologia. 2004;44(3):198-205.

Caznoch CJ, et al. Padrão de comprometimento articular em pacientes com lúpus eritematoso sistêmico e sua associação com presença de fator reumatoide e hiperelasticidade. Revista Brasileira de Reumatologia. 2006;46(4):261-265.

Chiarello B, Driusso P, Radl ALM. Manuais de fisioterapia: fisioterapia reumatológica. São Paulo: Manole; 2005.

Costallat LTL, Appenzeller S, Marini R. Evolução e fatores prognósticos do lúpus eritematoso sistêmico em relação com a idade de início. Revista Brasileira de Reumatologia. 2002;42(2):91-98.

Costallat LTL, et al. Causas de óbito em lúpus eritematoso sistêmico. Revista Brasileira de Reumatologia. 1997;37(4):205-209.

David C, Lloyd J. Reumatologia para fisioterapeutas. São Paulo: Premier; 2001.

Frontera WR, Dawson DM, Slovik DM. Exercício físico e reabilitação. Porto Alegre: Artmed; 2001.

Martinez EC, Peroba GA, Silva RR. Análise comparativa de dados clínicos do lúpus eritematoso sistêmico e abordagem fisioterapêutica. Fisioterapia Brasil. 2004;5(2):142-147.

Pereira IA. Atualização em reumatologia: lúpus eritematoso sistêmico. Revista Brasileira de Reumatologia. 2001;41(5):292-298.

Sato E. Reumatologia. São Paulo: Manole; 2004.

Sato EI, et al. Consenso brasileiro para o tratamento do lúpus eritematoso sistêmico (LES). Revista Brasileira de Reumatologia. 2002;42(6):362-370.

Skare TL. Reumatologia: princípios e prática. Rio de Janeiro: Guanabara Koogan; 1999.

West SG. Segredos em reumatologia. São Paulo: Artmed; 2001.

SEÇÃO 7.2
ESCLEROSE SISTÊMICA (ES)

INTRODUÇÃO

A esclerose sistêmica (ES) é uma doença rara, crônica, de caráter autoimune, caracterizada por vasculopatia disseminada, fenômeno de Raynaud e fibroses vascular e tecidual, particularmente de pele, rins, trato digestivo e pulmões.

Trata-se de uma afecção intimamente ligada ao gênero feminino, acometendo esta população três vezes mais que os homens. Esta proporção aumenta no período fértil feminino, chegando a 15:1. Sua incidência anual é de 4 a 19 indivíduos por 1 milhão de habitantes.

A sobrevida média da esclerose sistêmica é de 5 anos em 70-80% dos casos, e 10 anos em 40-50%. Os fatores de mau prognóstico incluem sexo masculino, cor negra, idade superior a 65 anos, acometimento renal e acometimento cutâneo difuso.

Estima-se que, em média, um clínico geral detecte um caso de ES em toda a sua carreira.

CARACTERÍSTICAS CLÍNICAS

O quadro clínico inicial é variável:

- A esclerose sistêmica de forma limitada costuma apresentar comprometimento cutâneo somente das extremidades, com acometimento lento, pouca frequência de contraturas articulares, calcinose presente e manifestações viscerais tardias.
- Estes pacientes, geralmente, cursam vários anos somente com fenômeno de Raynaud e, em estágios mais avançados (acima de 10 anos), passam a apresentar comprometimento de órgãos.
- Estes pacientes apresentam algumas características traduzidas pela síndrome CREST:
  - C – Calcinose.
  - R – Fenômeno de Raynaud.
  - E – Dismotilidade esofágica.
  - S – Esclerodactilia.
  - T – Telangiectasias.

A forma difusa da ES desenvolve-se com envolvimento cutâneo generalizado, que afeta tronco, membros e face, tendendo a progredir rapidamente, além de crepitação tendínea, contraturas articulares, acometimento precoce de vísceras, como crise renal, fibrose pulmonar e miocardioesclerose.

Cutâneas

O escleroderma é a característica principal da esclerose sistêmica, ocorrendo em 90% a 95% dos pacientes. Parece estar relacionado com uma produção anormal de fibroblastos de colágeno tipo I.

Há a obstrução de folículos pilosos e glândulas sebáceas, deixando a pele com aspecto de "casca de laranja". Há também a presença de telangiectasias.

O paciente passa a ter microstomia (boca contraída e sem motilidade), nariz pontiagudo e olhos fixos, devido à perda de tecido adiposo da região. Com o tempo, as expressões faciais podem tornar-se estáticas.

Pode ocorrer esclerodactilia: os corpos adiposos dos dedos desaparecem, deixando-os endurecidos e afinados. Concomitantemente, há semiflexão dos dedos com extensão das metacarpofalangianas e punho em posição intermediária; a mão passa a ter um aspecto "em garra".

Vasculares

A manifestação inicial da ES é o fenômeno de Raynaud, que é um fenômeno vasomotor que ocorre nas extremidades, especialmente nos dedos das mãos, dos pés, nas orelhas, no nariz e nos lábios, com cianose, palidez e eritema. Formigamento ou anestesia podem estar associados. É apresentado por 95% dos pacientes.

Musculoesqueléticas

Mialgias e poliartralgias são sintomas presentes nos estágios iniciais da doença. Ocorrem contraturas devido às alterações escleróticas de pele e tendões, associadas à perda de elasticidade da pele e estruturas adjacentes aos músculos.

Pode haver sinovite, levando à fraqueza proximal, que por sua vez pode acarretar atrofia por desuso.

Gastrointestinais

Mais de 75% dos pacientes apresentam dismotilidade esofágica, devido a uma disfunção neural que pode ser ocasionada por alterações arteriolares dos vasos dos nervos. Pode ocorrer então atrofia da musculatura lisa e posteriormente sua fibrose. Este quadro acarreta má absorção de nutrientes, causando anormalidades eletrolíticas.

Há diminuição da peristalse dos intestinos grosso e delgado, que resulta em dilatação e estase. O paciente pode queixar-se de dor e distensão abdominal.

Renais

Podem ocorrer em 15-45% dos pacientes com ES. O pior prognóstico da doença correlaciona-se com o nível de comprometimento renal.

A crise renal esclerodérmica (presente em 10% dos pacientes) é traduzida pela presença de proteinúria intermitente, hipertensão maligna, insuficiência renal progressiva e hiper-reninemia.

As crises renais ocorrem com mais frequência em períodos frios do ano, levantando a hipótese de que ocorra um fenômeno vasoespástico renal ligado à temperatura, análogo ao fenômeno de Raynaud.

Cardíacas

Alterações cardíacas significativas não são comumente encontradas na ES. Podem ocorrer alterações de ritmo, como bloqueios atrioventriculares e extrassístoles, além de pericardite.

CRITÉRIOS DE DIAGNÓSTICO

A partir de um estudo multicêntrico realizado em 1980, o Colégio Americano de Reumatologia propôs os critérios diagnósticos da ES:

- *Critério maior:* esclerodermia proximal (as metacarpofalangianas).
- *Critérios menores:* fibroses nas bases pulmonares, esclerodactilia e ulcerações de polpas digitais e reabsorção de falanges distais.

O diagnóstico é confirmado se o paciente apresentar o critério maior ou pelo menos dois dos critérios menores. Estes critérios mostraram sensibilidade de 97% e especificidade de 98%.

Além destes critérios, a capilaroscopia periungueal e pesquisa de anticorpos antinúcleo e antinucléolo são úteis na avaliação e no diagnóstico da doença. Os dois exames encontram-se alterados em 90% a 95% dos pacientes com ES, permitindo o seu diagnóstico.

FORMAS DE TRATAMENTO

Tratamento Medicamentoso

- Com eficácia ainda controversa, a D-penicilamina é utilizada por sua ação antifibrótica, agindo nas fibras de colágeno.
- Corticosteroides são de escolha útil para serosite, artrite e fase cutânea edematosa.
- Drogas imunossupressoras, como a ciclofosfamida, são preconizadas para a pneumonite intersticial progressiva.
- Bloqueadores dos canais de cálcio e inibidores da angiotensina são recomendados para o tratamento do fenômeno de Raynaud.
- Inibidores da ECA são utilizados na crise renal aterosclerótica, sendo necessária a hospitalização do paciente.
- Para a hipertensão pulmonar, drogas antagonistas do receptor da endotelina são administradas.
- Quanto às alterações gastrointestinais, inibidores da bomba de próton e inibidores H2 são recomendados para a esofagite de refluxo, além de medidas simples, como evitar refeições antes de deitar-se e elevar a cabeceira da cama.

Tratamento Fisioterapêutico

A fisioterapia visa a uma melhor qualidade de vida para os pacientes com esclerose sistêmica, uma vez que não possui cura. A manutenção das funções necessárias para a realização das atividades simples do dia a dia é o foco do tratamento, além de amenizar os sintomas apresentados.

AVALIAÇÃO FISIOTERAPÊUTICA

O paciente com esclerose sistêmica possui algumas características específicas que serão de extrema importância no exame do mesmo. Os pontos diferenciais são:

- História da doença e surgimento dos sintomas.
- Exame físico: avaliar a mobilidade do paciente é o ponto-chave a ser analisado, em especial a amplitude de movimento da face e das mãos, os encurtamentos musculares, as atrofias, as deformidades, o movimento de preensão palmar e a marcha. Além disso, a função respiratória deve ser observada, a fim de identificar o grau de comprometimento da função pulmonar.

É importante que se realize uma avaliação funcional do paciente por meio de questionários específicos, para que os problemas e as dificuldades cotidianas possam ser identificados e para fins de análise da evolução do tratamento.

OBJETIVOS DE TRATAMENTO

- Manter a função respiratória.
- Manter ou aumentar a força muscular.
- Proporcionar o aumento ou a manutenção da amplitude de movimento das articulações e a mobilidade cutânea.
- Treinar o equilíbrio, a propriocepção e a marcha.
- Prevenir contraturas articulares.
- Prevenir o aparecimento do fenômeno de Raynaud.
- Promover uma melhor capacidade funcional e qualidade de vida possível ao paciente.

CONDUTA FISIOTERAPÊUTICA

A abordagem fisioterapêutica deve ser voltada à restauração e/ou manutenção da funcionalidade do paciente, e não buscar o ganho das funções máximas, como a amplitude de movimento total das articulações, visto que, como se trata de uma doença progressiva, existe uma tendência de que não se consiga estabilizar a evolução dos sintomas.

Calor Superficial

O uso de calor superficial é o indicado precursor aos outros recursos, uma vez que promove o incremento da vascularização local, a redução do espasmo muscular, o alívio da dor e o relaxamento, sendo um adjuvante ao alongamento.

Crioterapia

A crioterapia e o turbilhão frio são contraindicados nestes pacientes, por exacerbarem o quadro do fenômeno de Raynaud.

Laser

O uso do *laser* de pulso ou argônio é indicado no tratamento das úlceras, para auxiliar no processo cicatricial.

Massoterapia

A massoterapia mostra ter bons resultados quando associada ao calor superficial, auxiliando no alívio da dor, no espasmo e no relaxamento muscular.

Cinesioterapia
Alongamento

O alongamento das estruturas retraídas é de extrema valia para a manutenção e/ou ganho de amplitude de movimento. Pode ser realizado de forma estática ou por meio de padrões em diagonal.

Independente da maneira em que for realizado, sabe-se que o ganho na flexibilidade conseguido pode ser conservado até 4 semanas após o alongamento (Figs. 7-9 a 7-19).

A perda da flexibilidade da musculatura facial é um problema potencial para os pacientes, interferindo em suas atividades cotidianas e autoestima; os exercícios de mobilidade facial são de caráter imprescindível na reabilitação.

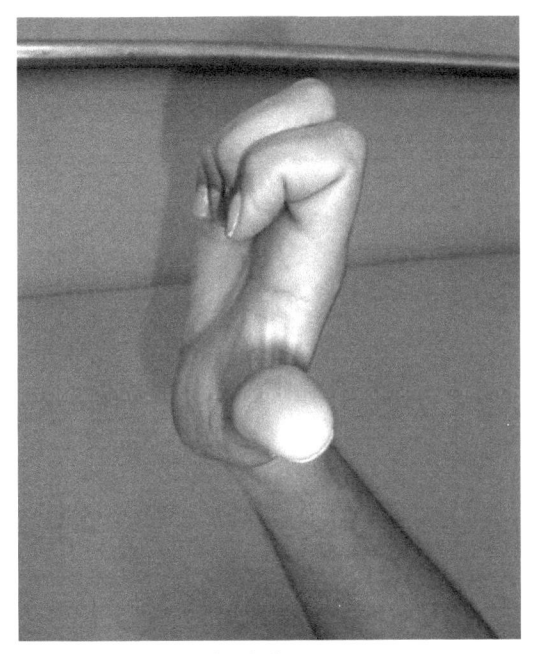

Fig. 7-9. Mobilidade dos dedos.

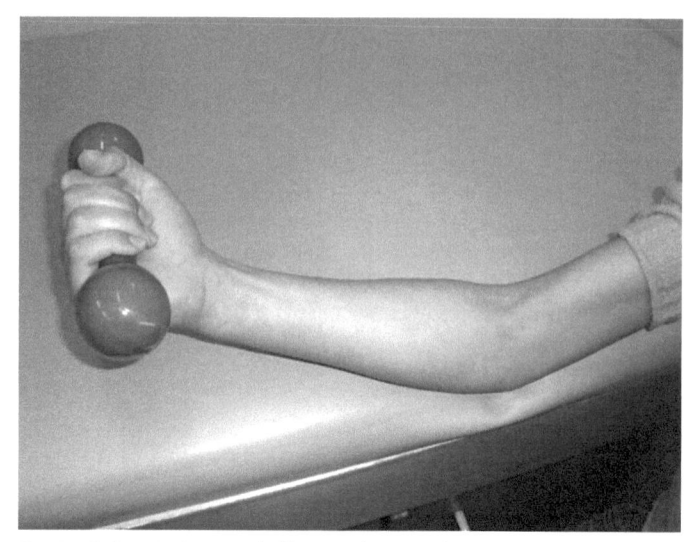

Fig. 7-10. Fortalecimento de flexores de cotovelo.

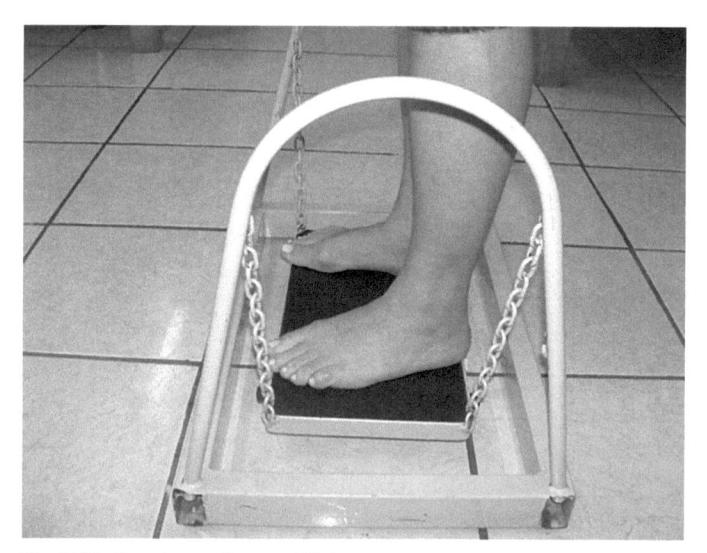

Fig. 7-11. Propriocepção e equilíbrio.

ENFERMIDADES DO TECIDO CONECTIVO 119

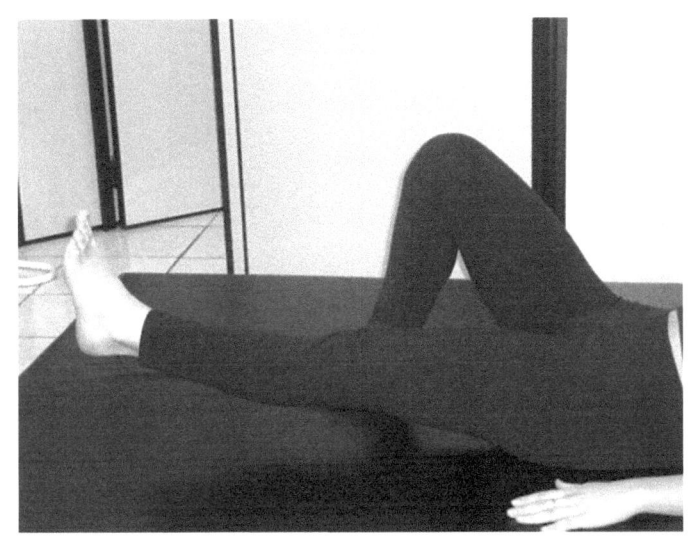

Fig. 7-12. Alongamento de isquiotibiais.

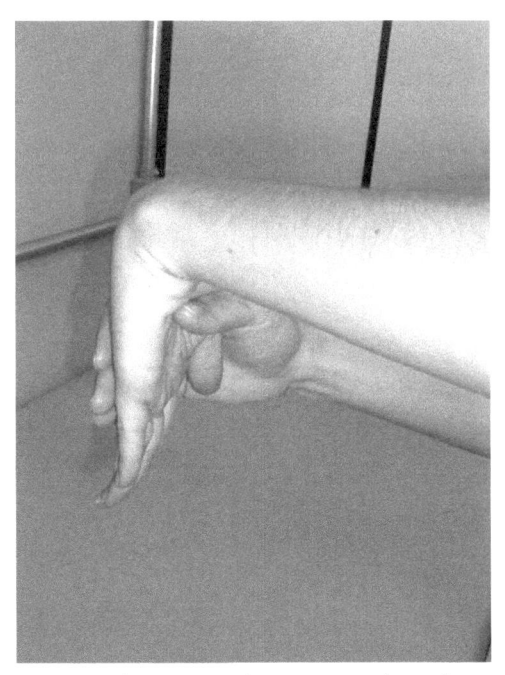

Fig. 7-13. Alongamento dos extensores do punho.

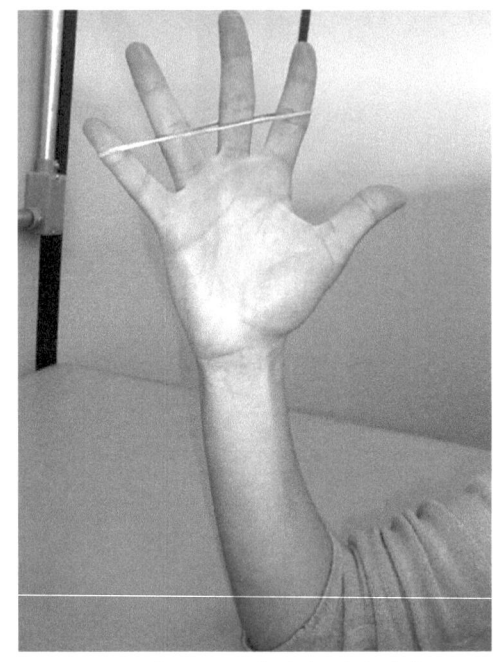

Fig. 7-14. Fortalecimento de dedos (adução).

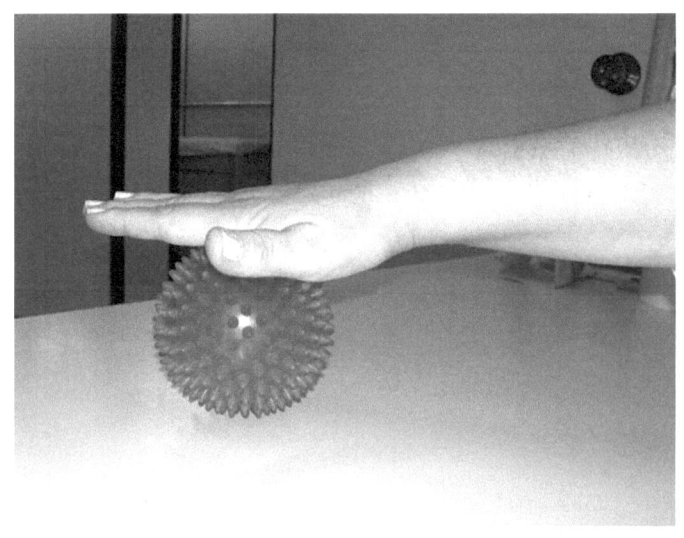

Fig. 7-15. Propriocepção e sensibilidade.

ENFERMIDADES DO TECIDO CONECTIVO 121

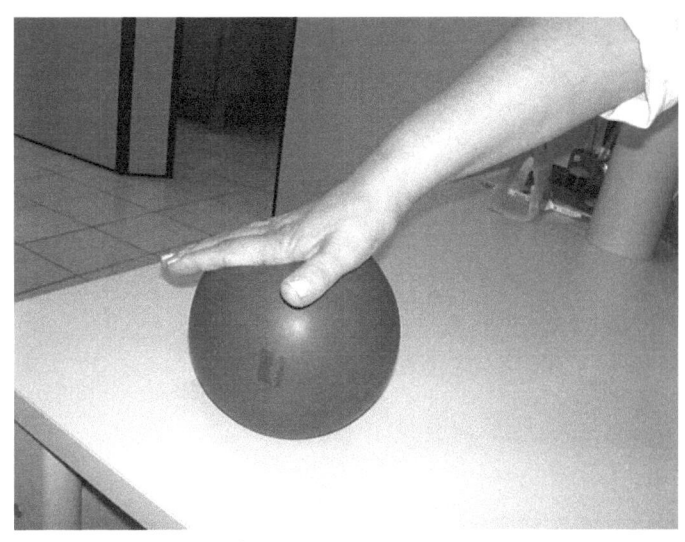

Fig. 7-16. Transferência de peso.

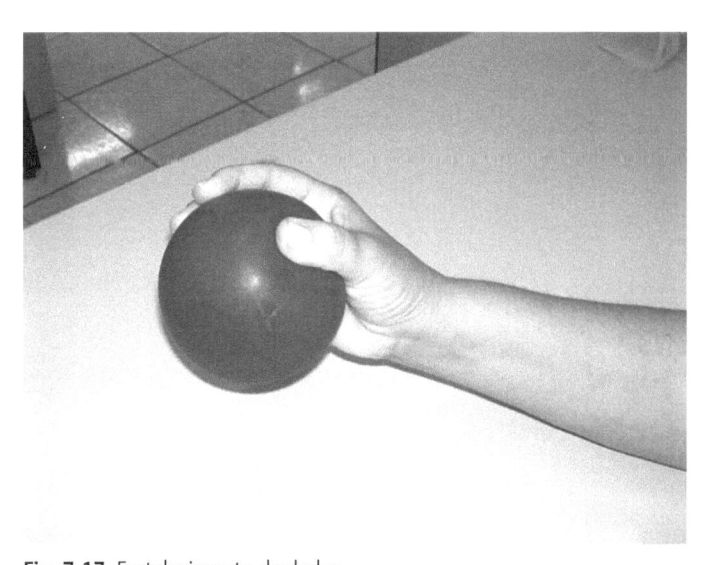

Fig. 7-17. Fortalecimento de dedos.

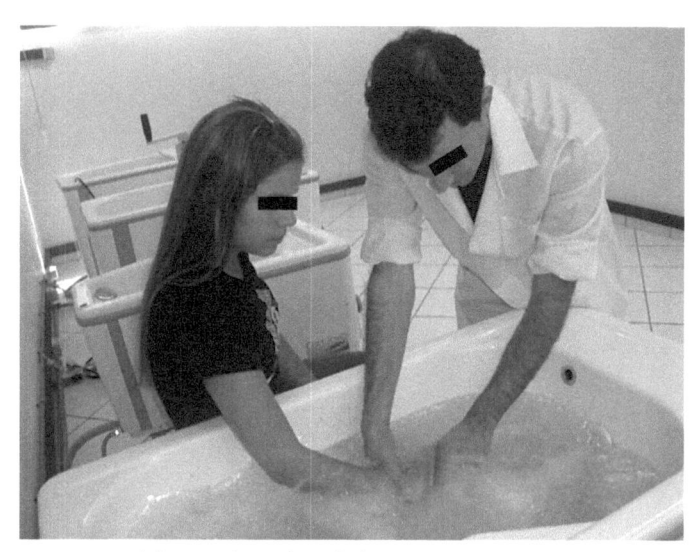

Fig. 7-18. Mobilização de punho e dedos.

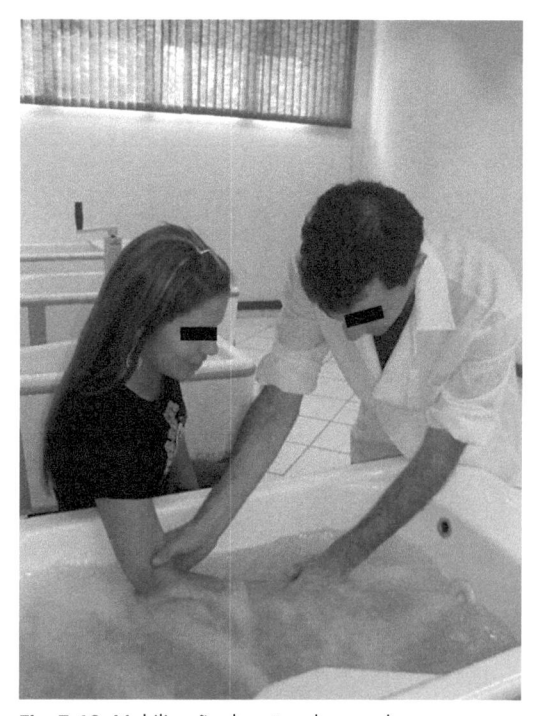

Fig. 7-19. Mobilização de cotovelo e punho.

Mobilização Articular

As mobilizações articulares de Maitland promovem uma maior ADM em todas as direções, um volume aumentado da cápsula articular e uma função aprimorada para a articulação, por isso são indicadas, especialmente, quando realizadas nas pequenas articulações.

Exercícios Aeróbios

Exercícios devem ser prioritariamente aeróbios e de baixo impacto, como caminhadas e uso de bicicleta estacionária (Fig. 7-20).

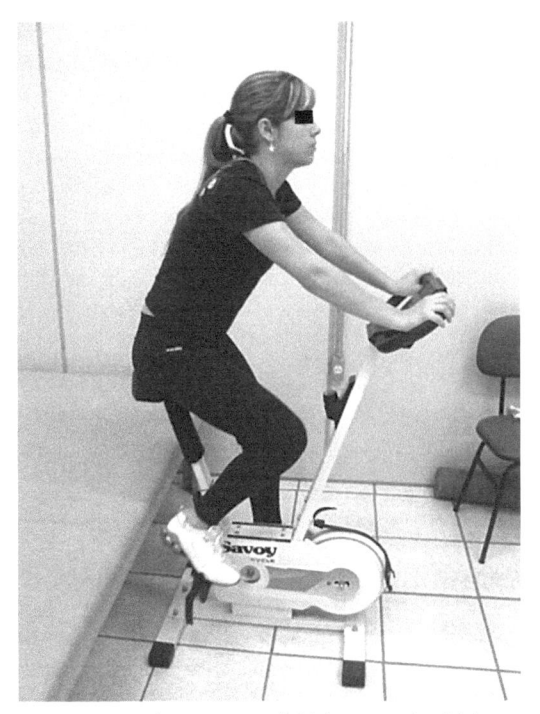

Fig. 7-20. Condicionamento (bicicleta estacionária).

Treino Funcional

Exercícios funcionais, como treino para escovar os dentes (enfatizando o fechamento da boca) são altamente recomendados: exercícios de mobilidade da face, movimentos oculares.

Exercícios Respiratórios

Exercícios respiratórios, para a mobilização do gradil costal e do diafragma, devem constar no protocolo reabilitativo, por promoverem uma melhora da troca gasosa e promoverem higiene brônquica, além de otimizarem o funcionamento pulmonar no caso de fibrose pulmonar precoce.

HIDROCINESIOTERAPIA

A hidrocinesioterapia possui diversos benefícios no tratamento de pacientes com esclerose sistêmica, como o calor, que promove um efeito benéfico, interferindo para o bem-estar do paciente. Os exercícios para aprimorar a amplitude de movimento e a mobilidade são facilmente executados na água; devem ser realizados com baixo impacto articular, auxiliando no condicionamento cardiorrespiratório.

A flutuabilidade é usada como adjuvante para o alongamento e o ganho de amplitude de movimento. Atividades lúdicas podem ser realizadas, objetivando ganhos em movimentos primários, como, por exemplo, treinar deslocamento lateral de uma borda a outra da piscina com passadas largas, para ganho de abdução do quadril, ao mesmo tempo em que há o treino de equilíbrio e proprioceptivo.

Exercícios para o incremento de força são facilmente realizados em imersão, já que há resistência aos movimentos em todas as direções em que forem realizados, pela viscosidade da água. É importante salientar que se deve ter precaução no treino de força, pois essa propriedade da água pode gerar fadiga rapidamente. É preferível que se erre pelo lado conservador do que se superestime a quantidade de exercício prescrito ao paciente, gerando dores e/ou lesões pela sobrecarga imposta.

Deve-se ter cuidado quanto à profundidade de imersão, uma vez que a expansão pulmonar pode tornar-se limitada (há diminuição da capacidade vital) quando o corpo estiver submerso até os ombros, por exemplo.

Além disso, o paciente deve estar bem protegido do frio antes e após a entrada na água, para que não haja exacerbação do fenômeno de Raynaud.

BIBLIOGRAFIA

Azevedo ABC, et al. Avaliação da prevalência de hipertensão pulmonar na esclerose sistêmica. Revista Brasileira de Reumatologia. 2004;44(1):31-39.

Chiarello B, Driusso P, Radl ALM. Manuais de fisioterapia: fisioterapia reumatológica. São Paulo: Manole; 2005.

Cichoski LA, et al. Evolução para remissão clínica completa em esclerose sistêmica. Revista Brasileira de Reumatologia. 2004;44(5):329-332.

David C, Lloyd J. Reumatologia para fisioterapeutas. São Paulo: Premier; 2001.

Eloi JC, et al. Fibrose pulmonar na esclerose sistêmica progressiva: frequência e associações clínicas. Revista Brasileira de Reumatologia. 1999;39(2):75-80.

Freire EAM, Ciconelli RM, Sampaio-Barros PD. Análise dos critérios diagnósticos, de classificação, atividade e gravidade de doença na esclerose sistêmica. Revista Brasileira de Reumatologia. 2004;44(1):40-45.

Frontera WR, Dawson DM, Slovik DM. Exercício físico e reabilitação. Porto Alegre: Artmed; 2001.

Hall CM, Brody LT. Exercício terapêutico na busca da função. 2. ed. Rio de Janeiro: Guanabara Koogan; 2007.

Jezler SFO, et al. Comprometimento do interstício pulmonar em portadores de esclerose sistêmica progressiva: estudo de uma série de 58 casos. Jornal Brasileiro de Pneumologia. 2005;31(4):300-306.

Sampaio-Barros PD, et al. Alterações hematológicas na esclerose sistêmica. Revista Brasileira de Reumatologia. 2000;40(3):123-127.

Sampaio-Barros PD, Samara AM, Neto JFM. Estudo sobre as diferentes formas clínicas e escores cutâneos na esclerose sistêmica. Revista Brasileira de Reumatologia. 2004;44(1):1-8.

Sato E. Reumatologia. São Paulo: Manole; 2004.

Skare TL. Reumatologia: princípios e prática. Rio de Janeiro: Guanabara Koogan. 1999.

Souza EJRE, Neiva CMP. Esclerose sistêmica: envolvimento pulmonar, fenômeno de Raynaud e úlceras digitais. Revista Brasileira de Reumatologia. 2007;47(1):57-60.

Souza RB, et al. Avaliação dos fatores reprodutivos em 117 pacientes com esclerose sistêmica forma limitada e 72 pacientes com artrite reumatoide. Revista Brasileira de Reumatologia. 2005;45(3):114-118.

West SG. Segredos em reumatologia. Porto Alegre: Artmed. 2001.

SEÇÃO 7.3

DERMATOPOLIMIOSITE

INTRODUÇÃO

É um distúrbio idiopático raro, com componente muscular inflamatório não supurativo. Acomete especialmente os músculos estriados proximais, podendo também haver o comprometimento de coração, pulmões, vasos sanguíneos e trato gastrointestinal.

ETIOLOGIA

A etiologia desta afecção ainda é desconhecida, porém há achados que mostram uma alta correlação da doença com a ativação de linfócitos T-citotóxico autorreativo e mirmécia molecular. Adicionalmente, os pacientes acometidos apresentam um elevado número de anticorpos a autoantígenos, como componentes da membrana celular e das proteínas nucleares.

INCIDÊNCIA

Tem incidência anual de 2 a 10 casos por 1 milhão de habitantes. As mulheres são mais acometidas pela doença que os homens, com uma relação de 2-3:1. A distribuição da doença é universal, contudo há uma predileção pela raça negra.

O início da doença dá-se frequentemente na infância e na idade adulta, com raras exceções na adolescência.

Os pacientes com diagnóstico de dermatopolimiosite associada a outra doença do tecido conjuntivo têm uma sobrevida média de 5 anos, em 85% dos casos. Uma expectativa de vida limitada é observada naqueles com neoplasia associada. Na ausência desta, quando o tratamento é instituído, uma sobrevida maior que 5 anos é esperada em torno de 95% dos pacientes.

PROGNÓSTICO

O prognóstico da doença é melhor no seu acometimento infantil quando comparado com sua forma na idade adulta.

CARACTERÍSTICAS CLÍNICAS

A patologia tem caráter insidioso, com início rápido, com progressão ao longo de semanas ou meses. O seu curso é progressivo, podendo ocorrer períodos de remissão e exacerbação espontânea quando houver cronicidade do quadro.

Comprometimento Cutâneo

Em cerca de 30% dos casos, há o aparecimento do fenômeno de Raynaud na fase primária da doença. O paciente apresentará exantemas eritematosos na região das pálpebras, fronte, região malar e sulco nasolabial. O sinal do V (exantema eritematoso sobre pescoço e tórax anterior), lesão clássica da dermatopolimiosite, pode estar presente, além de lesões nas regiões interfalangianas dos dedos (pápulas de Gottron).

O paciente poderá apresentar as chamadas "mãos de mecânico", que se caracterizam por rachaduras na pele das mãos e dos dedos; pode também ser observado o sinal do manto, que é um exantema eritematoso sobre a região de braços e ombros.

A calcinose (de pele, fáscia e músculos) pode fazer parte do quadro clínico em um estágio tardio da doença, estando presente com mais frequência em jovens.

Comprometimento Muscular

Há fraqueza muscular simétrica proximal e insidiosa, podendo evoluir ao longo de meses ou anos. A musculatura dos membros superiores e inferiores é mais frequentemente acometida, em torno de 90% dos casos. Pode haver ainda o comprometimento da musculatura respiratória, bulbar, facial e respiratória.

A fraqueza dos músculos faríngeos ou da porção proximal do esôfago pode resultar em dificuldades na deglutição ou em regurgitação, naqueles pacientes graves.

A fraqueza muscular em 50% dos casos é acompanhada de dor e alteração de sensibilidade.

Comprometimento Extracutâneo e Extramuscular

Há a evolução silenciosa de pneumonite intersticial em alguns pacientes, podendo levar à insuficiência respiratória, sendo este um fator para mau prognóstico da doença.

Pode haver manifestações cardíacas, pela presença de alterações da musculatura do miocárdio, ocasionando miocardites, bloqueios de condução e arritmias.

Em 10-30% dos pacientes há dismotilidade esofágica, e a vasculite pode levar à perfuração intestinal.

A associação entre dermatopolimiosite e neoplasias é observada em cerca de 10-15% dos pacientes adultos. Os tumores com maior incidência são, entre outros, de mama, ovário, pulmões, estômago, pâncreas, linfoma e linfoma de Hodgkin.

Sintomas como astenia, fadiga, febre baixa e perda de peso são comumente encontrados nesses pacientes.

CRITÉRIOS DE DIAGNÓSTICO

O diagnóstico da dermatopolimiosite é feito de maneira clínica e laboratorial, uma vez que o quadro das miosites é amplo e com diferentes abordagens de tratamento.

Para que a doença possa ser diagnosticada, analisam-se:

- Manifestações cutâneas típicas da doença.
- Biopsia muscular mostrando achado inflamatório perivascular e endomisial associado a necrose e regeneração da fibra muscular.
- Creatinocinase (CK) elevada, além da presença de marcadores como TGO, TGP, DHL, mioglobulina, aldolase e mioglobinúria.
- Na eletromiografia, presença de potencial de ação motora polifásico de baixa amplitude e curta duração, além de fibrilação espontânea.
- Fraqueza muscular, principalmente da cintura escapular, pélvica e flexores do pescoço.

FORMAS DE TRATAMENTO
Tratamento Medicamentoso
Inicialmente, a investigação por neoplasias é instituída por meio de exames laboratoriais, como cintilografia de abdome e tórax, ultrassom de mama e pelve, mamografia, colonoscopia, dentre outros.

Em mais de 70% dos pacientes, o uso de corticosteroides é bem aceito, tornando este, portanto, o tratamento de primeira escolha na dermatopolimiosite. O uso de prednisona é recomendado, uma vez que possui uma ação supressora contra a inflamação.

Quando houver a resposta inadequada ao primeiro tratamento, há a indicação do uso de drogas imunossupressoras, o que pode levar a uma ação satisfatória.

Tratamento Fisioterapêutico
O tratamento reabilitativo consiste na manutenção ou na restauração da mobilidade articular e da postura, evitar contratura e facilitar atividades funcionais com o uso de dispositivos de assistência, na medida em que forem requeridos pelo grau de fraqueza muscular.

Exercícios de Fortalecimento
Os pacientes são encorajados a aumentar suas atividades junto com seu aumento de força até que as enzimas estejam estabilizadas ou retornem ao normal, ocasião na qual os exercícios resistidos podem ser empregados como um esforço para obter a força muscular máxima.

Avaliação Fisioterapêutica
A avaliação do paciente com dermatopolimiosite deve ser detalhada e centrada na queixa principal do paciente e em suas expectativas quanto à eficácia do tratamento a ser empregado.

Alguns pontos devem ser analisados prioritariamente.

Exame Físico
Na aferição dos sinais vitais, as funções cardíaca e respiratória devem ser cautelosamente verificadas, sendo um dos pontos-chave para uma abordagem precisa.

Inspeção
Na inspeção, a hipotrofia e/ou atrofia muscular devem ser observadas, em especial as musculaturas da cintura escapular e pélvica, dos membros inferiores e flexores do pescoço, além da respiratória.

Palpação
Quando na palpação, a busca de áreas de calcinose é priorizada; também áreas com alteração de temperatura devem ser observadas.

Sensibilidade
Avaliação de sensibilidade, amplitude de movimento, força muscular, perimetria e expansibilidade torácica.

Equilíbrio
Deve ser avaliado tanto o equilíbrio estático, quanto o dinâmico.

Avaliação da Marcha (Quando Possível)
- Caminhada em planos regulares e irregulares.
- Subida e descida de escadas.
- Subida e descida de rampas.
- Posturas antálgicas.
- Utilização de apoios ou meios auxiliares.
- Dissociação de cinturas.

Exames Laboratoriais
Os exames laboratoriais devem ser constantemente analisados, uma vez que o aumento das enzimas séricas pode indicar que as exigências impostas ao paciente estão acima do seu real potencial.

OBJETIVOS FISIOTERAPÊUTICOS
A fisioterapia no tratamento da dermatopolimiosite objetiva, principalmente:

- Prevenção da atrofia muscular, a partir da manutenção ou ganho de força muscular.
- Manutenção da amplitude de movimento das articulações.
- Prevenção de retrações musculares.
- Manutenção da função respiratória.
- Alívio da dor.
- Prevenção de deformidades e compensações de marcha.
- Manutenção do equilíbrio.
- Prevenção de quedas.

CINESIOTERAPIA
É a principal intervenção de tratamento.

Alongamentos
- Pegar o pé com uma mão e puxá-lo em direção às nádegas, na maca, em pé com apoio e em pé sem apoio.
- Com as pernas abduzidas e os pés voltados para a frente, flexionar uma das pernas e manter a outra estendida, com o pé no chão.
- Sentar na maca, com os membros inferiores abduzidos e estendidos, e flexionar o tronco para a frente.
- Sentar na maca, com os membros inferiores estendidos e unidos, e flexionar o tronco anteriormente.
- Deitar na maca, flexionar quadril e joelhos, abraçando as pernas (Fig. 7-21).
- Com os braços estendidos acima da cabeça e as mãos entrelaçadas e a palma da mão virada para o teto, esticar os braços para cima e um pouco para trás.
- Flexionar o ombro e com a mão contrária segurar o cotovelo, empurrando-o para trás da cabeça.

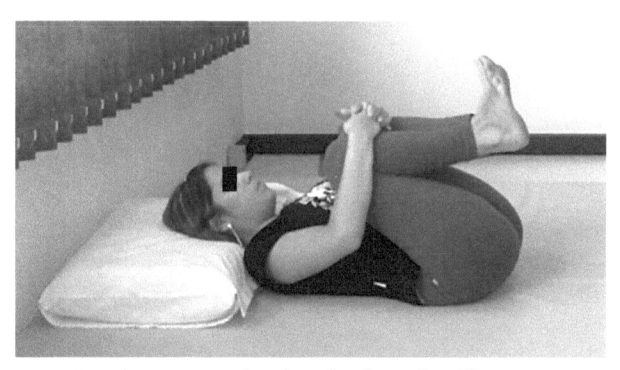

Fig. 7-21. Alongamento da coluna lombar e dos glúteos.

> **! Importante**
>
> Os exercícios de fortalecimento muscular são a base do programa de reabilitação. Eles podem ser realizados nas posições deitado, sentado e em pé. Com o passar do tempo, as resistências e as dificuldades podem ser aumentadas, desde que sejam bem aceitas pelo paciente.

Exemplos de Exercícios de Fortalecimento

- Deitado na maca, exercícios de ponte bi e unipodal.
- Deitado na maca, exercícios com faixa elástica e resistência manual: dorsiflexão, plantiflexão, abdução, adução com o terapeuta segurando a faixa elástica.
- Deitado na maca, com flexão de quadril e joelho, com uma bola entre os joelhos, exercícios de adução (Figs. 7-22 a 7-24).
- Deitado na maca, com os membros inferiores estendidos e um rolo embaixo do joelho, exercícios de contração isométrica de quadríceps (Fig. 7-25).
- Deitado na maca, com flexão de quadril e joelhos, exercícios resistidos manualmente pelo terapeuta de flexão e extensão de quadril.
- Deitado na maca, exercícios abdominais isométricos associados ao controle respiratório (Fig. 7-26).

ENFERMIDADES DO TECIDO CONECTIVO

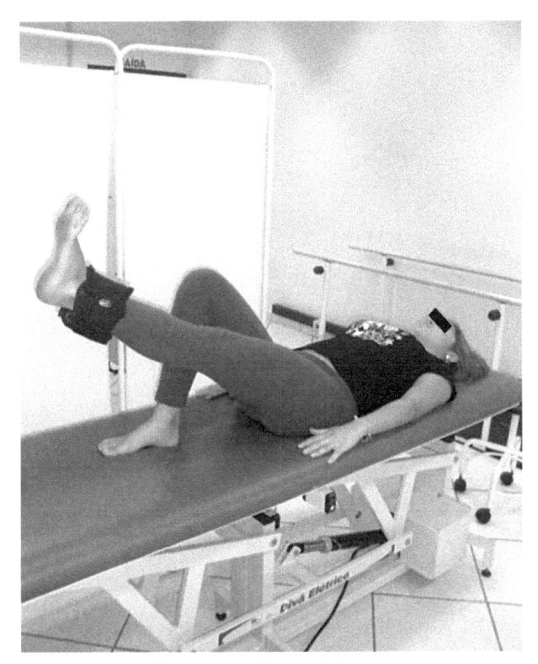

Fig. 7-22. Fortalecimento de quadríceps.

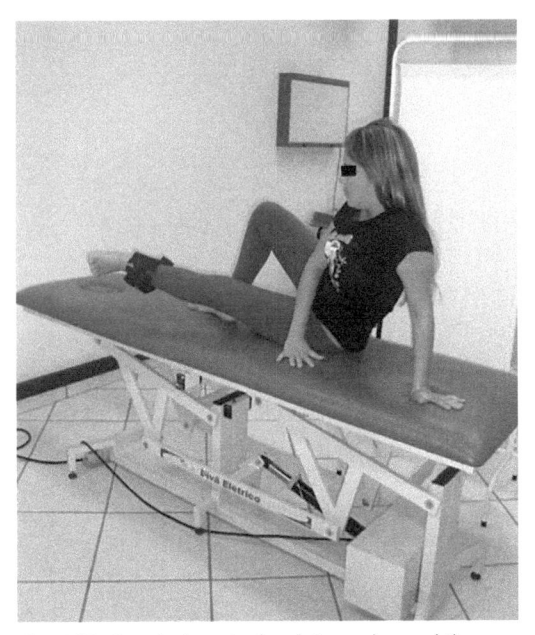

Fig. 7-23. Fortalecimento de adutores do quadril.

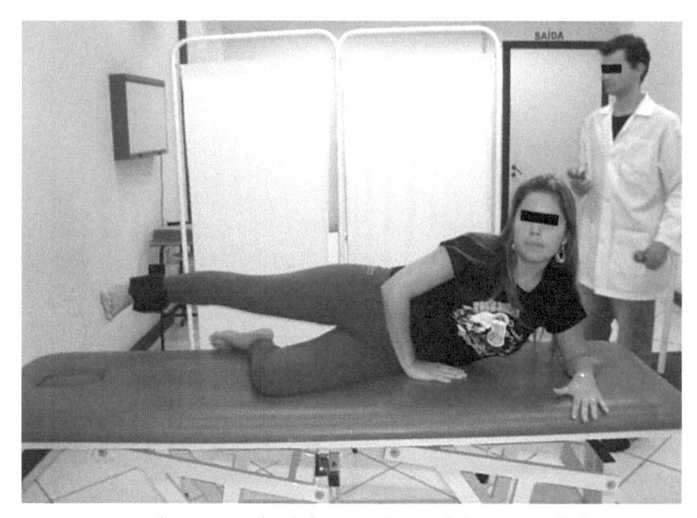

Fig. 7-24. Fortalecimento de abdutores de quadril e tensor da fáscia *lata*.

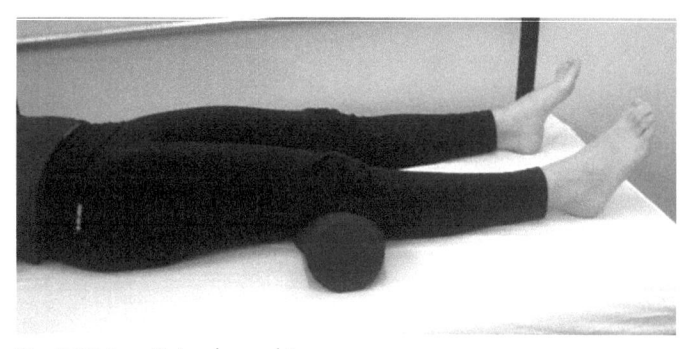

Fig. 7-25. Isométrico de quadríceps.

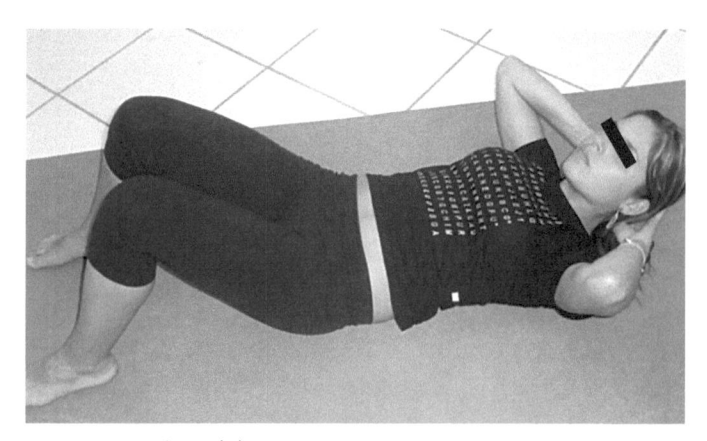

Fig. 7-26. Exercícios abdominais.

Exercícios com o Uso de Bola Suíça

- Paciente sentado ereto sobre a bola, com os dois pés no solo. Os quadris, joelhos e pés ficam flexionados em 90°. Os joelhos e pés ficam separados na largura dos quadris e o apoio de peso sobre a bola é cêntrico. O movimento primário para o paciente é empurrar o chão com os pés (Figs. 7-27 e 7-28).
- Paciente deitado em decúbito dorsal, com os membros inferiores na bola (Fig. 7-29), faz elevação de quadril e contração de glúteo e abdome.
- Passagem da posição sentada para em pé com o apoio do bastão e na bola suíça.
- O paciente deve ser treinado para a facilidade na realização das atividades de vida diária (Fig. 7-30).

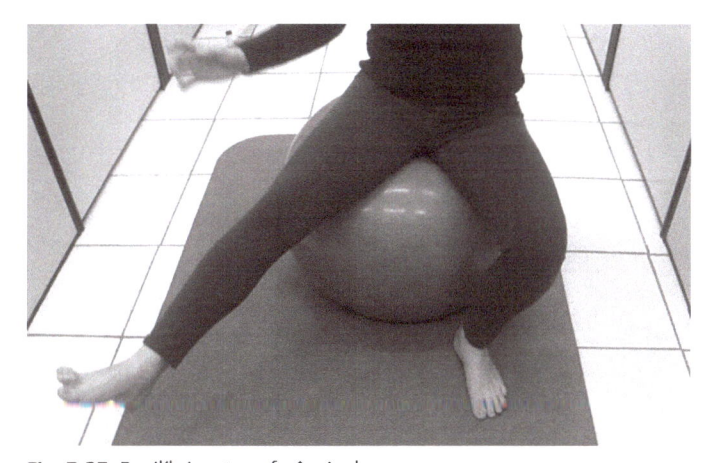

Fig. 7-27. Equilíbrio e transferência de peso.

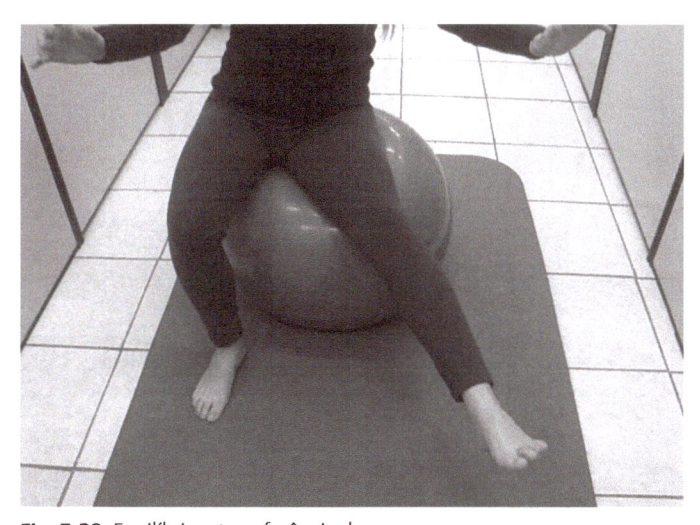

Fig. 7-28. Equilíbrio e transferência de peso.

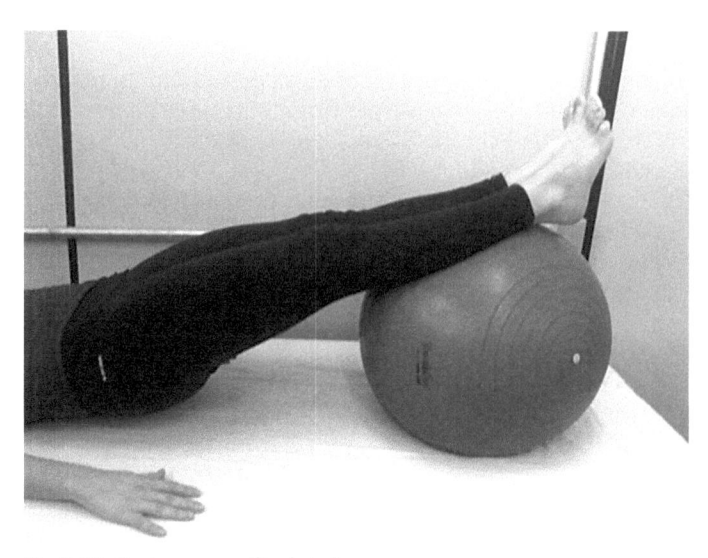

Fig. 7-29. Ponte com auxílio da bola.

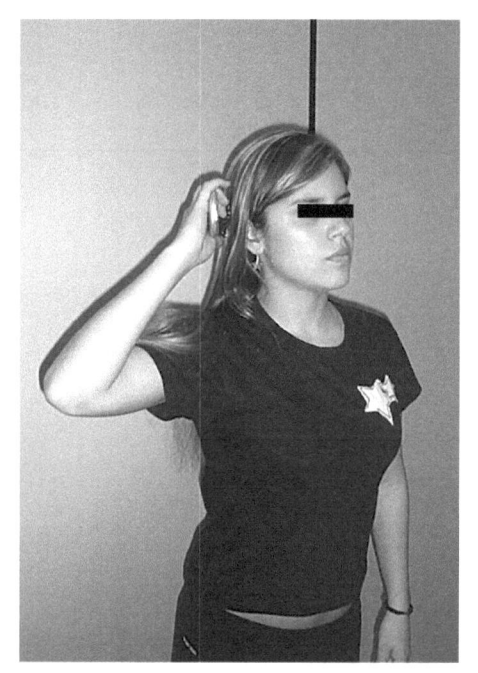

Fig. 7-30. Treino funcional – pentear o cabelo.

ENFERMIDADES DO TECIDO CONECTIVO

> **! Importante**
> Os exercícios de transferência de peso podem ser realizados nas posições deitada, sentada e em pé (Figs. 7-31 e 7-32).

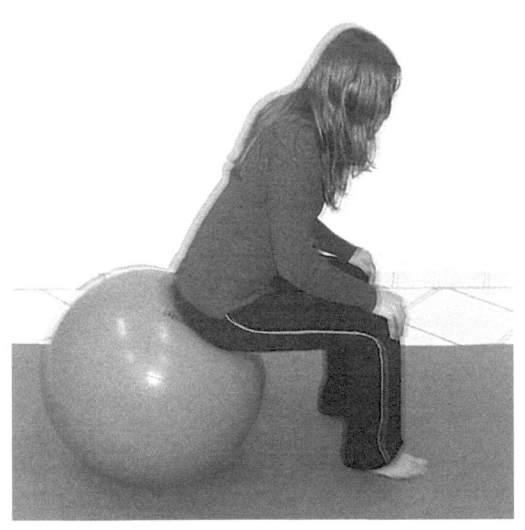

Fig. 7-31. Transferência de peso.

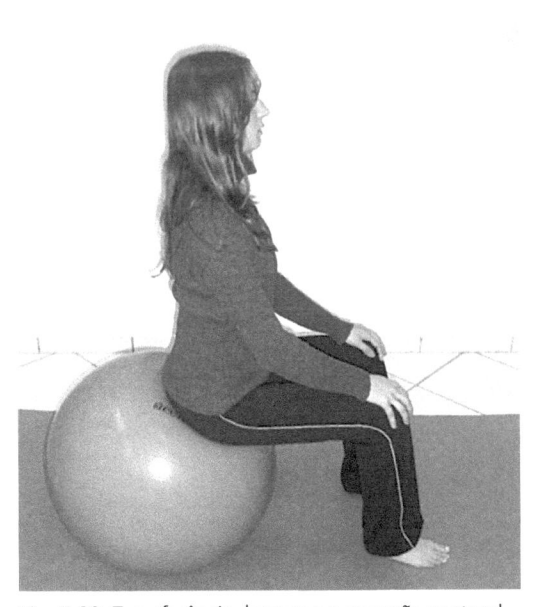

Fig. 7-32. Transferência de peso e percepção postural.

> **Exercícios de Transferência de Peso**
>
> Ajoelhado sobre a maca, deslocar o peso do corpo para o hemicorpo direito e esquerdo.
> Em pé, em frente ao espelho, com um pé ao lado do outro, no chão, no airex e na cama elástica, deslocar o peso do corpo para os hemicorpos direito e esquerdo (Figs. 7-33 a 7-37)

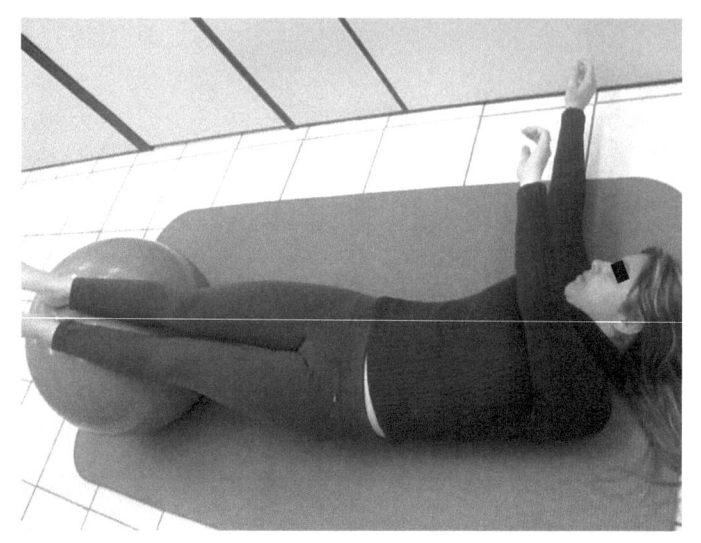

Fig. 7-33. Mobilidade com dissociação de cinturas – transferência.

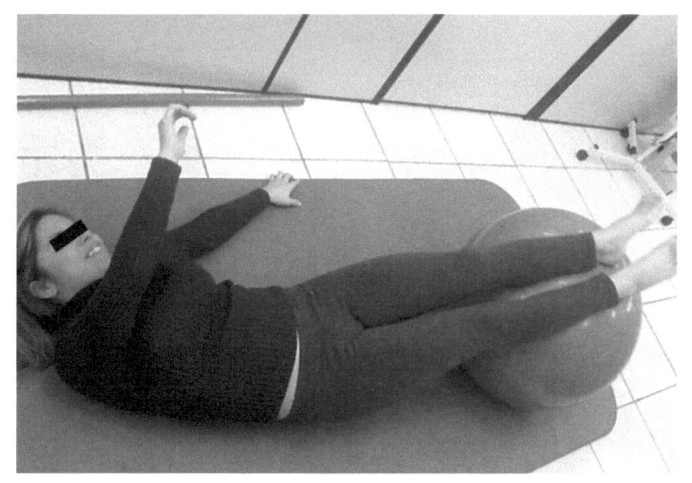

Fig. 7-34. Mobilidade com dissociação de cinturas – transferência.

ENFERMIDADES DO TECIDO CONECTIVO

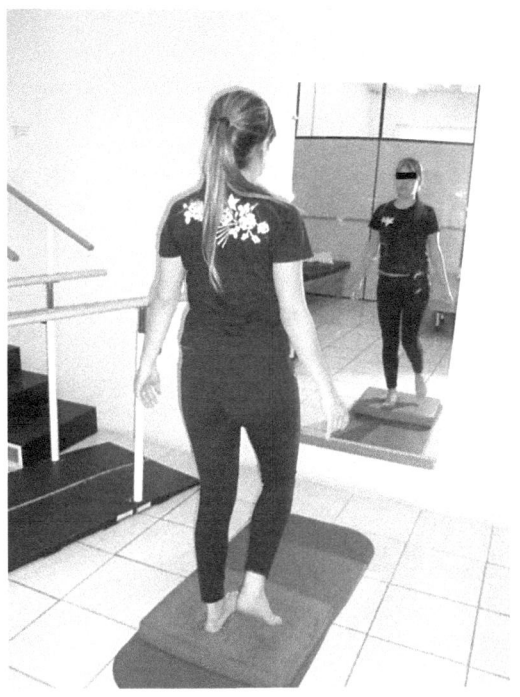

Fig. 7-35. Exercício de transferência de peso.

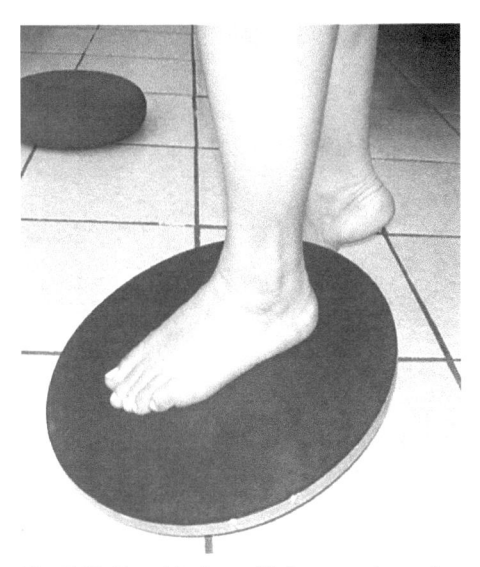

Fig. 7-36. Exercício de equilíbrio e propriocepção.

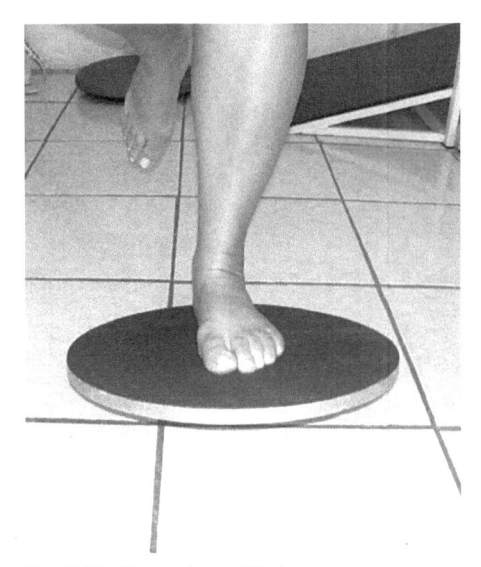

Fig. 7-37. Treino de equilíbrio.

> **! Importante**
>
> O prazo para começar a fazer o treino de marcha vai depender diretamente da condição física do paciente na avaliação e nas reavaliações. Treino de marcha e das fases da marcha: fase de apoio (apoio do calcanhar, aplanamento do pé, acomodação intermediária e desprendimento do calcanhar e do hálux) e fase de oscilação (aceleração, oscilação intermediária e desaceleração) (Figs. 7-38 a 7-42).

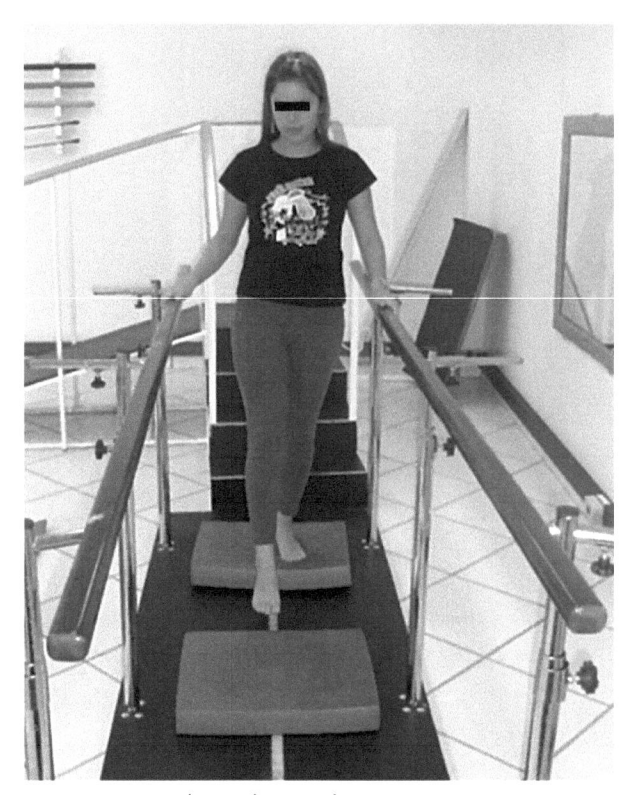

Fig. 7-38. Treino de marcha, coordenação e propriocepção.

ENFERMIDADES DO TECIDO CONECTIVO

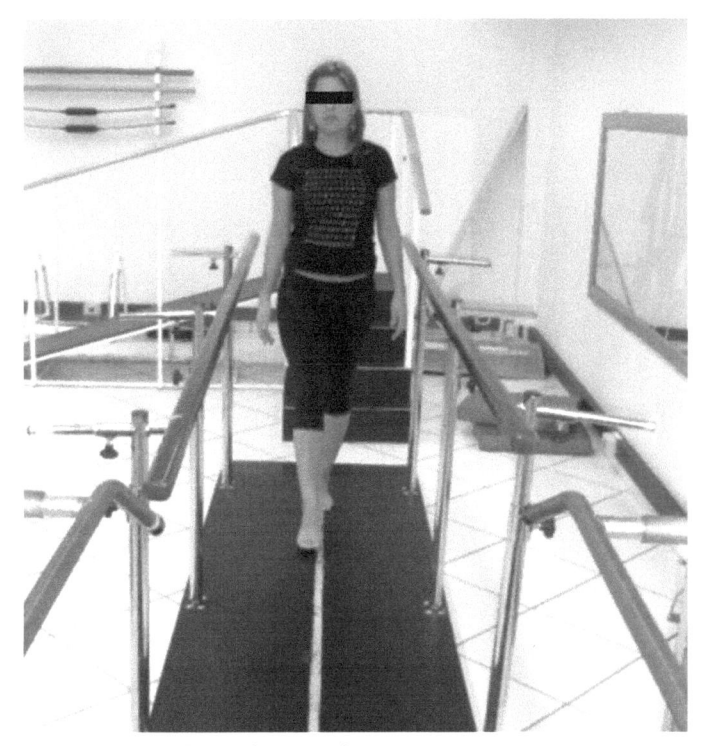

Fig. 7-39. Treino de marcha e coordenação.

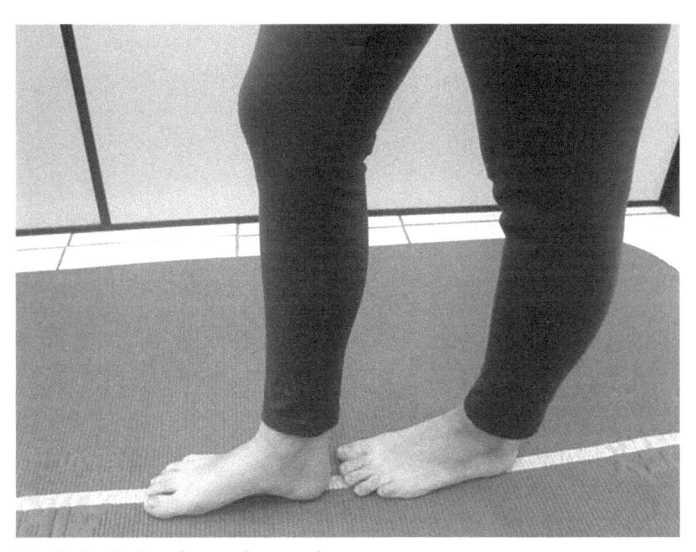

Fig. 7-40. Treino de marcha com base menor.

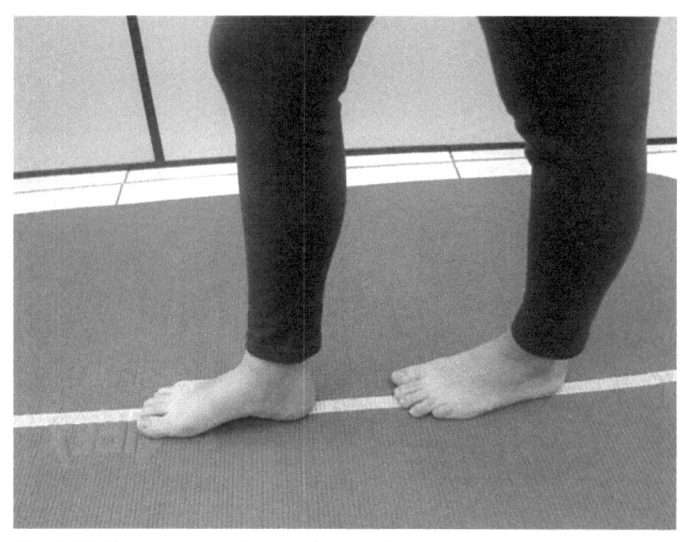

Fig. 7-41. Treino de marcha com base maior.

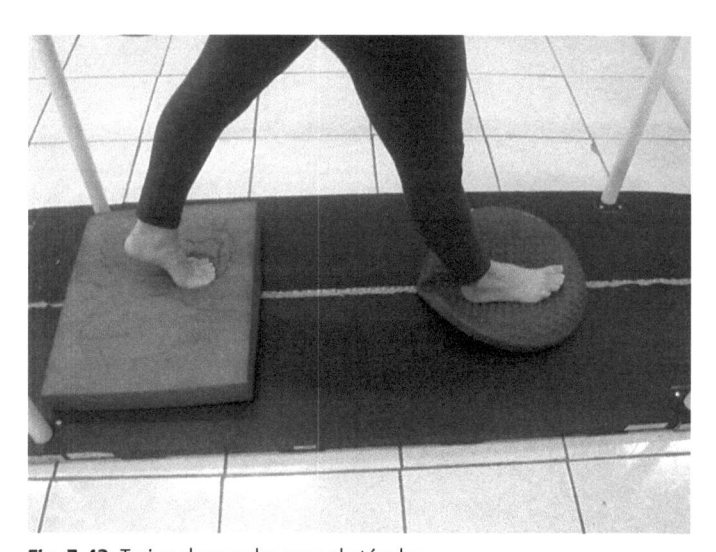

Fig. 7-42. Treino de marcha com obstáculos.

BIBLIOGRAFIA

Cossermelli W. Terapêutica em reumatologia. São Paulo: Lemos Editorial e Gráfica Ltda.; 2000.
David C, Lloyd J. Reumatologia para fisioterapeutas. São Paulo: Premier; 2001.
Facina G. Dermatomiosite e câncer de mama. Revista Brasileira de Ginecologia e Obstetrícia. 1995;17(8):853-856.
Frontera WR, Dawson DM, Slovik DM. Exercício físico e reabilitação. Porto Alegre: Artmed; 2001.
Gabriel MRS, Petit JD, Carril MLS. Fisioterapia em traumatologia, ortopedia e reumatologia. Rio de Janeiro: Revinter; 2001.

Golding DN. Reumatologia em medicina e reabilitação. São Paulo: Atheneu. 2001.
Laurent R. O sistema musculoesquelético. In: Sambrock P, Shereider L, Tayler T et al. O sistema musculoesquelético: ciência básica e correlações clínicas. Rio de Janeiro: Guanabara Koogan; 2003.
Moreira C, Carvalho MAP. Reumatologia: diagnóstico e tratamento. 2. ed. Rio de Janeiro: Medsi; 2001.
Muller CS. Manifestações clínicas e laboratoriais de polimiosite em um caso de leptospirose. Revista Brasileira de Reumatologia. 2006;46(6):424-427.
Sato E. Reumatologia. São Paulo: Manole; 2004.
Skare TL. Reumatologia: princípios e prática. Rio de Janeiro: Guanabara Koogan; 1999.
Swezey R. Poliomiosite. In: Kottke FJ, Lehmann JF. Tratado de medicina física e reabililtação de Krusen. 4. ed. São Paulo: Manole; 1994(1).
West SG. Segredos em reumatologia. Porto Alegre: Artmed; 2001.

OSTEOPOROSE

Lia Mara Wibelinger

INTRODUÇÃO

A osteoporose é uma doença reumática assintomática, lenta e progressiva, e é uma das doenças metabólicas mais comuns. Caracteriza-se por diminuição da massa óssea e deterioração do tecido ósseo, causando aumento da fragilidade óssea e consequentemente tornando o indivíduo mais suscetível a fraturas, com subsequente redução dos níveis minerais ósseos, o que diminui a resistência do osso.

As primeiras manifestações clínicas surgem quando a perda de massa óssea chega a aproximadamente 30-40%.

Com o aumento da expectativa de vida da população mundial e, consequentemente, com o aumento no número de idosos, acaba-se fazendo com que seja muito importante a prevenção.

INCIDÊNCIA

Pode acometer ambos os gêneros, mas nas mulheres é mais frequente (cinco mulheres acometidas por osteoporose para homem, no grupo etário dos 50 anos), principalmente após a menopausa. Nesta etapa da vida da mulher acontece um aumento à renovação e diminui a formação óssea em cada unidade de remodelação, o que leva a uma perda de massa óssea.

A osteoporose pode ser classificada em:

- *Osteoporose primária:* abrange os casos de etiologia desconhecida; pode ser dividida em dois tipos, de acordo com a idade e o sexo do paciente.
  - Tipo I (pós-menopáusica) é encontrada nas mulheres além da menopausa entre os 50 e 70 anos de idade.
  - Tipo II (osteoporose senil) é observada em pessoas de ambos os sexos acima dos 70 anos de idade.
- *Osteoporose secundária:* ocorre quando há redução da massa de tecido ósseo por algum processo patológico como os distúrbios endócrinos, falhas na absorção dos nutrientes nas neoplasias ósseas malignas, uso prolongado de medicamentos que afetam o metabolismo ósseo e insuficiência renal.
- *Osteoporose idiopática:* é uma condição rara que acomete ambos os sexos, e só pode ser assim definida após a exclusão de todas as causas potencialmente conhecidas de osteoporose.

Dentre os fatores de risco para a ocorrência de osteoporose estão:

- Tabagismo.
- Alcoolismo.
- Gastrectomia.
- Hipofunção gonadal.
- Hemiplegia.
- Hipertireoidismo.
- Inatividade.
- Barbitúricos.
- Tireoidectomia.
- Doença pulmonar obstrutiva.
- Corticosteroides.

Uma das maiores complicações da osteoporose são as fraturas de quadril, pois podem levar a morbidade e mortalidade do indivíduo que é acometido com maior frequência. As complicações mais frequentes são a trombose venosa profunda, a embolia pulmonar e a pneumonia.

DIAGNÓSTICO

O diagnóstico precoce é muito importante para a prognóstico da patologia, e é realizado por meio de densitometria óssea e geometria femoral.

Segundo a OMS, a medida da densidade óssea por densitometria com dupla emissão com feixes de raios X é o método diagnóstico de escolha, pois apresenta maior sensibilidade na aferição da quantificação de massa óssea que a ultrassonografia óssea e a tomografia computadorizada quantitativa.

Existe, ainda, mais um recurso da densitometria óssea, a geometria femoral. O método baseia-se na medida do comprimento do eixo do fêmur e informa a respeito de aspectos biomecânicos relacionados com a fratura de fêmur.

TRATAMENTO

O tratamento ideal é o de caráter preventivo.

Uma atenção especial deve ser oferecida ao indivíduo que é acometido pela osteoporose, pois este sofre com as limitações físicas ocasionadas pela queda e provável fratura, levando à dependência de outras pessoas, resultando em afastamento social, tanto pelo medo de uma nova queda, quanto por ser um incômodo para a pessoa que o cuida, trazendo sérios problemas psicológicos, como a depressão.

O melhor tratamento para a diminuição da densidade mineral óssea é a profilaxia, como, por exemplo, uma dieta rica em cálcio, vitamina D e com uma ingestão controlada de proteínas.

Também é muito importante a orientação preventiva da população por meio de:

- Palestras e/ou distribuição de cartilhas ilustrativas, contendo informações de como evitar as quedas, também são de grande valia, assim diminuindo os gastos com internações e mantendo a pessoa por mais anos em atividade, gerando um retorno financeiro para o governo, e diminuindo o impacto econômico que a osteoporose proporciona.

ATIVIDADE FÍSICA

A atividade física de baixo impacto mostra-se como um grande aliado, já que aumentando a flexibilidade, a força muscular e a resistência muscular, principalmente de membros inferiores, diminui-se o risco de quedas e fraturas, o que consequentemente irá reduzir o número de hospitalizações e mortalidade.

A atividade física bem-orientada e regular traz grandes benefícios para os pacientes osteoporóticos, revertendo o processo de enfraquecimento ósseo, melhorando o condicionamento cardiorrespiratório, a força muscular, a coordenação e o equilíbrio, contribuindo para a prevenção de quedas e, consequentemente, fraturas. Estes fatores associados estarão contribuindo para a preservação da qualidade de vida desses indivíduos.

A prevenção é a melhor forma de se evitar a instalação e as complicações da osteoporose, e baseia-se na identificação de fatores de risco para a doença; o diagnóstico precoce baseia-se na densidade óssea.

O tratamento de base para a manutenção da massa óssea é baseado em medicamentos inibidores da reabsorção óssea e estimuladores da formação óssea.

TRATAMENTO FISIOTERAPÊUTICO

As estratégias do tratamento fisioterapêutico baseiam-se em três princípios: os fatores de risco, a prevenção da progressão da patologia e a prevenção de quedas.

Na realidade a intervenção fisioterapêutica nos indivíduos com osteoporose não é realizada pela doença em si, mas sim pelas complicações secundárias a ela, como quedas e fraturas.

AVALIAÇÃO

A avaliação dos pacientes apresentará algum diferencial conforme a idade de quem está sendo avaliado.

Quando se tratar de indivíduos idosos é importante que se leve em consideração o risco de quedas, o déficit de equilíbrio e a perda de força muscular.

Portanto é muito importante que se avalie:

- Amplitude de movimento: por meio da goniometria.
- Mobilidade (flexibilidade da coluna lombar):
  - Flexão anterior: tira a medida do terceiro dedo ao chão.
  - Flexão lateral direita e esquerda: inclina para o lado e tira a medida do terceiro dedo ao chão.
  - Teste de Schöber: com o paciente em pé, medem-se 10 cm acima de L5 e 5 cm abaixo; pede-se para o indivíduo fazer inclinação anterior e mede-se novamente esta distância. O aumento da medida deve ser em torno de 5 cm; abaixo deste valor há sinal de limitação da flexão da coluna lombar.
  - Sinal de Stibor: é indicado para medir a mobilidade da coluna toracolombar; tira-se a medida de S1 a C7 e utiliza-se o mesmo princípio do sinal de Schöber.
- Força muscular (avaliação isocinética e subjetiva): o aparelho isocinético foi desenvolvido no final da década de 1960 e serve para quantificar, em cada indivíduo, em determinada articulação, quanto se tem de resistência, pico de torque, angulação da articulação em que se obteve o pico de torque, trabalho total, potência média, além de outros dados que, individuais ou cruzados, permitem ao fisioterapeuta, profissional de educação física ou médico um conhecimento preciso de como está o grupo muscular que envolve determinada articulação.

É um recurso de reabilitação havendo opções de variadas velocidades angulares, modos isocinéticos (concêntrico, excêntrico), alguns modelos com modo isotônico, ativo-assistido e, até mesmo, passivo.

- Avaliação subjetiva:
  - 0 – Ausência de força.
  - 1 – Somente um esboço de movimento.
  - 2 – Força suficiente para mover uma articulação, eliminada a gravidade.
  - 3 – Força suficiente para mover uma extremidade contra a gravidade.
  - 4 – Mais do que 3, mas menos do que 5 – força suficiente para movimentar uma extremidade contra resistência ativa. Esta é uma faixa ampla de força muscular e, algumas vezes, divide-se em 4, 4 +, 4 ++.
  - 5 – Força muscular total e normal.
- Avaliação da postura.
- Avaliação do risco de quedas (em indivíduos com mais de 60 anos de idade pelo processo de envelhecimento).

Este tipo de protocolo deve ser utilizado quando se tratar de indivíduos idosos, pois pelas perdas fisiológicas secundárias ao processo de envelhecimento estes ficam mais propensos a cair.

Escala de Avaliação de Risco de Quedas de Dowton

*Somar 1 ponto para cada item com asterisco	
1. Quedas anteriores	Não/Sim*
2. Medicamentos	Nenhum Tranquilizantes-sedativos* Diuréticos* Hipotensores (não diuréticos)* Antiparkinsonianos* Antidepressivos* Outros medicamentos
3. Déficit sensorial	Nenhum Alterações visuais* Alterações auditivas* Nos membros*
4. Estado mental	Orientado Confuso*
5. Marcha	Normal Segura com ajuda Insegura, com/sem ajuda* Impossível
*3 ou mais pontos positivos indicam risco elevado de quedas	

AVALIAÇÃO DA MARCHA (FASES DA MARCHA)
Prevenção de Quedas e Fraturas

Como acontece com qualquer outra doença crônica, a prevenção das fraturas osteoporóticas é, hoje, foco de muita pesquisa e debate.

A melhora da força nos membros inferiores tem impacto positivo sobre a mobilidade e a independência nas AVD. Os indivíduos sedentários devem iniciar programas de exercício nos níveis inferiores, aumentando progressivamente a intensidade, de acordo com sua tolerância.

O treinamento de força é apresentado como bom mecanismo para reverter os processos degenerativos associados ao envelhecimento.

É importante que se dê cuidado especial à escolha dos exercícios para a coluna com osteoporose, particularmente quanto aos exercícios de extensão e rotação. A ênfase deve estar sobre os exercícios de mobilidade leve com uma progressão gradual aos exercícios de fortalecimento.

O fortalecimento muscular, além dos benefícios já citados, tem relação com a melhora do equilíbrio, visto que este depende, além do sistema nervoso central (visual vestibular, auditivo, sensorial e motor), da força muscular dos membros inferiores, principalmente dos músculos da coxa (quadríceps e isquiotibiais).

Fisioterapia

A fisioterapia tem uma importância fundamental no tratamento da osteoporose, nos quais se destacam os benefícios cardíaco, respiratório, muscular e ósseo, contribuindo para a melhora da qualidade de vida dos pacientes.

Objetivos de Tratamento

- Aumentar ou manter a amplitude de movimento articular e a força muscular.
- Aliviar a dor (se existir).
- Prevenir quedas e consequente risco de fraturas.
- Reduzir a perda de massa óssea.
- Manter a qualidade de vida.
- Recuperar a capacidade funcional.
- Manter ou aumentar a capacidade respiratória.
- Reduzir a contratura muscular (quando existir).
- Melhorar a postura e a marcha.
- Melhorar o equilíbrio.
- Recuperar a coordenação e o condicionamento físico.

Quando o tratamento fisioterapêutico for pós-queda, é importante que se restaure a confiança do indivíduo, visto que principalmente indivíduos idosos têm mais propensão a quedas e ainda medo de voltar a cair novamente.

Conduta Fisioterapêutica

A conduta fisioterapêutica vai basear-se sempre nos sinais e sintomas decorrentes das complicações que possam estar agregadas ao quadro clínico da osteoporose.

Quando se trata de reabilitação pós-fratura de quadril, temos que dar ênfase à mobilidade, à força muscular, à redução do edema e à funcionalidade do indivíduo.

- Crioterapia: principalmente quando existir edema.
- Calor superficial: para promover o relaxamento muscular e facilitar a realização dos exercícios.
- Correntes elétricas de baixa frequência – TENS.
- Eletroacupuntura.
- Massagem: relaxamento.
- Atividade física orientada.

Cinesioterapia
- Exercícios isotônicos, isométricos e respiratórios.
- Fortalecimento dos músculos abdominais.
- Exercícios de sustentação de peso (Fig. 8-1).

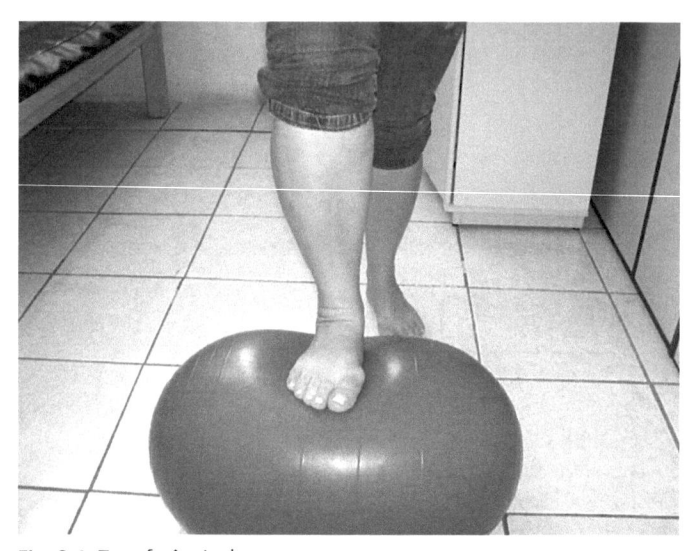

Fig. 8-1. Transferência de peso.

- Exercícios para postura (alongamento da coluna) (Fig. 8-2).

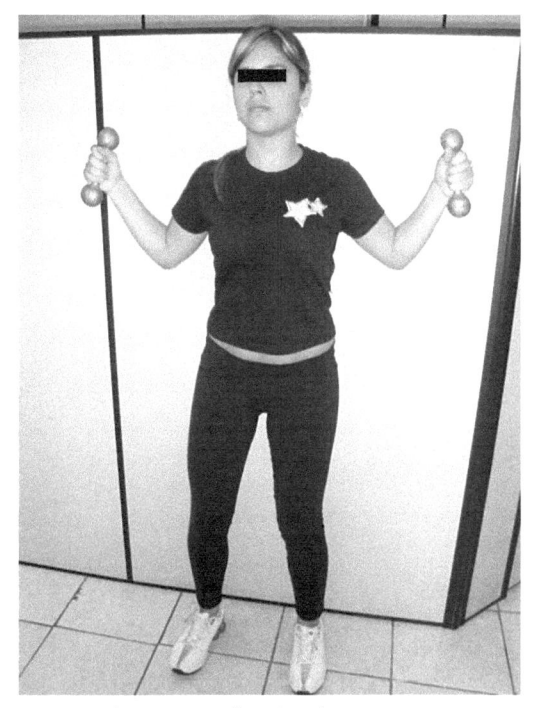

Fig. 8-2. Alongamento de peitoral.

- Fortalecimento e extensão da coluna.
- Fortalecimento dos glúteos e quadris.

- Exercícios de equilíbrio e coordenação (Figs. 8-3 a 8-7).

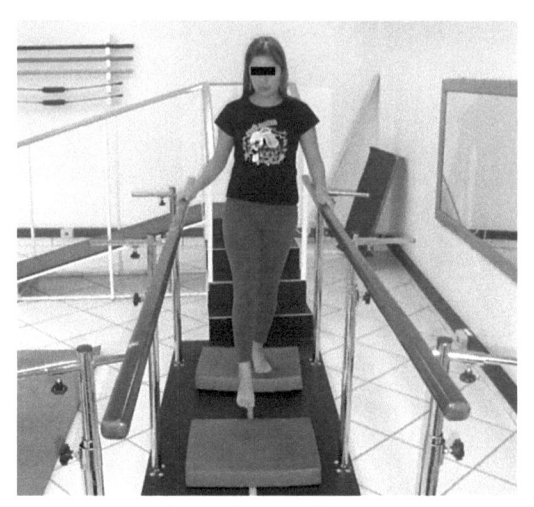

Fig. 8-3. Treino de marcha, coordenação e propriocepção.

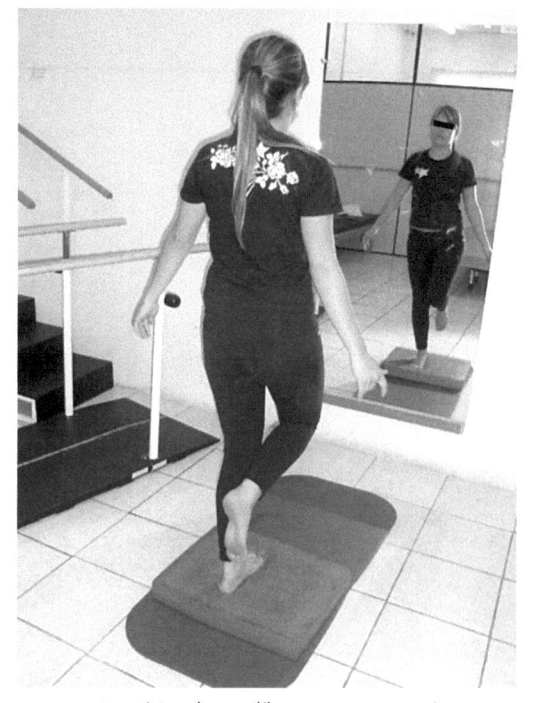

Fig. 8-4. Exercícios de equilíbrio e propriocepção.

OSTEOPOROSE 151

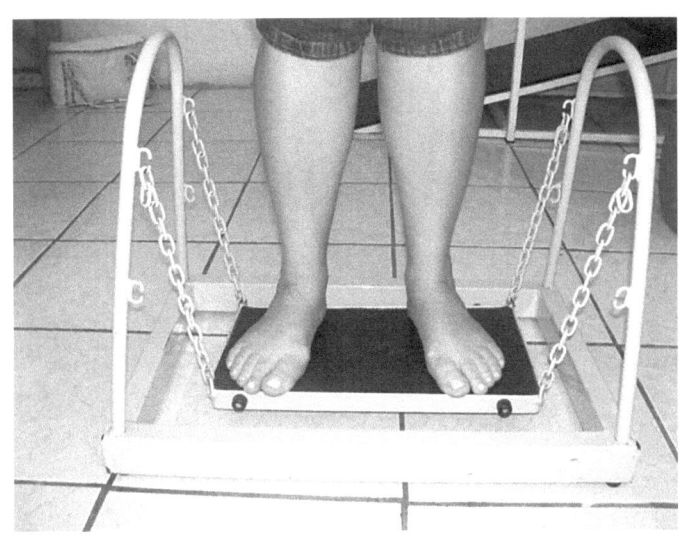

Fig. 8-5. Equilíbrio e propriocepção.

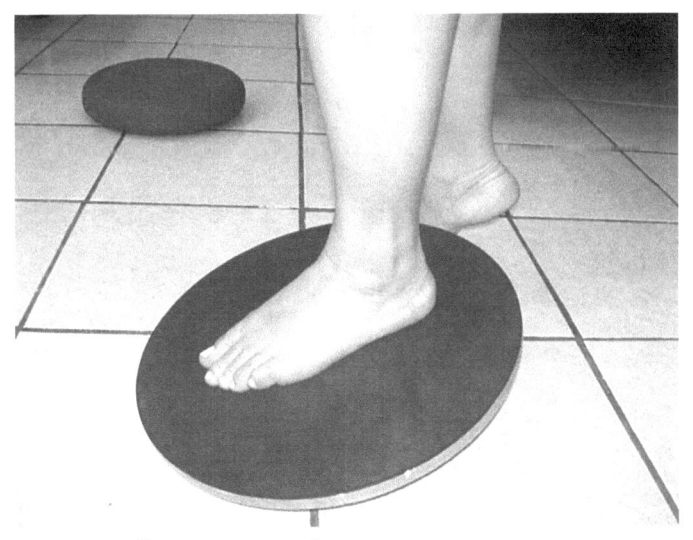

Fig. 8-6. Equilíbrio e propriocepção.

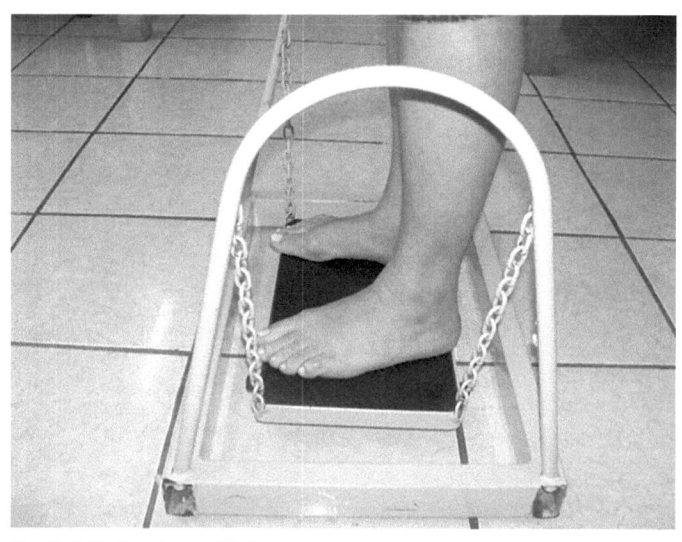

Fig. 8-7. Treino de equilíbrio.

- Fortalecimento de membro inferior (Figs. 8-8 e 8-9).

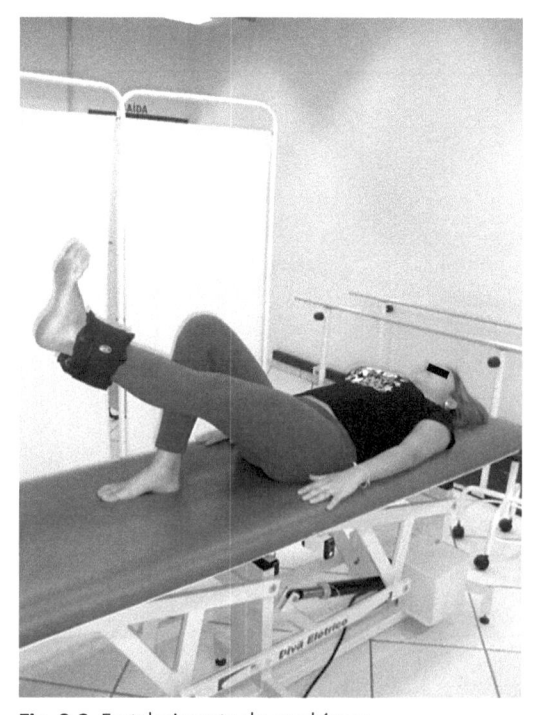

Fig. 8-8. Fortalecimento de quadríceps.

OSTEOPOROSE

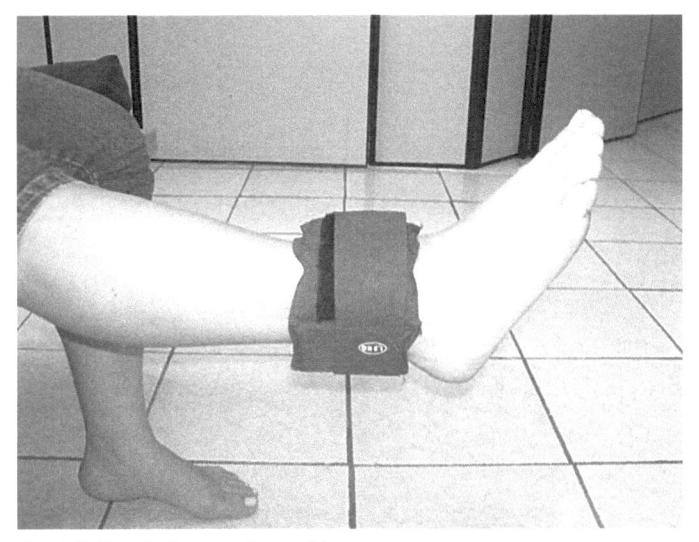

Fig. 8-9. Fortalecimento de quadríceps.

- Alongamento de membro inferior (Figs. 8-10 e 8-11).

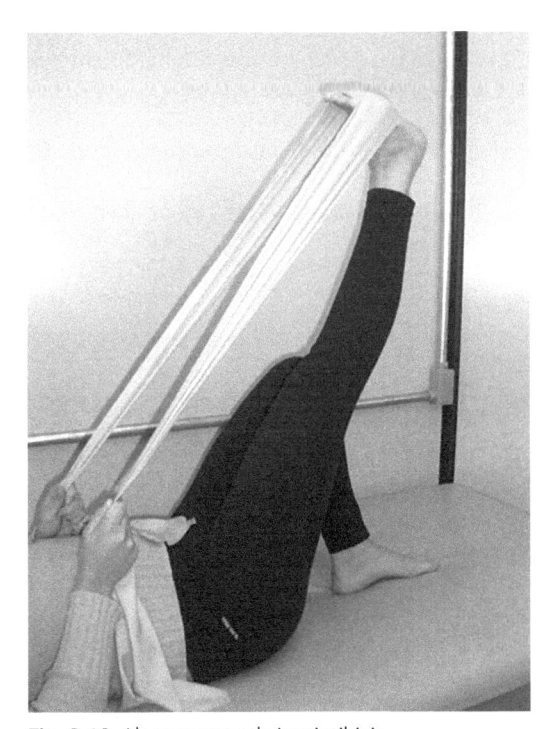

Fig. 8-10. Alongamento de isquiotibiais.

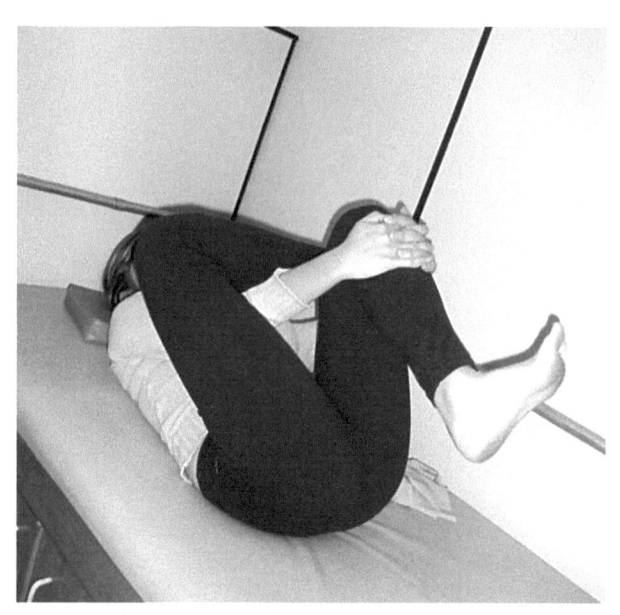

Fig. 8-11. Alongamento de glúteos.

Hidrocinesioterapia

A hidrocinesioterapia tem o objetivo de trazer um benefício global ao indivíduo, pois visa a melhora da postura, a mobilidade e a confiança, o alívio da dor, o fortalecimento muscular, a transferência de peso, o equilíbrio e a marcha.

A sessão deve ser dividida entre exercícios de aquecimento, alongamento, fortalecimento e relaxamento.

Também é importante que haja uma evolução orientada do exercício, como aumento de repetições, resistência e velocidade.

Exemplo de Exercícios

- Rodar os ombros e estendê-los; flexionar, abduzir e aduzir e rodar os braços e os punhos.
- Andar de lado.
- Caminhar em diferentes velocidades; andar de lado, andar para a frente e para trás; levantar a perna.
- Colocar o pé para a frente, para o lado e para trás.
- Andar apoiando-se no calcanhar de lado e de frente.
- Andar na ponta do pé.
- Andar levantando a perna e o braço contrário.

BIBLIOGRAFIA

Bates A, Hanson N. Exercícios aquáticos terapêuticos. São Paulo: Manole; 1998.
Chiarello B, Driusso P, Radl ALM. Manuais de fisioterapia: fisioterapia reumatológica. São Paulo: Manole; 2005.
Cossermelli W. Terapêutica em reumatologia. São Paulo: Lemos Editorial e Gráfica Ltda.; 2000.
David C, Lloyd J. Reumatologia para fisioterapeutas. São Paulo: Premier; 2001.

Frontera WR, Dawson DM, Slovik DM. Exercício físico e reabilitação. Porto Alegre: Artmed; 2001.
Golding DN. Reumatologia em medicina e reabilitação. São Paulo: Atheneu; 2001.
Hall CM, Brody LT. Exercício terapêutico na busca da função. 2. ed. Rio de Janeiro: Guanabara Koogan; 2007.
Koury J. Programa de fisioterapia aquática. São Paulo: Manole; 2000.
Moreira C, Carvalho P. Reumatologia: diagnóstico e tratamento. 2. ed. Rio de Janeiro: Medsi; 2001.
Placzek JD. Segredos em fisioterapia ortopédica: respostas necessárias ao dia a dia em rounds, na clínica, em exames orais e escritos. Porto Alegre: Artmed; 2004. 600 p.
Sambrook P, et al. O sistema musculoesquelético. Rio de Janeiro: Guanabara Koogan; 2001.
Sato E. Reumatologia. São Paulo: Manole; 2004.
Skare TL. Osteoartrite: atualização terapêutica. Revista Brasileira de Medicina. 1999.
Thomson A, Skinner A, Piercy J. Fisioterapia de Tidy. 12. ed. São Paulo: Livraria Santos Editora; 2002.
West SG. Segredos em reumatologia. Porto Alegre: Artmed; 2001.

FIBROMIALGIA

Lia Mara Wibelinger

INTRODUÇÃO

É uma síndrome reumática, não inflamatória, não deformante que acomete os músculos e que se caracteriza por dor crônica, fadiga, sono não reparador e síndrome do cólon irritável.

Pode afetar ambos os sexos, mas é mais comum nas mulheres que nos homens, mais precisamente entre 30 e 60 anos de idade.

CARACTERÍSTICAS CLÍNICAS

Pode apresentar cefaleia, disfunção da articulação temporomandibular, dor torácica, dor abdominal e dor perineal, parestesias, tontura, fenômeno de Raynaud e depressão, dependendo da localização dos pontos dolorosos que se desenvolvem.

ETIOLOGIA E FISIOPATOLOGIA

A etiologia é desconhecida, e o tratamento é principalmente sintomático, mas as teorias apontam anormalidades musculares, alterações do sistema imunológico, distúrbios no padrão do sono e fatores psicológicos.

Ao se considerar a alteração da sensibilidade dolorosa como a principal manifestação clínica dos pacientes com fibromialgia, vários estudos têm sido realizados para demonstrar uma possível interação entre fatores ambientais e sistêmicos, confluindo para a presença da diminuição do limiar de dor, comum nessa síndrome.

Esse modelo é explicado por meio de uma interação entre fatores exógenos (fatores de estresse) e endógenos (disfunção neuroendócrina) em indivíduos predispostos geneticamente. Isso poderia levar a uma alteração da função do sistema nervoso central e da produção de neurotransmissores relacionados com a sensibilidade dolorosa anormal dos pacientes. Alguns estudos mostram a diminuição dos níveis de serotonina no soro sanguíneo dos pacientes com fibromialgia.

Embora ocorram fenômenos psicossomáticos na maioria dos pacientes, agentes bacterianos e virais podem estar relacionados com a origem desta síndrome, havendo alguma associação entre a doença e a infecção pelo vírus da hepatite C.

Diversos fatores isolados ou combinados podem contribuir para o surgimento da doença. Acredita-se que se trata de uma desordem funcional causada por respostas biológicas acentuadas em indivíduos, que se tornam suscetíveis por estresse, história de vida pessoal negativa ou mesmo por fatores genéticos.

Em um grande número de casos, a patologia é deflagrada por algum trauma, como acidentes automobilísticos ou cirurgias, podendo surgir também após momentos de transição psicológica relevante, como puerpério ou luto.

O microtrauma muscular pode ser a causa de dor musculoesquelética, rigidez e fadiga muscular. Os pacientes fibromiálgicos são geralmente fisicamente mal condicionados.

QUADRO CLÍNICO

Os pacientes sentem dor de forte intensidade, fadiga, rigidez muscular, sensibilidade cutânea, dor após esforço físico e anormalidades do sono. Outros descrevem cólon irritável, redução da memória, cefaleia, fenômeno de Raynaud, retenção líquida, vertigens, nervosismo, parestesias, equimoses, bexiga irritável, migrânia, dispneia, depressão e ansiedade. Esses sintomas podem modificar-se com algumas condições moduladoras:

- Alterações climáticas.
- Atividade física.
- Estresse emocional.
- Entre outros.

As áreas mais comumente afetadas são trapézio, supraespinal, a região lombar, os glúteos, o terço médio do braço e a face interna da coxa.

DIAGNÓSTICO DIFERENCIAL

Certas doenças reumáticas – como artrite reumatoide, o lúpus eritematoso sistêmico, a síndrome de Sjögren ou espondiloartropatias – podem apresentar, inicialmente, dor difusa e fadiga. Entretanto, essas doenças habitualmente não oferecem dificuldades no diagnóstico diferencial com a fibromialgia.

CLASSIFICAÇÃO

- *Fibromialgia primária:* ocorre quando não existe nenhuma outra patologia concomitante.
- *Fibromialgia secundária:* ocorre quando o paciente fibromiálgico possui outra patologia concomitante ou associada.

DIAGNÓSTICO

É essencialmente clínico e baseia-se na ausência de sintomas ou achados laboratoriais que apontem para uma doença inflamatória ou degenerativa.

Exame Físico

O exame físico consta da palpação de 18 *tender points* (nove pares, um de cada lado), palpação esta que imponha uma força de aproximadamente 4 kg, sendo que o resultado é considerado positivo quando ao menos 11 pontos são considerados positivos (Fig. 9-1).

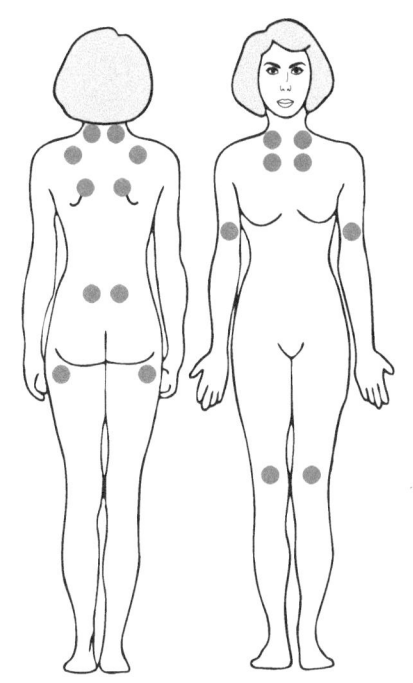

Fig. 9-1. Mapa corporal dos pontos a serem palpados no exame físico.

Pontos a Serem Palpados no Exame Físico
- Inserção do músculo suboccipital.
- Borda posterior do esternocleidomastóideo na projeção do processo transverso de C5.
- Região média da borda superior do trapézio.
- Inserção do supraespinal acima da espinha da escápula, próximo ao bordo medial.
- Segunda costela, lateralmente à junção costocondral, na superfície superior.
- 2 cm distal ao epicôndilo lateral.
- Quadrante superolateral da nádega, anteriormente ao músculo.
- Posteriormente à eminência trocanteriana.
- Gordura medial do joelho, proximal à interlinha articular.

O exame físico de um indivíduo com fibromialgia não deve revelar as seguintes anormalidades:

- Fraqueza neurológica verdadeira.
- Edema, calor ou inflamação nas articulações.
- Desalinhamento muscular ou atrofia.
- Anormalidade de tônus muscular.
- Ausência de reflexos.

A presença de outra doença concomitante não exclui o diagnóstico de fibromialgia.

TRATAMENTO
- Educação.
- Medicamentoso.
- Fisioterapêutico.
- Psicológico.
- Mudanças no hábito de vida.
- Nutricional.
- Outras terapias.

Em pacientes extremamente limitados fisicamente pela dor ou com problemas físicos para realizar exercícios, ou, ainda, com distúrbios importantes do humor, a intervenção psiquiátrica é importante; as terapias cognitivo-comportamentais têm tido sucesso no alívio dos sintomas, permitindo a introdução de programas de exercícios físicos.

AVALIAÇÃO FISIOTERAPÊUTICA

Ao considerar a história de um paciente com fibromialgia, algumas características fundamentais devem ser levadas em consideração, como:
- Qual é a região da dor: é generalizada ou localizada?
- Como tem início esta dor: súbita ou gradual?
- Ao que o paciente atribui sua dor: trauma, infecção, estresse, hereditariedade?
- Quanto tempo dura esta dor: dor crônica persistente, novo início, surtos de dor intermitentes?
- Que fatores aumentam ou aliviam a dor?
- Qual é o tipo da dor: irradiada, em queimação, aguda, em pontada, em agulhada?
- Como a dor interfere em sua vida: dificuldade com atividades de vida diária, dificuldade com atividades relacionadas com trabalho, interferência com lazer ou atividades recreativas, dificuldades nas relações interpessoais?
- Que tratamentos já realizou na tentativa de aliviar sua dor: medicamentos, terapias psicológicas, fisioterapia?

Avaliação da Dor
- EVA (escala visual analógica).
    0 (sem dor)_____10 (dor insuportável)
- *Escala verbal da dor:* classifica a dor em categorias, ou seja, o paciente escolhe a que melhor retrata a sua dor.
    - Nenhuma dor.
    - Dor leve.
    - Dor moderada.
    - Dor grave.
    - Dor insuportável.
- *Escala numérica da dor:* é composta por uma reta de 10 cm de comprimento, com números de 0 a 10. Sendo que 0 é sem dor e 10 com dor insuportável. Quanto maior o escore maior o valor da dor.
- *Mapa de dor:* consiste no desenho do corpo humano; o paciente deve marcar no mapa do corpo os locais da dor, sendo que a cada local é atribuído um valor.

- *Questionário de McGill de dor:* é usado para avaliar quantitativa e qualitativamente a dor, e considera a dor do ponto de vista tridimensional, em quatro categorias: sensorial, afetiva, avaliativa e mista.

Avaliação da Flexibilidade

Inclinação anterior, inclinação lateral direita e esquerda.

- *Flexão anterior:* tira a medida do terceiro dedo ao chão.
- *Flexão lateral direita e esquerda:* inclina para o lado e tira a medida do terceiro dedo ao chão.
- *Teste de Schöber:* com o paciente em pé, medem-se 10 cm acima de L5 e 5 cm abaixo; pede-se para o indivíduo fazer inclinação anterior e mede-se novamente esta distância. O aumento da medida deve ser em torno de 5 cm; abaixo deste valor há sinal de limitação da flexão da coluna lombar.
- *Sinal de Stibor:* é indicado para medir a mobilidade da coluna toracolombar; tira-se a medida de S1 a C7, utilizando o mesmo princípio do sinal de Schöber.

Avaliação do Sono

Pode ser usado o inventário do sono, que se divide em três fases: pré-sono (hora de dormir), durante o sono (durante a noite) e pós-sono (ao acordar).

Avaliação da Capacidade Funcional

Stanford Health Assessment Questionnaire – HAQ.

Avaliação do Humor – Avaliação da ansiedade

Inventário de ansiedade traço-estado (IDATE – Spielberger).

Avaliação da Fadiga

Escala de fadiga de Chalder traduzida.

Avaliação Postural

(Ver Capítulo 2 – avaliação).

Avaliação da Depressão

Escala de depressão de Beck (consiste em 21 grupos de afirmações).

Avaliação da Qualidade de Vida

Para avaliar a qualidade de vida podemos utilizar o questionário de impacto da fibromialgia (QIF) e o protocolo SF 36.

OBJETIVOS DE TRATAMENTO

- Aliviar a dor.
- Aumentar a resistência física.
- Melhorar a força muscular.
- Restaurar a função e os estilos de vida funcionais.
- Promover o bem-estar e a qualidade de vida.

Estabelecer um adequado programa de exercícios para o paciente realizar em casa como suplemento do tratamento.

CONDUTA FISIOTERAPÊUTICA
- *Crioterapia:* usada para analgesia.
- *Massoterapia:* relaxamento.
- *Calor superficial:* alívio da tensão muscular e da microcirculação local (infravermelho).
- *Acupuntura:* alívio da dor.
- *Eletroterapia:*
  - TENS (alívio da dor).
  - Ultrassom.
  - *Laser* (controvérsias na utilização).
- *Relaxamento:* apresenta bons resultados, quando utilizado em tratamentos em grupo.
- *Hidrocinesioterapia.*
- Cinesioterapia.
- Conscientização corporal.
- Condicionamento cardiovascular.
- Bicicleta estacionária.
- Caminhada.
- Exercício físico aeróbio.
- Mobilização.
- Alongamento muscular.
- Tração.
- Exercícios de flexibilidade.
- Quiropraxia.
- Reflexologia.
- Terapia manual (aumento da mobilidade, da flexibilidade e diminuição da dor).

A seguir, é possível observar alguns exemplos de exercícios que podem ser usados na reabilitação de indivíduos com fibromialgia (Figs. 9-2 a 9-13).

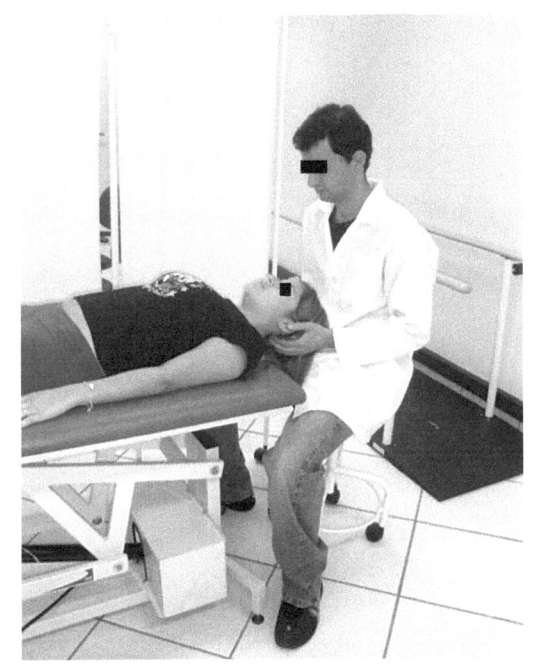

Fig. 9-2. Tração.

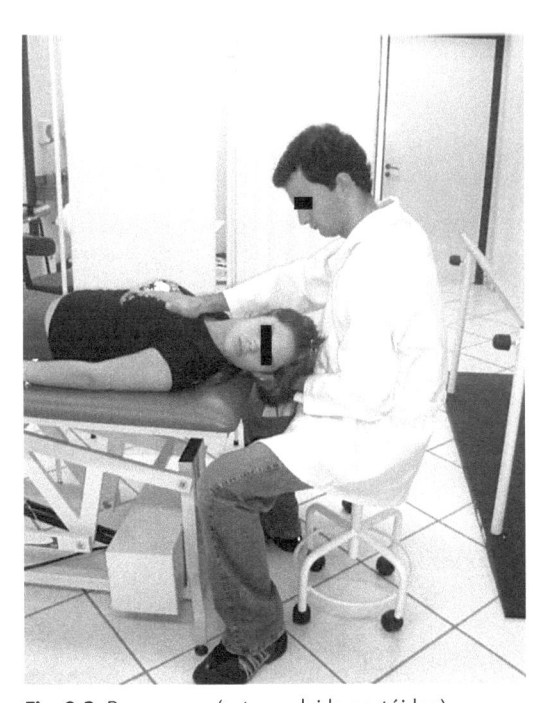

Fig. 9-3. Pompagem (esternocleidomastóideo).

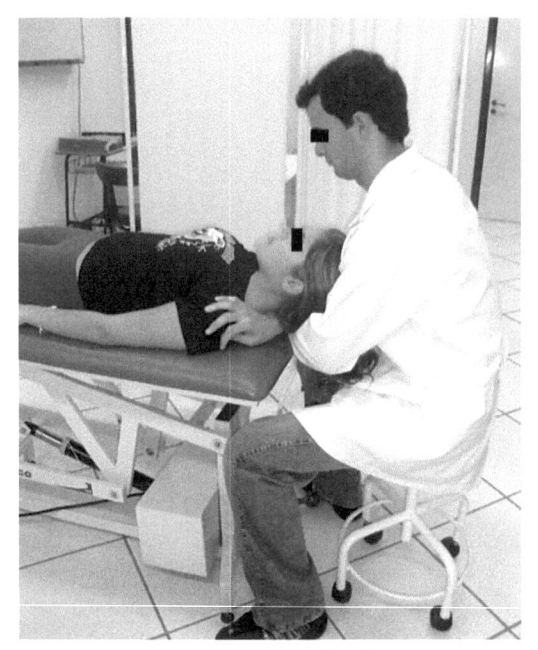

Fig. 9-4. Pompagem (extensores de cabeça e pescoço).

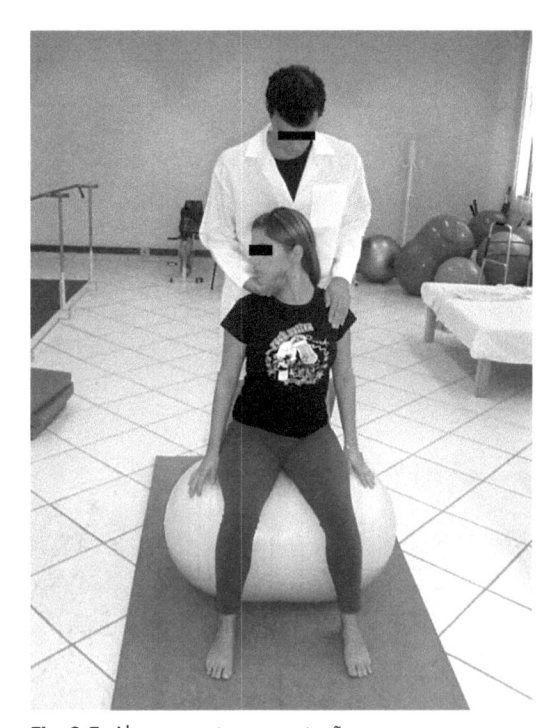

Fig. 9-5. Alongamento com rotação.

FIBROMIALGIA

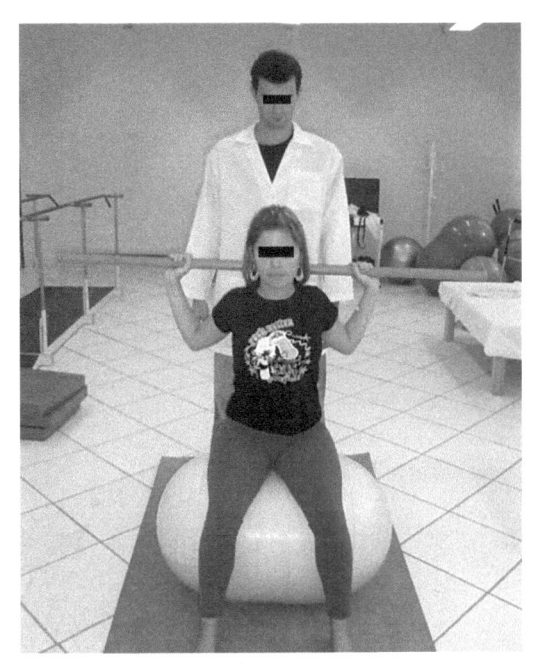

Fig. 9-6. Alongamento de peitorais.

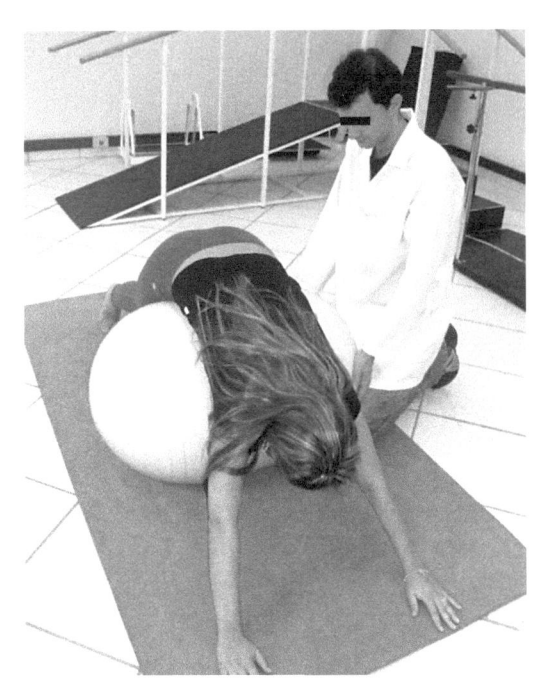

Fig. 9-7. Alongamento de cadeia posterior – relaxamento.

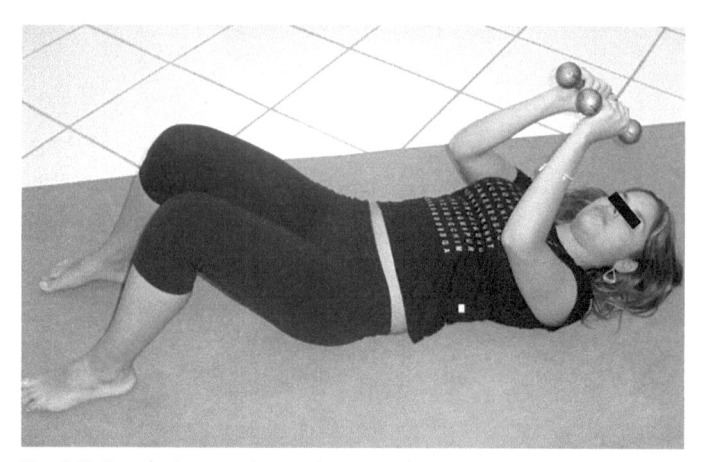

Fig. 9-8. Fortalecimento de membro superior.

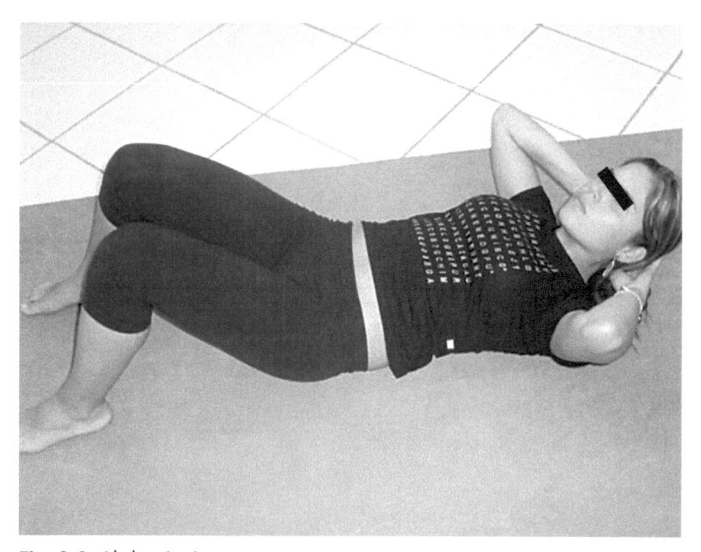

Fig. 9-9. Abdominais.

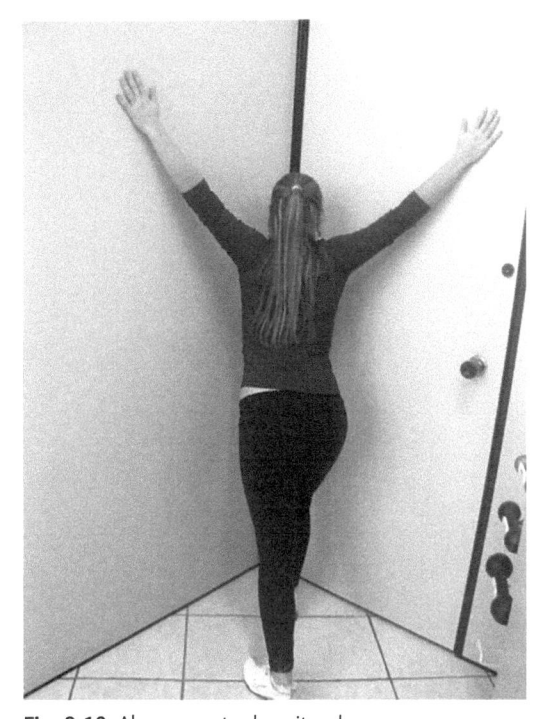

Fig. 9-10. Alongamento de peitoral.

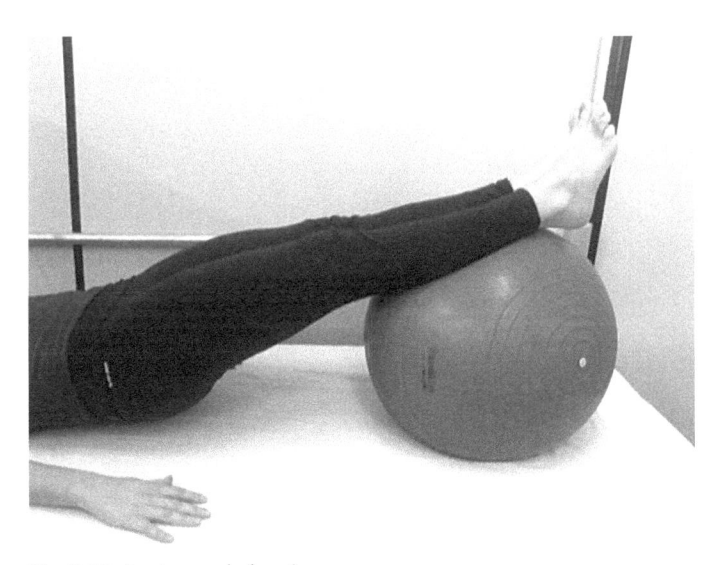

Fig. 9-11. Ponte com bola suíça.

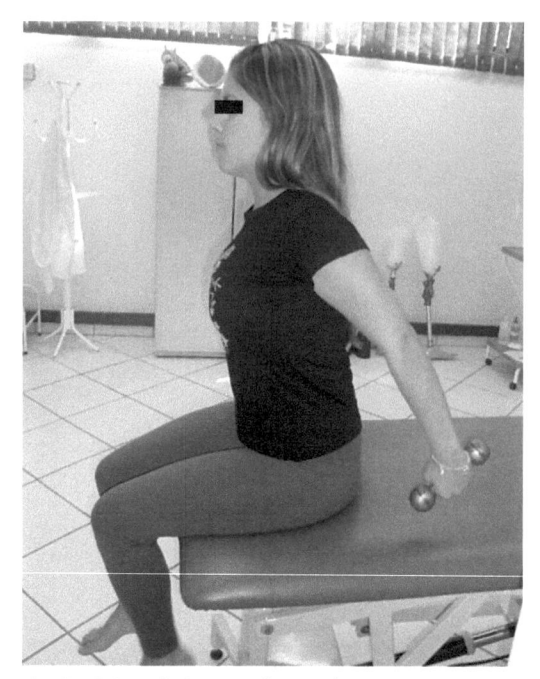

Fig. 9-12. Fortalecimento de membro superior.

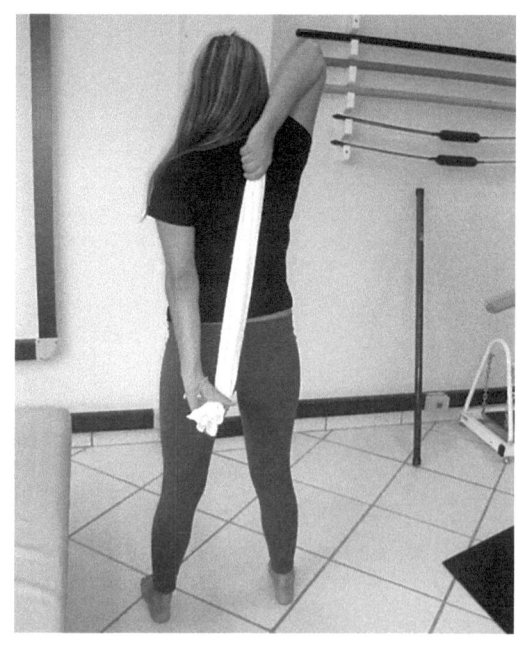

Fig. 9-13. Mobilidade de ombro.

HIDROCINESIOTERAPIA

Este recurso terapêutico serve para aumentar a tolerância do indivíduo ao exercício e o nível de resistência física, e melhora o condicionamento geral, o que reduz a intensidade dos sintomas, como dores após esforço e fraqueza muscular.

Método Watsu: é muito importante, pois permite movimentos corporais amplos que melhorarão as atividades diárias que são desenvolvidas no solo, dando confiança e ajudando na reabilitação.

É uma reeducação muscular dirigida que utiliza basicamente alongamentos. Esta técnica deverá ser realizada com cautela, pois poderá causar danos específicos, como estiramentos musculares e articulares.

O relaxamento muscular promove uma redução da tensão muscular, ajudando a prevenir restrições à mobilidade articular.

O tratamento deve dividir-se em quatro fases:

1. Aquecimento:
   - Andar em círculo.
   - Andar de um lado para outro.
   - Andar de frente e de costas.
   - Andar cruzando passos.

2. Alongamento:
   - Flexão anterior, extensão.
   - Flexão lateral direita e esquerda do pescoço.
   - Rolamento de ombro para a frente e para trás.
   - Alongamento do antebraço com punho fletido e estendido.
   - Alongamento de quadríceps, isquiotibiais, adutores de quadril, flexores de quadril.
   - Alongamento de peitoral maior, grande dorsal, inclinadores laterais de tronco e deltoide, tríceps, antebraço.
   - Alongamento de paravertebrais, eretores da coluna.

3. Fortalecimento:
   - Flexão, extensão, rotação interna e externa de ombros resistida.
   - Flexão e extensão de quadril resistida.
   - Bicicleta.
   - Rotação de tronco com prancha.
   - Flexão, extensão, abdução e adução resistida de ombro.
   - Elevação dos calcanhares.
   - Flexões laterais de tronco.

4. Relaxamento:
   - Individual e em grupo, com o auxílio de flutuadores e do fisioterapeuta, no final da sessão.

BIBLIOGRAFIA

Albrecht JG, Rachelli TL, Peroni FBA. Proposta de tratamento fisioterapêutico para pacientes fibromiálgicos. Fisioterapia em Movimento (Curitiba). 2000;13(1).

Bates A, Hanson N. Exercícios aquáticos terapêuticos. São Paulo: Manole; 1998.

Berber JS, Kupek E, Berber SC. Prevalência de depressão e sua relação com qualidade de vida em pacientes com fibromialgia. Revista Brasileira de Reumatologia. 2005;45(2):47-54.

Borges MR, Parizotto NA. Análise dos efeitos fisiológicos em pacientes com estresse submetidos à técnica Watsu. Revista Fisioterapia Brasil. 2001;2(1):33-40.
Caromano FA, et al. Ensino de hidroterapia na graduação: estabelecendo objetivos. Revista Fisioterapia Brasil. 2003;4(5):320-325.
Chaitow L. Síndrome da fibromialgia: um guia para o tratamento. São Paulo: Manole; 2002.
Chaitow L. Técnicas neuromusculares avançadas. São Paulo: Manole; 2001.
Costa, et al. Características de pacientes com síndrome da fibromialgia atendidos em hospital de Salvador – BA. Revista Brasileira de Reumatologia. 2005;45(2):64-70.
Costa PR, Maitê. Atualização no tratamento da fibromialgia. Temas de Reumatologia Clínica. 2004;5(2).
Cunha BCM, et al. Hidroterapia. Fisioterapia Brasil. 2001;2(6):379-385.
David C, Lioyd J. Reumatologia para fisioterapeutas. São Paulo: Premier; 2001.
Dessuy A, Formighieri V, Wibelinger LM. Intervenções fisioterapêuticas em fibromialgia. Revista Médica (Passo Fundo). 2006.
Dias, et al. Melhora na qualidade de vida em pacientes fibromiálgicos tratados com hidroterapia. Fisioterapia Brasil. 2003;4(5).
Gashu, et al. Eficácia da estimulação elétrica nervosa transcutânea (TENS) e dos exercícios de alongamento no alívio da dor e na melhora da qualidade de vida em pacientes com fibromialgia. Revista Fisioterapia da Universidade de São Paulo. 2001;8(2):57-64.
Helfenstein M, Feldman D. Síndrome da fibromialgia: características clínicas e associações com outras síndromes disfuncionais. Revista Brasileira de Reumatologia. 2002;42(1):8-14.
Marques A, Assumpção A, Matsutani LA. Fibromialgia e fisioterapia: avaliação e tratamento. São Paulo: Manole; 2007.
Marques AP, et al. A fisioterapia no tratamento de pacientes com fibromialgia: uma revisão da literatura. Revista Brasileira de Reumatologia. 2002;42(1):42-48.
Marques AP, et al. A prevalência de fibromialgia: uma revisão de literatura. Revista Brasileira de Reumatologia (São Paulo). 2006;46(1).
Marques AP, et al. Efeito do exercício de alongamento na melhora da dor, flexibilidade e qualidade de vida com fibromialgia. Fisioterapia em Movimento (Curitiba). 2004;17(4):35-41.
Matsutani AL, Marques PA. Eficácia de programa de tratamento fisioterapêutico sobre a qualidade de vida de pacientes com fibromialgia. Revista de Fisioterapia da Universidade de São Paulo. 2004;11(1);68-69.
Mendonça FLL, et al. Exercícios de alongamento para pacientes com fibromialgia. Revista Brasileira de Reumatologia. 2002;42(1).
Moreira C, Carvalho MAP. Reumatologia: diagnóstico e tratamento. 2. ed. Rio de Janeiro: Cultura Médica; 2001.
Salvador SEZ. Hidrocinesioterapia no tratamento de mulheres com fibromialgia: estudo de caso. Revista Fisioterapia e Pesquisa. 2005;11(1).
Skare TL. Reumatologia: princípios e prática. Rio de Janeiro: Guanabara Koogan; 1999.
Snider RK, et al. Tratamento de doenças do sistema musculoesquelético. São Paulo: Manole; 2000.
Souza LPM, Forgione MCR, Alves VLR. Técnicas de relaxamento no contexto da psicoterapia de pacientes com queixa de dor crônica e fibromialgia: uma proposta. Acta Fisiatrica. 2000;7(2):56-60.
Vitorino DFM, Prado GF. Intervenções fisioterapêuticas para pacientes com fibromialgia: atualização. Neurociências. 2004;12(3).

ARTRITE HEMOFÍLICA

CAPÍTULO 10

Lia Mara Wibelinger

INTRODUÇÃO

A hemofilia é um distúrbio do mecanismo de coagulação sanguínea que ocorre pela deficiência de um fator de coagulação.

A hemorragia do aparelho locomotor (articulações, músculos e subcutâneo) tem como principal característica a reincidência, principalmente nas articulações.

A hemartrose é conceituada como o extravasamento de sangue para o interior da articulação ou para a cavidade sinovial, sendo também conhecida como artropatia hemofílica quando se torna recorrente, causando a doença articular com a perda progressiva dos movimentos, atrofia muscular, além de contraturas em flexão.

CARACTERÍSTICAS CLÍNICAS

Quando existe ausência do fator VIII ou IX, ocorre uma diminuição da quantidade de fibrina que dificulta o controle das hemorragias.

O sangramento será, na maioria das vezes, espontâneo e o paciente não refere trauma ou outro fator desencadeante.

O evento hemorrágico é seguido por um processo inflamatório que, mesmo após a reabsorção do hematoma, persiste por um período.

Até mesmo as pequenas hemorragias com recuperação mais rápida necessitam ser cuidadosamente avaliadas.

A hemartrose, quando ocorre hemorragia dentro da articulação, provoca sinovite, com hipertrofia da membrana, devido à reabsorção do sangue e absorção do segmento ferroso. A sinóvia transforma-se em *pannus* e invade a cartilagem articular, que então começa a degenerar, e ocorre uma fibrilação semelhante à da osteoartrite. Quando existe recidiva, o osso subcondral torna-se osteoporótico e ocorre o desenvolvimento de cistos ósseos, que podem acabar provocando o colapso da articulação. As articulações mais comumente afetadas são tornozelo, quadril, joelho e ombro.

A hemartrose pode ser classificada em aguda, subaguda e crônica:

- Na hemartrose aguda ocorre tumefação, calor e dor. A dor é persistente e exacerbada ao repouso e ao movimento.
- Na subaguda é determinada por controle, gravidade e frequência das hemorragias.
- Já na fase crônica ocorre espessamento da sinóvia e degeneração articular que inclui também fibrose intra-articular e destruição generalizada, levando a rigidez e atrofia muscular.

EXAMES RADIOGRÁFICOS

No início os exames radiográficos podem ser normais, mas, com o avanço, ocorre perda de espaço articular, esclerose e achatamento das superfícies articulares, e eventual desorganização da articulação.

A participação de profissionais, como enfermeiros, psicólogos, assistentes sociais, odontólogos, terapeutas ocupacionais além de hematologistas, fisiatras, fisioterapeutas e ortopedistas, é muito importante para o tratamento destes pacientes.

AVALIAÇÃO
- Dor.
- Força muscular.
- Amplitude de movimento articular.
- Edema.
- Funcionalidade.
- Marcha, postura, equilíbrio.

Fase Aguda

É importante que se faça uso de dispositivos auxiliares que façam apoio parcial do pé e proporcionem alívio de 75% da carga imposta pela deambulação. Este cuidado deve ser mantido até que haja redução do aumento articular.

Deve ser recomendado o uso de compressas de gelo a domicílio, sendo necessário que se repita várias vezes ao dia:

- Repouso.
- Posicionamento com talas.
- Exercícios isométricos.
- Crioterapia.

Fase Crônica

É a fase onde não se encontram crises de hemorragia, por isto este se torna o momento ideal para prevenir complicações futuras ou recorrentes:

- Alongamentos suaves.
- Fortalecimento muscular.
- Mobilização.
- Treinamento funcional.
- Manutenção da amplitude de movimento articular.
- Exemplo de coordenação.
- Exercícios de equilíbrio e propriocepção.
- Correntes analgésicas tipo TENS.

Importante: nesta fase (fase crônica), deve-se trabalhar a força muscular, para que não ocorram crises recorrentes de hemorragia.

ARTRITE HEMOFÍLICA

> **! Importante**
>
> Como o tornozelo e o joelho são as articulações acometidas com maior frequência, mostramos abaixo alguns exercícios que podem ser trabalhados tanto no sentido de alongar como de fortalecer músculos proximais e distais, assim como de transferir peso e trabalhar equilíbrio, propriocepção e marcha.

Exemplos de exercícios:

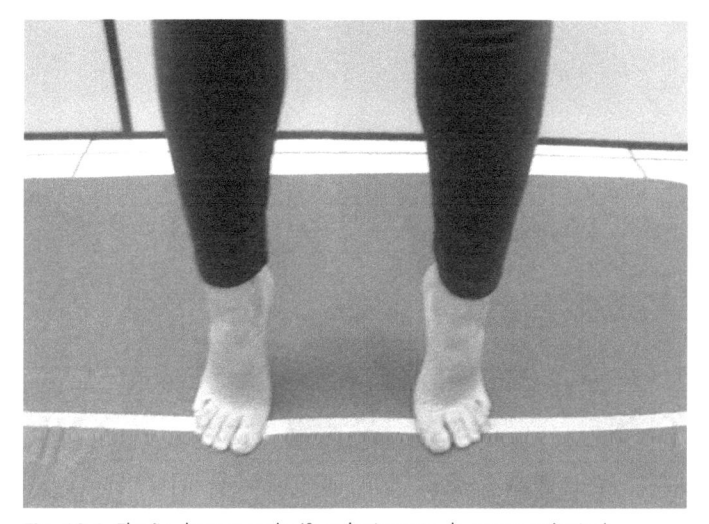

Fig. 10-1. Flexão de tornozelo (fortalecimento de gastrocnêmios).

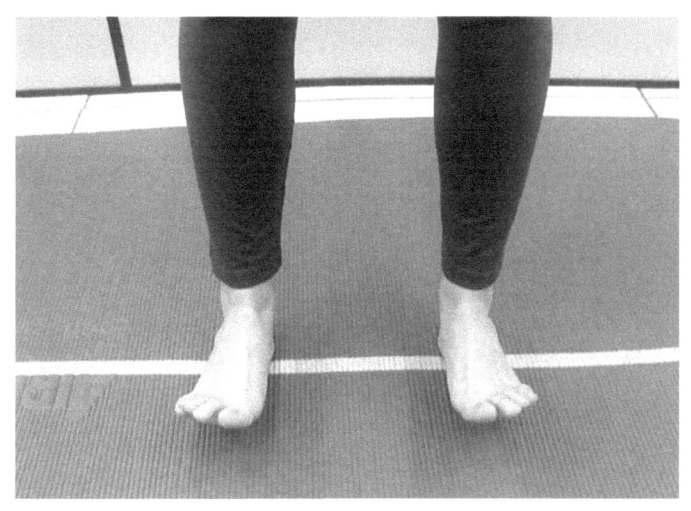

Fig. 10-2. Extensão de tornozelo (alongamento de tendão do calcâneo).

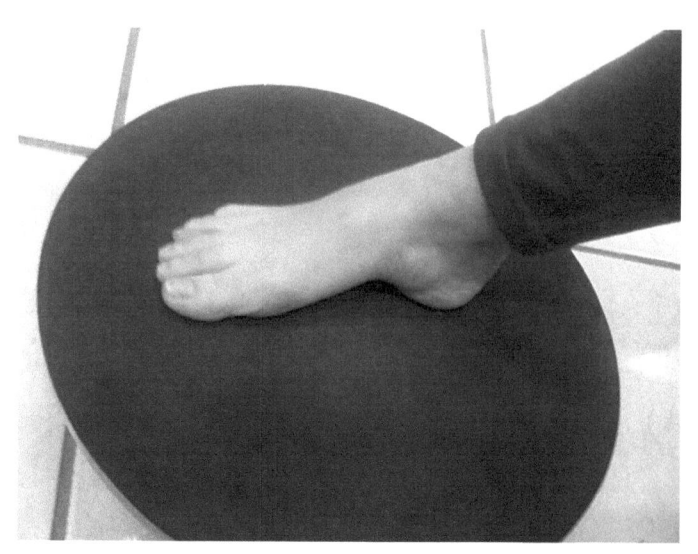

Fig. 10-3. Equilíbrio e propriocepção.

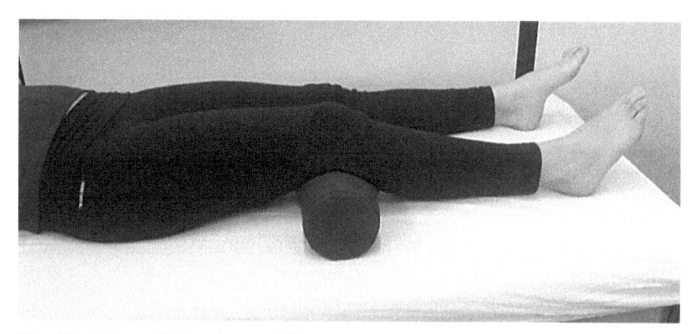

Fig. 10-4. Isométrico de quadríceps.

ARTRITE HEMOFÍLICA 175

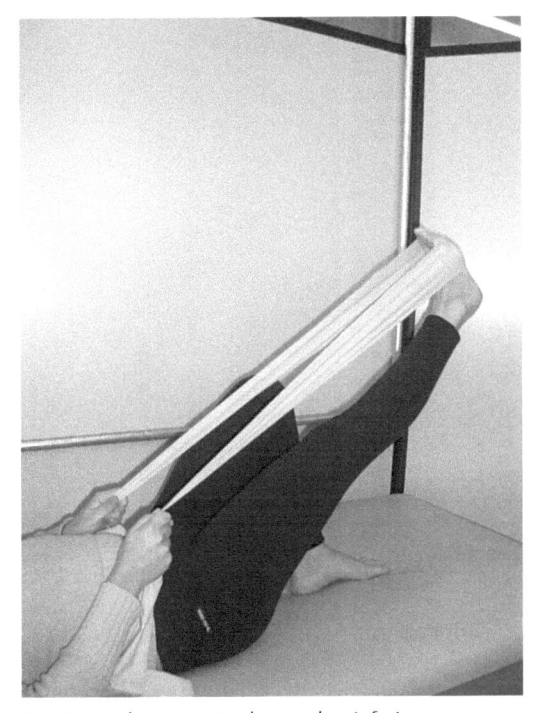

Fig. 10-5. Alongamento de membro inferior.

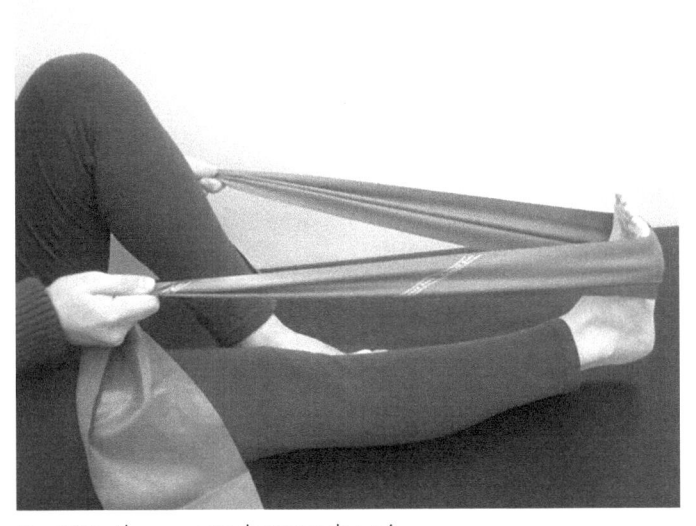

Fig. 10-6. Alongamento de tornozelo e pé.

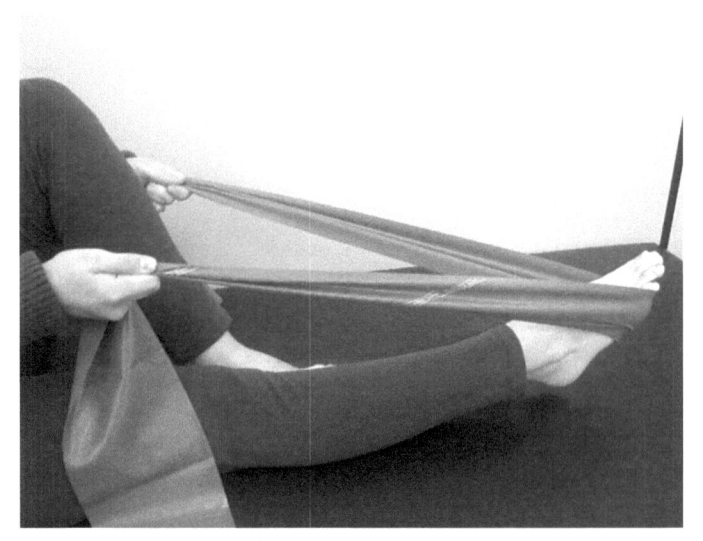

Fig. 10-7. Fortalecimento de tornozelo e pé.

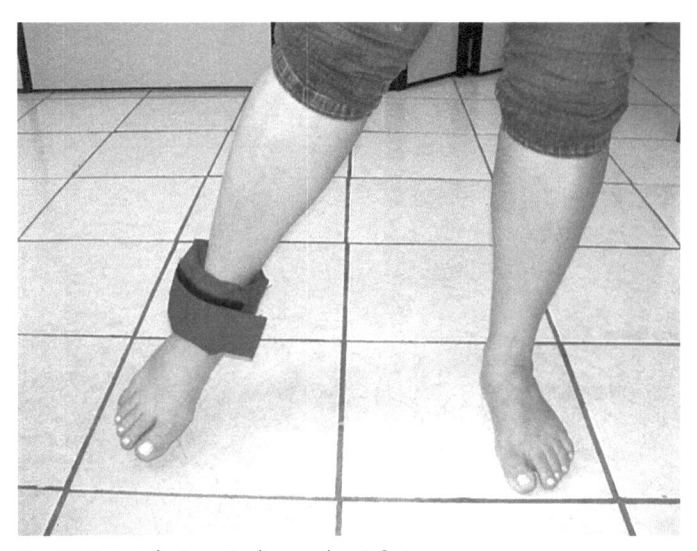

Fig. 10-8. Fortalecimento de membro inferior.

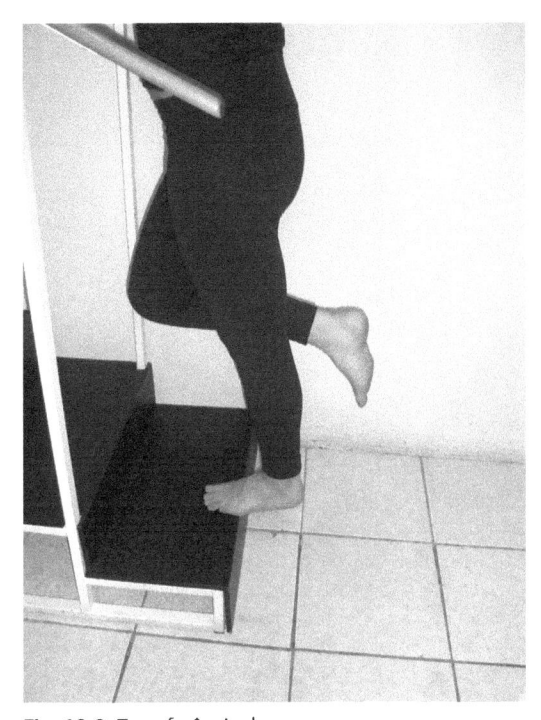

Fig. 10-9. Transferência de peso.

BIBLIOGRAFIA

Chiarello B, Driusso P, Radl ALM. Manuais de fisioterapia: fisioterapia reumatológica. São Paulo: Manole; 2005.
David C, Lloyd J. Reumatologia para fisioterapeutas. São Paulo: Premier; 2001.
Moreira C, Carvalho MAP. Reumatologia: diagnóstico e tratamento. 2. ed. Rio de Janeiro: Medsi; 2001.
Sato E. Reumatologia. São Paulo: Manole; 2004.
Skare TL. Reumatologia: princípios e prática. Rio de Janeiro: Guanabara Koogan; 1999.
West SG. Segredos em reumatologia. Porto Alegre: Artmed; 2001.

MANIFESTAÇÕES REUMÁTICAS NA SÍNDROME DA IMUNODEFICIÊNCIA ADQUIRIDA (AIDS)

CAPÍTULO 11

Lia Mara Wibelinger

INTRODUÇÃO

Alguns distúrbios reumáticos e autoimunes são comuns em indivíduos portadores do vírus da imunodeficiência humana.

A causa ainda não está clara; sugere-se ser de natureza multifatorial, o que inclui efeitos diretos e indiretos.

A perspectiva é de que de 30-70% dos indivíduos infectados venham a desenvolver algum tipo de doença reumática.

As manifestações reumáticas em associação à infecção pelo HIV são frequentes, mas os estudos são limitados e os resultados divergentes. Estudos sugerem que o tipo e a intensidade das manifestações reumáticas estariam relacionados com a fase da infecção pelo HIV.

Principais manifestações reumáticas: artropatias e distúrbios relacionados, colagenoses e miopatias, vasculites.

MANIFESTAÇÕES RADIOLÓGICAS

Na hemartrose crônica há estreitamento do espaço articular, erosões e alterações osteoartríticas. Nas radiografias há opacificação pela hemossiderina imersa no líquido sinovial. Nas crianças, possível hipertrofia da epífise.

Para que o tratamento seja o ideal é importante que exista uma equipe multidisciplinar que faça a intervenção completa e o acompanhamento adequado destes indivíduos, de acordo com todas as complicações que podem vir a ocorrer.

Estima-se que em torno de 11% dos indivíduos com HIV têm manifestado associação da fibromialgia; suspeita-se que isto esteja relacionado com a depressão. As artralgias estão entre as alterações mais comuns nestes indivíduos e afetam, normalmente, os joelhos e os ombros.

A infecção pelo vírus da imunodeficiência humana é caracterizada por amplas manifestações clínicas, afetando quase todos os órgãos sistêmicos do corpo. Se não tratada segue um curso irreparável, levando a um profundo estado de imunodepressão e, eventualmente, morte por infecções oportunistas e/ou desenvolvimento de sarcomas linfoproliferativos malignos e sarcomas de Kaposi.

SÍNDROMES CLÍNICAS

Espondiloartropatias soronegativas (espondilite anquilosante, artrite psoriática) estão entre as manifestações articulares mais prevalentes. A forma mais comum é a de uma oligoartrite grave e persistente e que acomete, principalmente, as grandes articulações (como os membros inferiores).

A artrite reativa e a síndrome de Reiter são as formas de artrite observadas com maior frequência, ocorrendo em 2% dos pacientes com HIV. A prevalência da psoríase em pacientes com AIDS é cerca de 3 vezes maior que a observada na população geral.

Ainda não está claro se a infecção pelo HIV é um fator de risco para o desenvolvimento da artrite. Entretanto, algumas lesões reumáticas ocorrem em proporção maior que a esperada em indivíduos soropositivos para o HIV. Elas incluem a síndrome de Reiter, artropatia psoriática e síndrome de Sjögren (SS).

O tratamento fisioterápico dependerá dos sinais e sintomas apresentados.

Acometimento Articular

Artrite

Existe um tipo de envolvimento articular que se acredita ser causado pela presença direta do vírus na articulação da mesma maneira que acontece com outras doenças virais, como rubéola e hepatite. Trata-se de uma oligoartrite bastante dolorosa, mas que responde ao uso de AINEs e corticoides intra-articulares ou via viral (embora exista uma tendência a se evitar este último pelo risco de imunodepressão). Dura, em média, 1 a 6 semanas.

A sinovite é clinicamente evidente e pode ser documentada por biópsia, onde se vê um infiltrado de células nucleares. Trata-se de uma artrite soronegativa, mais habitualmente uma oligoartrite assimétrica das grandes articulações, sem caráter destrutivo e sem alterações radiológicas acompanhantes. É habitualmente transitória e totalmente reversível, assemelhando-se às artrites descritas em estádios iniciais de outras infecções virais, nomeadamente por vírus das hepatites. Aparece, no entanto e distintivamente, em vários estádios de evolução da infecção por HIV, inclusive em doentes com síndrome de imunodeficiência adquirida (AIDS), o que tem significado desconhecido.

Poliartrite Simétrica

Tem-se descrito, também, em pacientes com AIDS, uma poliartrite simétrica aguda com envolvimento predominante das mãos. Chega, às vezes, a preencher os critérios para artrite reumatoide, embora se acredite que não pertença a essa doença, sendo uma entidade em separado e relacionada com a AIDS.

Artrites Infecciosas

Não deixa de ser óbvia tal associação. Existem dois grupos de microrganismos mais frequentemente encontrados: os piogênicos (*Staphylococcus, Haemophilus, Salmonella* etc.) e os oportunistas, fungos *(Cryptococcus, Sporotrichium schenkii)*, micobactérias atípicas etc.

O primeiro grupo é mais comum em pacientes que, além de serem portadores de AIDS, têm o hábito de utilizar drogas endovenosas, o que serve como porta de entrada. Tais indivíduos mostram uma tendência à artrite infecciosa em locais pouco comuns, como articulação sacroilíaca, articulação esternoclavicular, disco intervertebral etc.). Além de artrite infecciosa, são descritas osteomielite e bursites infecciosas.

Artrite Reativa (Síndrome de Reiter)

A prevalência da síndrome de Reiter em pacientes infectados por HIV é controversa, havendo grande discrepância na literatura, que se deve, em parte, à falta de critérios de aceitação universal na definição da síndrome. Estudos mostraram valores entre 0,3 e 10%, sendo maiores naqueles que levaram em consideração, além da artrite periférica, somente uma manifestação extra-articular característica da síndrome, ou seja: uretrite/cervicite, diarreia aguda, doença inflamatória ocular (conjuntivite/uveíte) ou acometimento mucocutâneo (balanite circinada, ulceração oral e ceratodermia blenorrágica).

A síndrome de Reiter apresenta algumas peculiaridades na vigência da infecção pelo HIV. Estudos mostraram que as articulações mais acometidas e as que apresentaram envolvimento mais grave foram as dos pés e tornozelos. A forma de manifestação mais comum nos pés foram as entesopatias, envolvendo o tendão calcâneo, a fáscia plantar, os tendões tibiais anterior e posterior e o tendão extensor dos pés. A dactilite multidigital foi uma manifestação frequente e, quando associada à tenossinovite dos extensores, sugeria celulite.

Embora a fisiopatogênese da síndrome de Reiter não esteja completamente esclarecida, é evidente a participação do sistema imune baseada no intervalo previsto entre a infecção e o surgimento de manifestações da doença, suas características imunopatológicas e sua resposta terapêutica aos imunossupressores. Porém, fato surpreendente foi a descoberta de que a síndrome de Reiter podia ocorrer na presença de grave comprometimento do sistema imune causado pelo HIV e que a artrite podia persistir com a evolução da imunodeficiência.

Existem algumas semelhanças entre a síndrome de Reiter associada ao HIV e aquela do indivíduo sem comprometimento imunológico. O HLA-27 tem sido detectado em aproximadamente 80% dos pacientes brancos caucasianos com a síndrome de Reiter, infectados pelo HIV, que é a mesma frequência observada na síndrome de Reiter convencional.

Em aproximadamente um terço dos casos, o aparecimento da síndrome é precedido por infecção intestinal.

Artrite Psoriática

Como na síndrome de Reiter, a artrite psoriática pode ocorrer no curso de uma imunodeficiência grave. Parece que a prevalência de artrite psoriática em pacientes infectados pelo HIV é maior que na população geral. A frequência encontrada no HIV-positivo foi mais de 5 vezes a esperada quando em comparação com o HIV-negativo. Além disso, há ocorrência de artrite no quadro de psoríase sem imunodeficiência.

O envolvimento musculoesquelético frequentemente relembra a síndrome de Reiter, enfatizando a habitual sobreposição das características clínicas entre as espondiloartropatias. A onicodistrofia é um sinal comum, altamente correlacionado com artrite das interfalangianas distais dos pés e das mãos. Entesopatia e dactilite, especialmente dos pés, são particularmente proeminentes.

Artrite Reumatoide

A coexistência de artrite reumatoide e AIDS era tema controverso na literatura até 1991, mas várias descobertas contribuíram para a definição da inter-relação das duas enfermidades.

A associação entre AR e infecção por HIV é rara. Os primeiros casos descritos de infecção retroviral em indivíduos com AR indicavam melhora significativa ou mesmo uma remissão da doença, apontando para um papel central das células T auxiliares na sua imunopatogênese; no entanto, nem sempre a melhora clínica se acompanhou de melhora dos processos de destruição articular, o que é compatível com mecanismos de doença independentes daquele tipo celular.

Há casos descritos de coexistência das duas situações em doentes em diferentes estádios de imunossupressão, o que levou alguns autores a reequacionarem o papel modulador da infecção por HIV no curso da AR.

A artrite reumatoide e a AIDS apresentam características epidemiológicas bastante diferentes. A AIDS ainda é mais frequente em usuários de drogas e homens jovens homossexuais e a artrite reumatoide acomete, principalmente, mulheres após os 35 anos, o que justifica a baixa prevalência da associação das duas doenças. Mas, infelizmente, como o número de casos de AIDS vem aumentando progressivamente, particularmente em mulheres, espera-se que cada vez mais pacientes com AR tornem-se infectados pelo HIV:

- *Fibromialgia:* estima-se que aproximadamente 11% dos indivíduos com HIV possam apresentar associação à fibromialgia.
- *Vasculites:* têm sido descritas em pacientes com AIDS e acredita-se que elas aconteçam por um ataque direto do vaso pelo HIV, depósitos de complexo imune, seja em resposta ao próprio HIV ou a outras infecções, cujo aparecimento foi por ele propiciado.
- *Miopatias:* estão incluídas neste grupo as mialgias, atrofias musculares, polimiosites e piomiosites.

FISIOTERAPIA

Avaliação

Deve ser realizada com o objetivo de identificar as necessidades do paciente. Lembrando sempre que tanto a avaliação quanto a conduta fisioterapêutica dependerão diretamente da manifestação reumática associada.

Quando se tratar de indivíduos com **espondiloartropatias associadas,** deve-se levar em consideração:

- Mobilidade toracoabdominal (cirtometria).
- Capacidade cardiorrespiratória.
- Mobilidade da coluna torácica.

Quando a fibromialgia for a doença associada:

- Avaliar a dor.
- Avaliar a qualidade de vida.

Em todos os casos é importante que se questione:

- Tratamentos anteriores.
- Medicações já utilizadas, ou em uso.
- Hábitos e vícios.
- Doenças associadas (diabetes, cardíaca, reumatológica etc.).
- História de doença familiar.

OBJETIVOS

Os objetivos de tratamento e a conduta a ser estabelecida dependerão da condição clínica que o paciente apresentar, tanto ambulatorial quanto em pacientes que estiverem internados, ou seja, qual a manifestação reumática que vai estar associada. Este será o determinante para estabelecer o tratamento fisioterapêutico ideal.

Também é muito importante a atenção primária, ou seja, a prevenção, que também é uma área de atuação da fisioterapia, no que tange à prevenção nas gestantes das DSTs e HIV:
- Os principais objetivos são:
  - Manter sempre a funcionalidade do indivíduo.
  - Prevenir deformidades.
  - Aliviar a dor, quando estiver presente.

CONDUTA FISIOTERAPÊUTICA

Vai depender da doença reumática que estiver relacionada com a síndrome da imunodeficiência adquirida.

- Eletroterapia:
  - TENS – para alívio da dor.
  - Ultrassom.
  - FES.
- Calor superficial.
- Crioterapia.
- Cinesioterapia:
  - Mobilização articular.
  - Alongamento muscular.
  - Força muscular.
  - Marcha.
  - Postura.
  - Equilíbrio e propriocepção.
  - Exercícios respiratórios.

  Exemplos de exercícios:

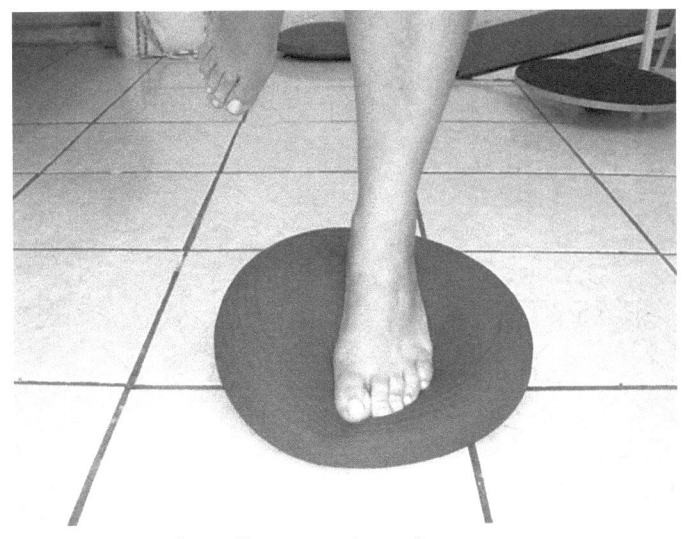

Fig. 11-1. Treino de equilíbrio e propriocepção.

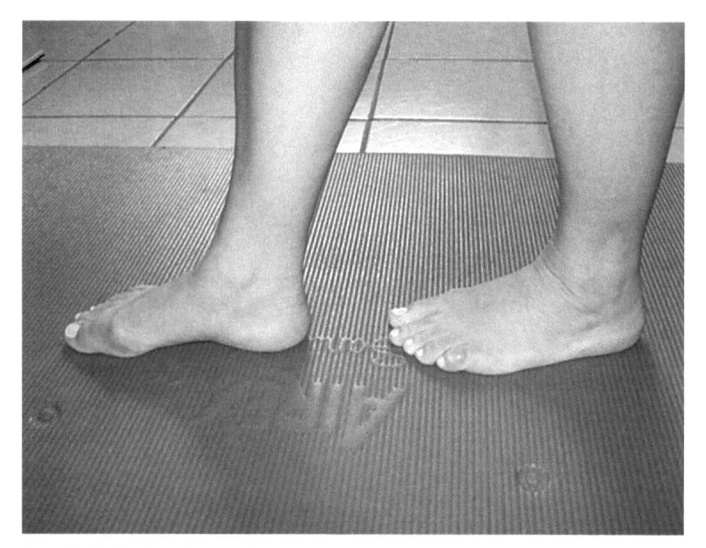

Fig. 11-2. Treino de marcha.

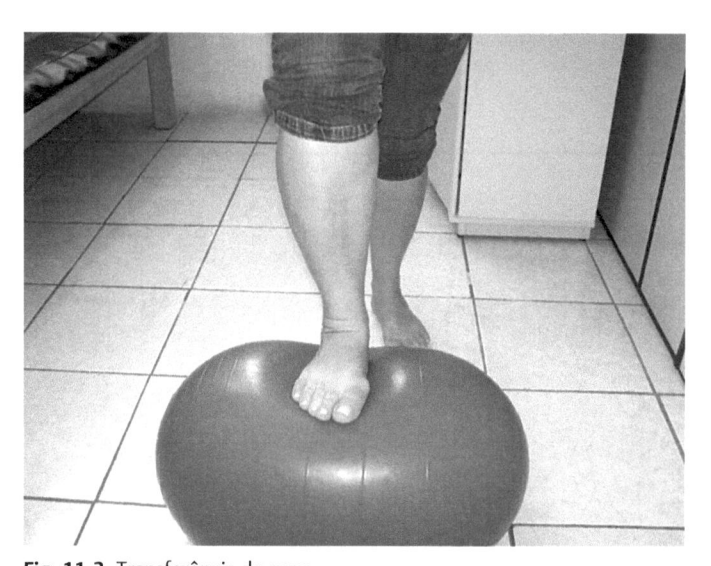

Fig. 11-3. Transferência de peso.

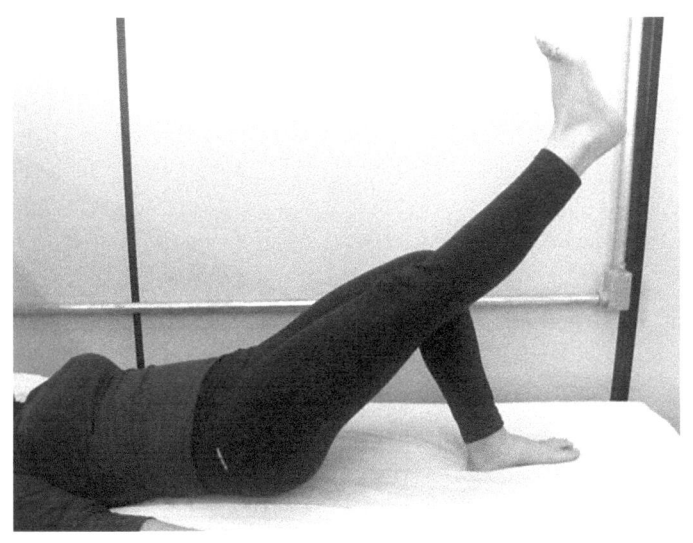

Fig. 11-4. Alongamento de isquiotibiais.

PREVENÇÃO

O tratamento preventivo envolve exercícios de alongamento, fortalecimento, prevenção de contraturas e deformidades, e manutenção do trofismo muscular.

INTERVENÇÃO FISIOTERAPÊUTICA HOSPITALAR

- Exercícios respiratórios: já que a doença pulmonar é uma das maiores causas de óbito nestes indivíduos. Higiene brônquica, ventilação mecânica.
- No paciente internado ou acamado é necessário que se utilizem mudanças de decúbito, posicionamentos e mobilização.
- Mobilização articular e muscular passiva.

TRATAMENTO FISIOTERAPÊUTICO AMBULATORIAL

A conduta vai ficar na dependência da patologia reumática que estiver associada, mas, como se sabe que a maioria dos quadros é de oligoartrite, e que existe uma predisposição maior das artrites reativas, não podemos esquecer de preconizar uma intervenção global, assim como um programa de tratamento baseado em alongamento, fortalecimento e condicionamentos físico e cardiorrespiratório.

BIBLIOGRAFIA

Batista, et al. Manifestações reumáticas da síndrome de imunodeficiência adquirida (AIDS). Rev Bras Reumatologia. 2004;44(5).
Chiarello B, Driusso P, Radl ALM. Manuais de fisioterapia: fisioterapia reumatológica. São Paulo: Manole; 2005.
David C, Lloyd J. Reumatologia para fisioterapeutas. São Paulo: Premier; 2001.
Ferreira GA. Manifestações reumáticas na síndrome da imunodeficiência adquirida. In: Moreira C, Carvalho MAP. Reumatologia: diagnóstico e tratamento. 2. ed. Rio de Janeiro: Medsi; 2001.
Golding DN. Reumatologia em medicina e reabilitação. São Paulo: Atheneu; 2001.

Monteagudo I, Rivera J, Lopez-Longo J, et al. AIDS and rheumatic manifestations in patients addicted to drugs. An analysis of 106 cases. J Rheumatol. 1991;18(7):1038-41.

Moreira C, Carvalho MA. Reumatologia: diagnóstico e tratamento. 2. ed. Rio de Janeiro: Medsi; 2001. p. 675-87.

Muller-Ladner U, Kriegsmann J, Gay RE, et al. Progressive joint destruction in a human immunodeficiency virus-infected patient with rheumatoid arthritis. Arthritis and Rheum. 1995;38(9):1328-32.

Ornstein MH, Kerr LD, Spiera H. A reexamination of the relationship between active rheumatoid arthritis and the acquired immunodeficiency syndrome. Arthritis Rheum. 1995;38(11):1701-6.

Shulhafer EP, Grossman ME, Fagin G, et al. Steroid-induced Kaposi's sarcoma in a patient with pre-AIDS. Am J Med. 1987;82(2):313-31.

Skare LT. Reumatologia: princípios e prática. Rio de Janeiro: Guanabara Koogan; 1999. p. 209-213.

GOTA

CAPÍTULO 12

Lia Mara Wibelinger

INTRODUÇÃO

Gota é o termo usado para descrever um grupo heterogêneo de situações patológicas encontradas exclusivamente na espécie humana, cujo elemento comum é o deposito tissular de cristais de monourato de sódio.

A gota é um distúrbio metabólico que sofre importante influência genética, manifestada por elevados níveis de ácido úrico sérico, crises recorrentes de artrite aguda e formação crônica de agregados de cristais. Esses cristais causam inchaço e inflamação da articulação.

ETIOLOGIA

Desconhecida. A causa exata da gota é desconhecida. A gota pode ser genética. É mais comum em homens, mulheres após a menopausa e em pessoas que ingerem bebida alcoólica em excesso. As pessoas que tomam determinados medicamentos, como a hidroclorotiazida e outros diuréticos, podem ter níveis mais altos de ácido úrico no sangue.

ETIOPATOGENIA

Pode ocorrer por dois mecanismos, que são:

- *Aumento na produção de ácido úrico:* idiopático, defeito enzimático, estresse, trauma, cirurgia, infecção.
- *Diminuição na eliminação de ácido úrico pelo rim:* 85% dos pacientes com gota apresentam um defeito específico na eliminação de ácido úrico.

A gota pode ser dividida em:

- *Gota aguda:* haverá dor inflamatória muito intensa, que não cederá com o repouso, e que será exacerbada com o mínimo contato, apresentará tumefação e edema, e a pele terá um aspecto típico, como coloração vermelho-brilhante e evidente adelgaçamento. Existirá derrame articular com presença de cristais de urato no líquido sinovial.

Pode haver comprometimento articular em metatarsofalangiana do primeiro dedo (podraga), joelhos, tornozelos, tarso, cotovelo, ombro, interfalangianas proximais das mãos, interfalangianas distais dos pés, e periarticular em bolsas serosas, tendões, bainhas tendinosas e face palmar dos dedos.

- *Gota crônica:* sua manifestação mais característica será a presença de tofos subcutâneos (tumorações de tamanho variável). Os tofos podem ser indolores, tendo importância unicamente em nível estético e como causa mecânica de limitação articular.

A gota também pode ser classificada em:

- *Gota primária:* descrita como gota primária decorrente de um erro inato no metabolismo das purinas, com superprodução de ácido úrico e/ou defeito intrínseco na excreção renal de urato (principal mecanismo de gota primária), quando não se identifica o defeito básico que origina a hiperuricemia. Alguns desses casos têm base genética, outros não.
- *Gota secundária:* é aquela que aparece como consequência de outra doença ou uso de drogas. Relaciona-se com outras condições que concorrem para o acúmulo de ácido úrico corporal ou para sua hipoexcreção. A incidência é mundial, afetando homens entre 40 e 50 anos e mulheres acima de 60 anos.

CARACTERÍSTICAS CLÍNICAS

Quando a história natural da doença está completa, distinguem-se quatro estágios:

Hiperuricemia Assintomática

É definida como a elevação do nível sérico do ácido úrico não associada a manifestações clínicas de gota e/ou nefropatia. Frequentemente é secundária, como em alguns pacientes em uso de diuréticos, mas pode ser permanente e sem consequências clínicas para o paciente.

Artrite Gotosa

Caracteriza-se por dor mono ou oligoarticular, de início súbito, contínua em duração, geralmente de forte intensidade e acompanhada por calor, rubor e edema.

É a maneira mais típica de a gota se manifestar; inicialmente, monoarticular e extremamente dolorosa. O processo inflamatório geralmente é intenso.

Geralmente esses ataques ocorrem à noite e a dor é tão intensa que o indivíduo não suporta nem o peso das cobertas sobre a articulação afetada.

Os ataques podem ser precedidos por eventos precipitantes como trauma, ingestão de álcool e certas drogas, excesso alimentar, cirurgias ou outras situações patológicas.

Gota Intercrítica

Corresponde aos intervalos entre as crises agudas de gota, nas quais os pacientes não têm sintomas. Desaparecem à medida que o processo evolui para a fase crônica.

Período Intercrítico (Remissão)

É de duração muito variável. Na maioria das vezes um segundo ataque de gota pode ocorrer depois de 6 meses a 2 anos; em outros casos, o próximo ataque só ocorrerá 5 a 10 anos depois, e alguns pacientes nunca sofrerão um segundo ataque.

Gota Tofácea Crônica

Manifesta-se quando o paciente não é tratado e a taxa de produção de ácido úrico excede a de excreção. Cristais depositam-se em cartilagem, membranas sinoviais, tendões e tecidos moles, formando nodulações indolores chamadas tofos.

Os tofos são, em geral, indolores, mas podem causar limitação e destruição articular. Quando superficiais, podem sofrer ulceração e drenar uma substância brancacenta, favorecendo a instalação de infecção secundária. Os tofos dependem do grau de uricemia e do tempo de hiperuricemia. A dissolução dos tofos é mais rápida que o crescimento.

As Figuras 12-1 a 12-3 demonstram imagens de locais acometidos em indivíduos com gota crônica.

A preferência da gota pelas articulações periféricas pode estar relacionada, pelo menos parcialmente, com suas temperaturas, que são mais baixas. Isso acontece porque a solubilidade do cristal de ácido é diretamente proporcional à temperatura.

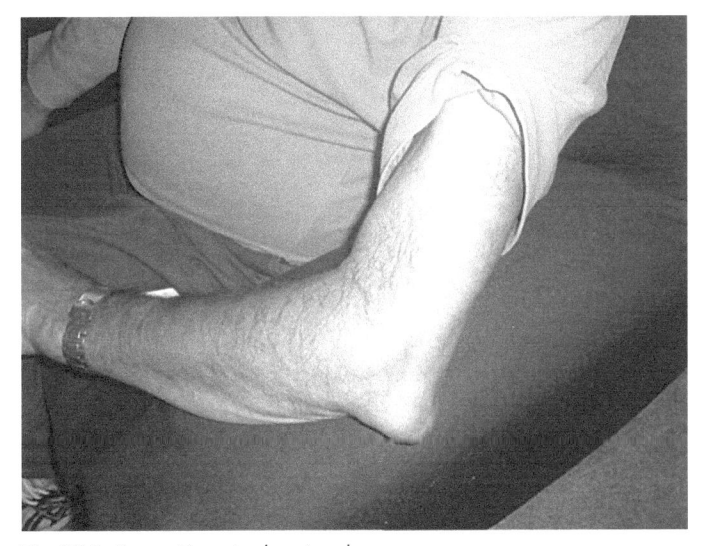

Fig. 12-1. Acometimento de cotovelo.

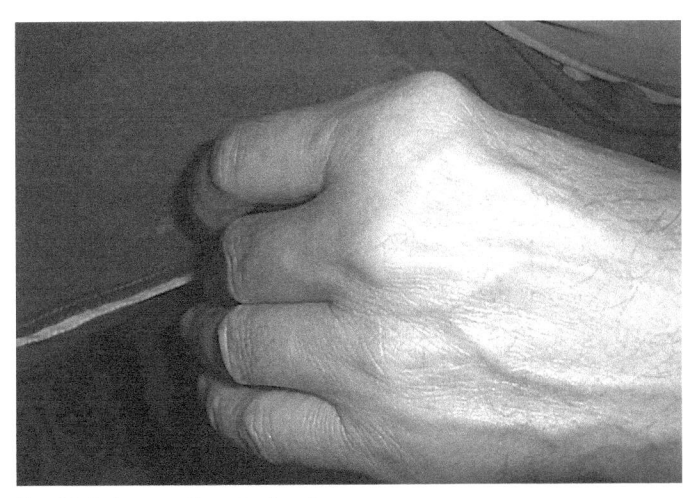

Fig. 12-2. Acomentimento de mão.

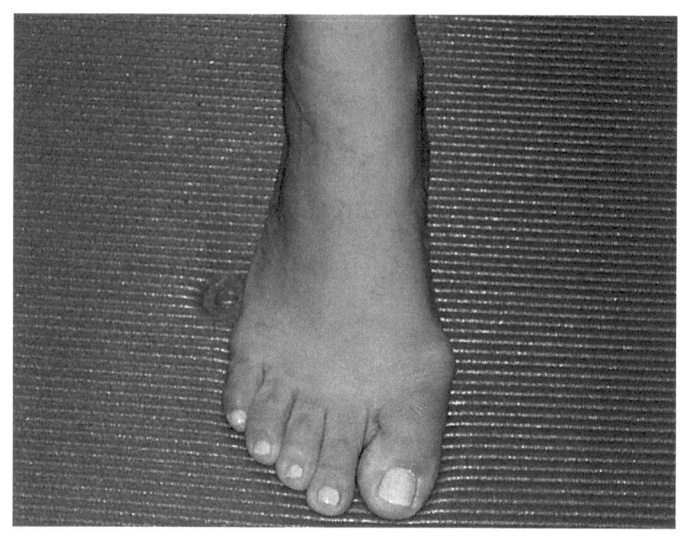

Fig. 12-3. Acometimento da metatarsofalangiana.

Diagnóstico

Pode ser sugerido pela história e pelo quadro clínico, entretanto, sua confirmação necessita de exames laboratoriais. Em 1977, o American College of Rheumatology referendou os critérios diagnósticos propostos por Wallace *et al.*, que se baseiam no encontro de cristais de monourato de sódio ou tofos, ou 6 ou mais dos 12 critérios clínicos, radiológicos e laboratoriais.

Apesar de a hiperuricemia ser pré-requisito para a gota, seu encontro isolado não autoriza o diagnóstico.

CRITÉRIOS PARA A CLASSIFICAÇÃO DE ARTRITE AGUDA NA GOTA PRIMÁRIA

Critérios Maiores
- Encontro de cristais de monourato de sódio no líquido sinovial intra-articular na vigência de crise articular.
- Confirmação da presença de tofos.

Critérios Menores
- Inflamação articular súbita.
- Mais de uma crise de artrite aguda.
- Comprometimento monoarticular.
- Rubor local.
- Comprometimento de primeira metacarpofalangiana.
- Comprometimento de primeira metacarpofalangiana de modo unilateral.
- Comprometimento tarsal unilateral.
- Suspeita da presença de tofos.
- Hiperuricemia.

- Edema articular assimétrico visto à radiografia.
- Cistos subcondrais sem erosão vistos à radiografia.
- Cultura negativa na vigência de crise.

Laboratório

O estudo do líquido sinovial mostra líquido inflamatório com aumento da celularidade e predomínio de polimorfonucleares. O encontro de cristais intracelulares de monourato de sódio confirma o diagnóstico de gota.

É também útil o estudo da função renal e do sedimento urinário para a análise da nefropatia gotosa. Em razão de associação da gota a outras doenças metabólicas, deve-se também dosar o colesterol total e suas frações, o triglicerídio e a glicemia.

Após suspender a medicação há um intervalo de 2 a 5 anos para aparecerem novos surtos agudos e nova formação de tofos.

Para saber se um paciente é hiperprodutor ou um hipoexcretor de ácido úrico, deve-se colher a urina de 24 horas para determinar a excreção de ácido úrico e creatina.

Em um indivíduo com uma dieta regular em purinas, níveis de urato acima de 800 mg nas 24 horas sugerem hiperprodução de ácido úrico. Já um valor abaixo de 800 mg nas 24 horas sugere hipossecreção.

Imagens Radiográficas

Os achados radiológicos não são diagnosticados na fase inicial da doença, demonstrando apenas aumento de partes moles. Na doença crônica, as erosões ósseas são arredondadas com uma margem esclerótica, podendo ser intra ou periarticulares.

O tratamento da gota é determinado pelas manifestações clínicas que o paciente apresenta.

A dor é alucinante, acompanhada de calor, edema de partes moles e hiperestesia local. Em razão disso, os objetivos principais do tratamento da gota em fase aguda constituem de alívio da dor e dos sinais inflamatórios locais com restrição completa da atividade física.

Os principais objetivos do tratamento são:

- Superação da fase aguda.
- Profilaxia de novas crises.
- Redução da concentração de urato sérico.
- Reabsorção dos tofos e prevenção da deposição de cristais.
- Controle das condições associadas: obesidade, hipertensão arterial e dislipidemia.
- Tratamento da fase aguda com agentes anti-inflamatórios, como colchicina e drogas anti-inflamatórias não hormonais.

Uma vez resolvido o episódio agudo, uma série de medidas pode ser tomada para prevenir sua recorrência:

- Reduzir o peso do paciente obeso.
- Evitar fatores precipitantes, como consumo de álcool e dieta rica em purinas.
- Usar colchicina ou indometacina diariamente de forma profilática.
- Usar medicação hipouricemiante.

Prognóstico

A gota não tem cura, mas tem tratamento e este deve basear-se em dieta. Tratamento medicamentoso pode ser dividido em dois momentos, que são:

- *Tratamento da crise articular:* anti-inflamatórios não hormonais, colchicina, corticosteroides.
- *Tratamento da hiperuricemia*: drogas urocosúricas e inibidoras da síntese de ácido úrico.

Tratamento Fisioterapêutico

Nas fases agudas dificilmente os pacientes são indicados para a intervenção fisioterapêutica, principalmente porque nesta fase a dor é muito forte e limita intensamente o tratamento. Já na fase crônica, as implicações são visíveis, o que faz a fisioterapia ser essencial para manter a funcionalidade do indivíduo.

Avaliação

- De amplitude de movimento: goniometria.
- De perimetria.
- Do edema.
- De encurtamento muscular, atrofias, contraturas.
- Da força muscular.
- De marcha, equilíbrio e postura.
- Da dor: escala visual analógica.

Objetivos de Tratamento

- Diminuir a dor e a inflamação.
- Aumentar ou manter a mobilidade articular e a força muscular.
- Reeducar a marcha, o equilíbrio e a postura (quando necessário, pois não podemos esquecer que o hálux é uma das articulações com grande acometimento na gota).
- Prevenir deformidades articulares.

Conduta Fisioterapêutica

- Repouso (somente na fase aguda).
- Crioterapia: deve ser usada com o objetivo de diminuir a dor e a inflamação, como efeito anti-inflamatório, ação anestésica local e nos surtos agudos com dores intensas; principalmente por meio de compressas frias, do contrário, nenhuma outra modalidade de exercícios deve ser utilizada durante a fase aguda.
- Eletroterapia: TENS para alívio da dor e ultrassom (fonoforese) para introdução de medicamentos e diminuição da rigidez.

Cinesioterapia
- Exercícios isométricos resistidos com pesos progressivos.
- Alongamentos suaves e autoalongamentos (*streetching*).
- Mobilizações ativas.
- Mobilizações ativo-assistidas.
- Exercícios funcionais.
- Exercícios isométricos da musculatura periarticular afetada pelo processo inflamatório.
- Trações manuais passivas.

Na fase crônica da gota, o tratamento fisioterápico inclui os da fase aguda que se somam à prevenção das deformidades articulares. Aconselha-se uma vida ativa, dieta equilibrada e prática de esportes com moderação.

Quando em tratamento fisioterapêutico para os pés e joelhos, não podemos esquecer que os objetivos devem envolver, além do controle da dor, a funcionalidade, o treino de marcha, a mobilidade articular, a propriocepção e o equilíbrio (Figs. 12-4 a 12-16).

Quando se tratar de acometimento do membro superior, é importante que se mantenha a mobilidade e a força muscular do membro como um todo (Figs. 12-4 e 12-5).

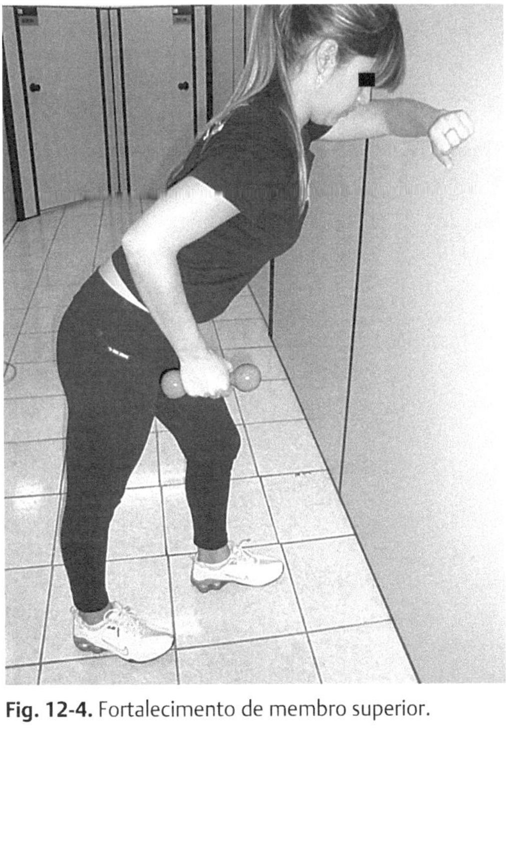

Fig. 12-4. Fortalecimento de membro superior.

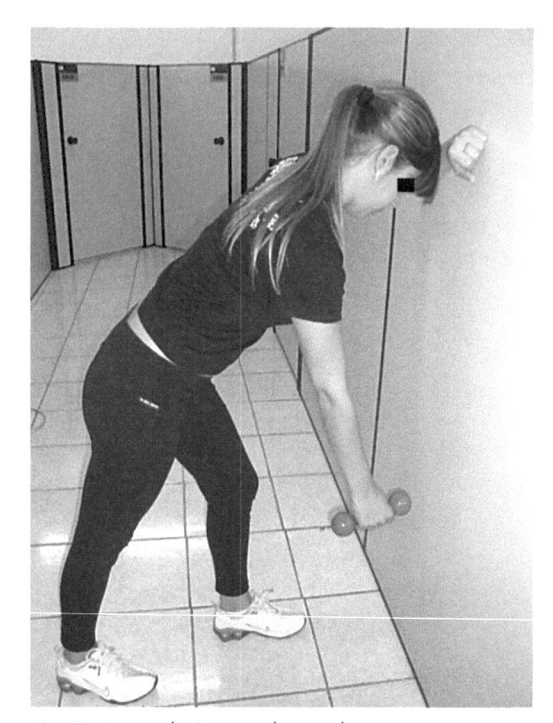

Fig. 12-5. Fortalecimento de membro superior.

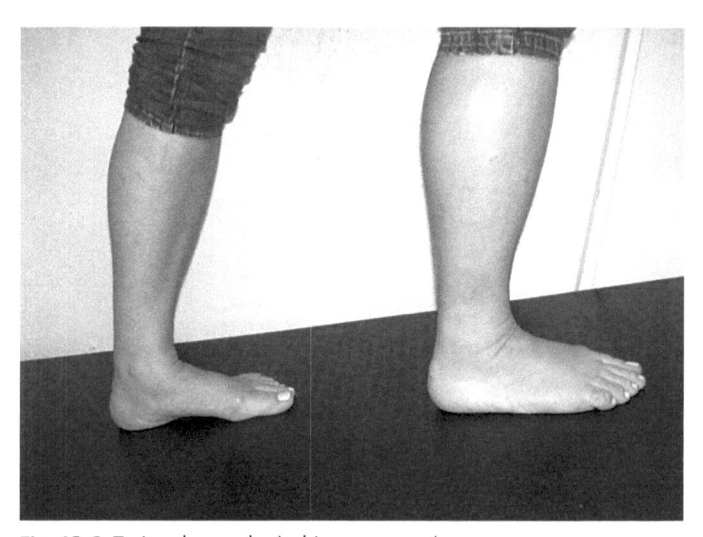

Fig. 12-6. Treino de marcha (subir uma rampa).

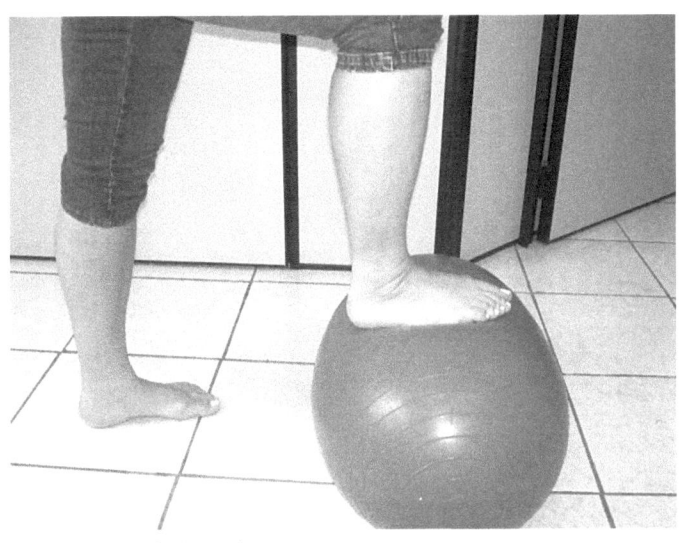

Fig. 12-7. Transferência de peso.

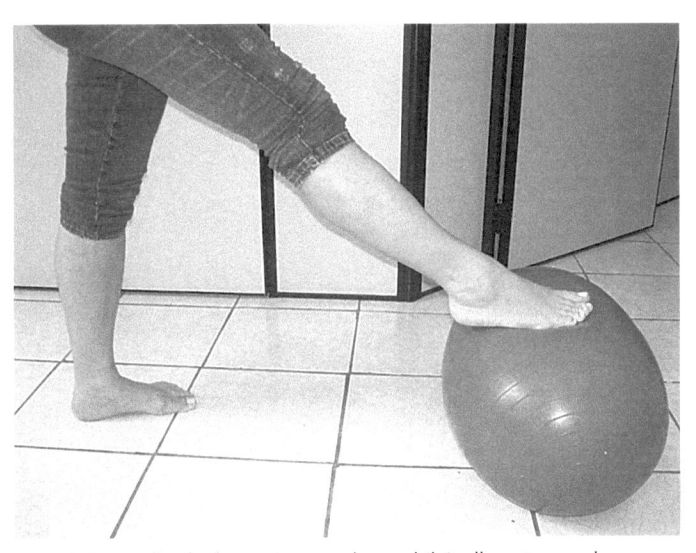

Fig. 12-8. Amplitude de movimento de quadril, joelho e tornozelo.

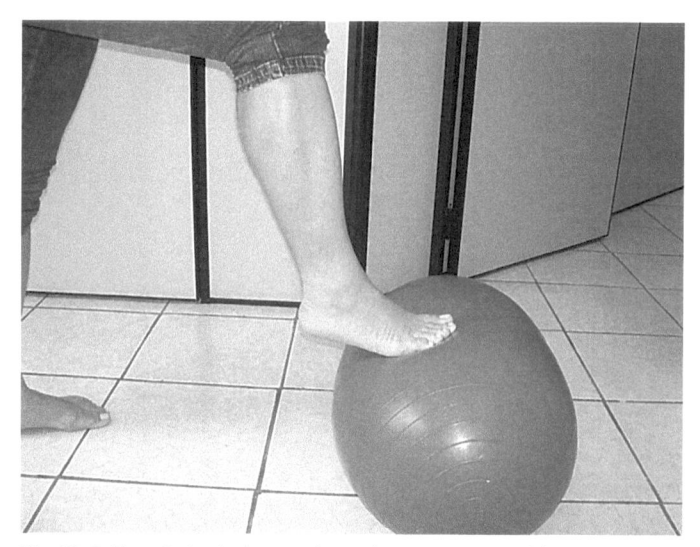

Fig. 12-9. Transferência de peso (articulações metatarsofalangianas).

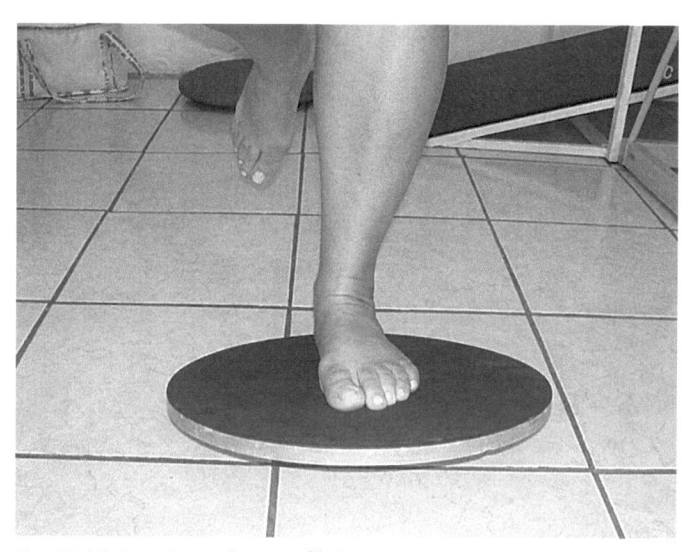

Fig. 12-10. Propriocepção e equilíbrio.

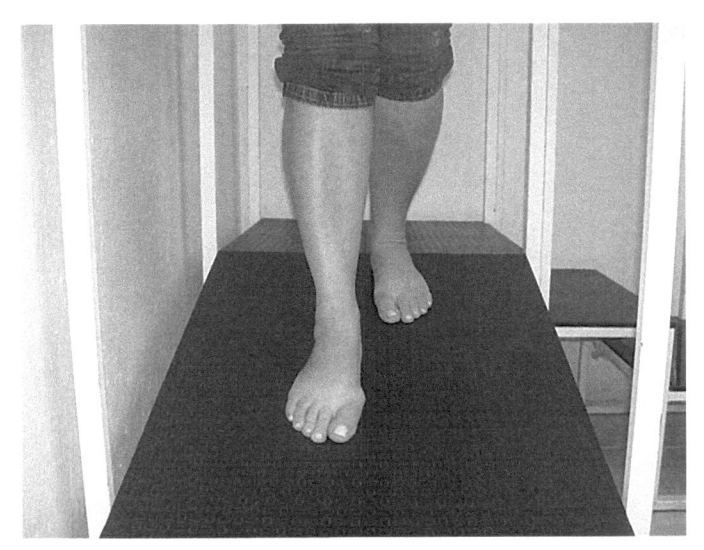

Fig. 12-11. Treino de marcha (descer uma rampa).

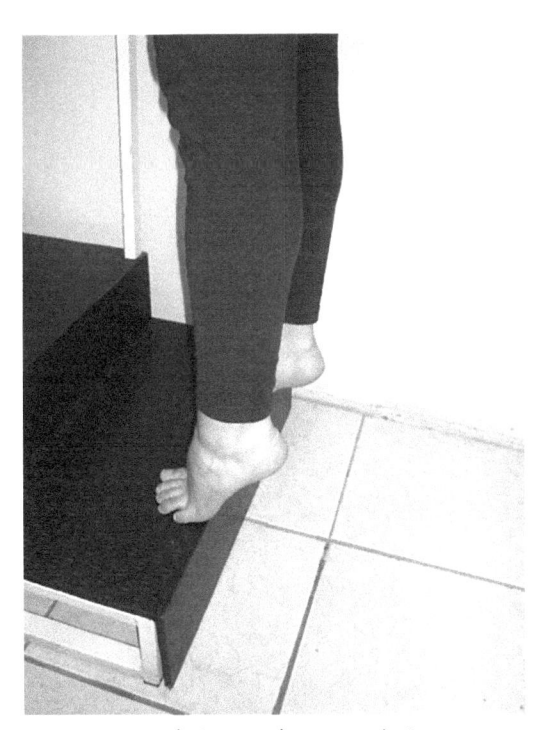

Fig. 12-12. Fortalecimento de gastrocnêmios.

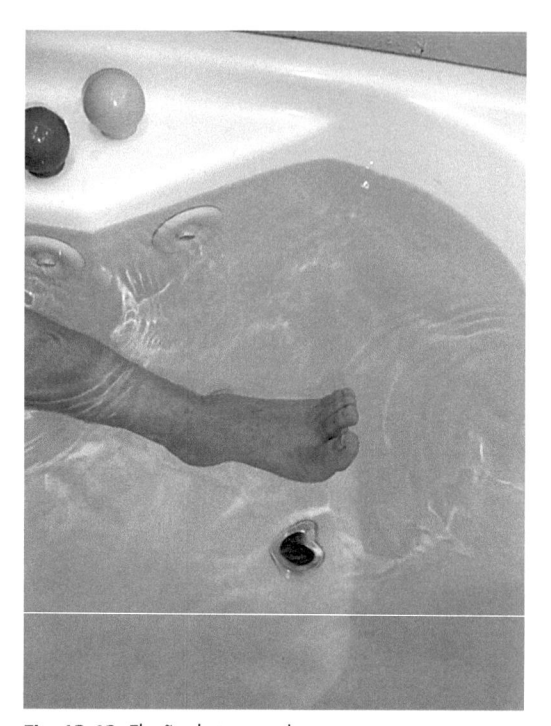

Fig. 12-13. Flexão de tornozelo.

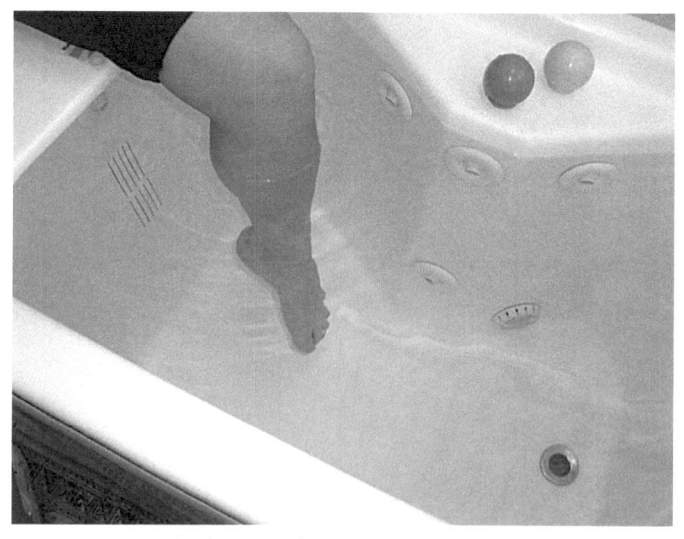

Fig. 12-14. Extensão de tornozelo.

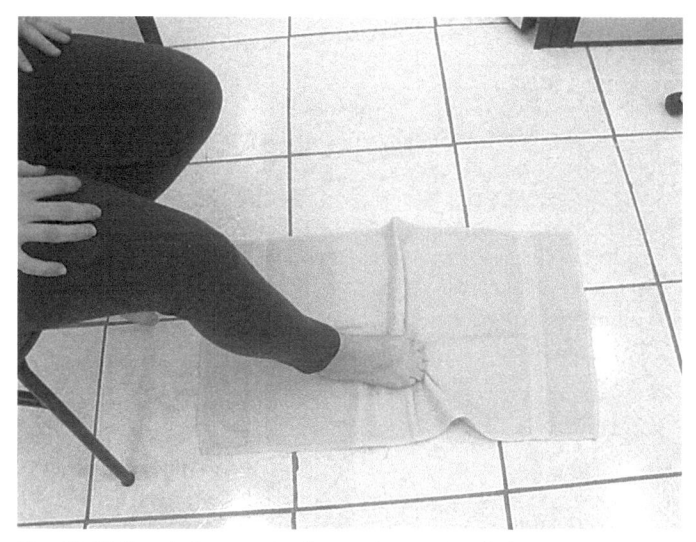

Fig. 12-15. Fortalecimento dos flexores longos dos dedos.

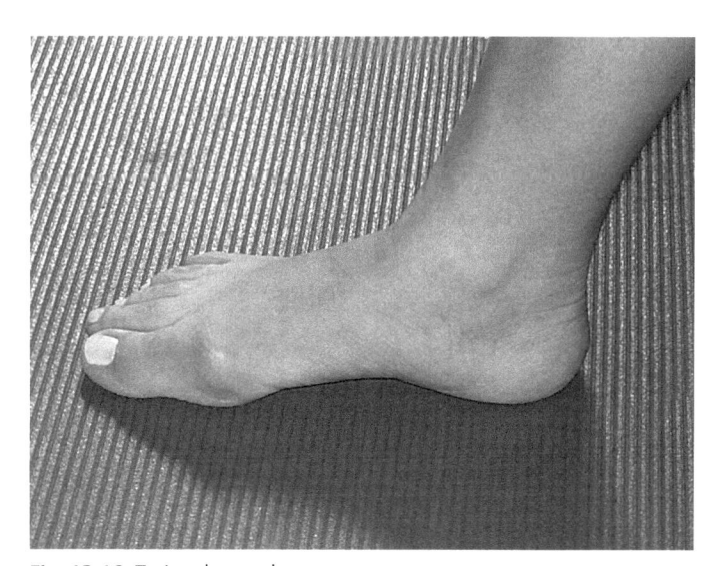

Fig. 12-16. Treino de marcha.

Precauções

Muita atenção deve ser dada para a dieta dos pacientes com gota.

- Segundo Skare (1999), devem-se evitar alimentos com alto, moderado e insignificante teor de purina, como frutos do mar, vísceras de animais, carne de aves, fermento, carne de gado, presunto, ervilhas, ovos, leite, castanhas etc.
- Para Cossermelli (2000), a melhor conduta consiste em esclarecer ao gotoso sobre o risco alimentar como fator predisponente, deixando-o em liberdade vigiada para programar sua dieta, segundo as observações anteriores.
- O controle da dieta e da ingestão alcoólica é importante no controle de hiperuricemia assintomática ou moderada sem tofos ou litíase renal, passando a constituir-se, nos casos mais graves, em elemento terapêutico adjuvante.

Algumas dietas e mudanças no estilo de vida ajudam a evitar ataques gotosos:

- Evite álcool.
- Reduza a quantidade de alimentos ricos em purinas, principalmente anchovas, sardinhas, óleos, arenque, vísceras (fígado, rim e moelas), leguminosas (feijões e ervilha), caldos de carne, cogumelos, espinafre, aspargos, couve-flor, consomê e fermento ou levedura de cerveja.
- Limite a quantidade de carne ingerida em cada refeição.
- Evite comidas gordurosas, como molhos para saladas, sorvete e frituras.
- Coma uma quantidade suficiente de carboidratos.
- Se estiver de dieta, emagreça lentamente. A perda rápida de peso pode provocar a formação de cálculos renais de ácido úrico.

BIBLIOGRAFIA

Chiarello B, Driusso P, Radl ALM. Manuais de fisioterapia: fisioterapia reumatológica. São Paulo: Manole; 2005.
Cossernelli W. Terapêutica em reumatologia. São Paulo: Lemos Editorial e Gráfica Ltda.; 2000.
David C, Lloyd J. Reumatologia para fisioterapeutas. São Paulo: Premier; 2001.
Sato E. Reumatologia. São Paulo: Manole; 2004.
Skare TL. Reumatologia: princípios e prática. Rio de Janeiro: Guanabara Koogan; 1999.
West SG. Segredos em reumatologia. Porto Alegre: Artmed; 2001.

ARTROPATIAS DA INFÂNCIA

Lia Mara Wibelinger

SEÇÃO 13.1
ARTRITE JUVENIL CRÔNICA

INTRODUÇÃO

A artrite reumatoide juvenil é também conhecida como artrite crônica da infância, artrite crônica juvenil, artrite juvenil, doença de Still e artrite idiopática juvenil.

É a doença reumática crônica mais comum da infância. A evolução da enfermidade segue surtos inflamatórios que se alternam com períodos de remissão e aparece no indivíduo antes dos 16 anos.

As características são febre oscilante, exantema macular associado à febre alta, linfadenopatia, esplenomegalia e pericardite, proteínas elevadas na fase aguda, indicando alto nível de inflamação, velocidade de sedimentação dos eritrócitos elevada, assim como leucócitos e plaquetas, e anemia moderada.

ETIOLOGIA

A causa é desconhecida, apesar de existirem muitos estudos que visam comentar a predisposição genética como evidência.

FISIOPATOLOGIA

Consiste em um processo inflamatório crônico não supurativo das membranas sinoviais, no qual o edema periarticular é uma das primeiras manifestações, seguido por sinais mínimos de reação sinovial ou de derrame articular. A membrana sinovial espessada invade o espaço articular, levando à erosão e à destruição da cartilagem articular.

Conforme a doença evolui, o tecido sinovial acaba preenchendo o espaço articular, causando redução e anquilose fibrosa da articulação, e, finalmente, a fusão óssea termina por destruí-la. As superfícies articulares tornam-se irregulares e o alinhamento, a congruência articular e a estabilidade são comprometidos.

A articulação inflamada caracteriza-se por edema fusiforme (mais volumoso no centro que nas extremidades), temperatura elevada, limitação da amplitude de movimento e dor à palpação e ao movimento, e os músculos associados podem estar atrofiados.

Diagnóstico segundo o Colégio Americano de Reumatologia:
- Idade de início inferior a 16 anos.
- Artrite com duração de pelo menos 6 semanas.
- Tipo de início da doença durante os primeiros 6 meses classificados como: poliarticular (cinco ou mais articulações), pauciarticular (quatro ou menos articulações), sistêmico (febre intermitente, com ou sem *rash* reumatoide).
- Exclusão de outras condições, incluindo outras doenças reumáticas, artrite infecciosa, doença intestinal inflamatória ou condições não reumáticas de ossos e articulações.

IMAGENS RADIOGRÁFICAS

O diagnóstico por imagem pode ser realizado por meio de:
- Ultrassonografia, cintilografia óssea.
- Radiografia (observa-se osteoporose e deve ser sempre bilateral).
- Ressonância nuclear magnética (mostra com exatidão a atividade e a extensão da doença).
- Tomografia computadorizada (mostra lesões destrutivas, derrames articulares e calcificações).

DIAGNÓSTICO DIFERENCIAL

A presença de artrite crônica e a exclusão de outros distúrbios pela história, pelo exame físico e exames laboratoriais são essenciais ao diagnóstico da ARJ.

As exclusões diagnósticas para a classificação da ARJ são outras doenças do tecido conjuntivo: lúpus eritematoso sistêmico, dermatomiosite e polimiosite, vasculite, esclerodermia e doença mista do tecido conjuntivo; espondiloartropatias: artrite pós-infecciosa, artrite infecciosa, anomalias congênitas e alterações no sistema musculoesquelético de caráter genético, alterações não reumáticas dos ossos e articulações, doenças hematológicas, doenças neoplásicas, doenças reumáticas associadas à imunodeficiência e reumatismo psicogênico.

CARACTERÍSTICAS CLÍNICAS GERAIS
- Febre relacionada com períodos de surtos inflamatórios.
- Adenopatias (gânglios axilares e do cotovelo).
- Esplenomegalia moderada (pode vir acompanhada de leucocitose).
- Erupção cutânea no tronco e nas extremidades.
- Amiloidose em cerca de 3 a 5% dos casos.
- Iridiciclite que pode evoluir para cegueira.
- Mal-estar geral (frequente em crianças que apresentam a forma generalizada).
- Edema e sensibilidade dolorosa nas articulações.
- Cãibras, dor, tenossinovite, diminuição da força muscular e atrofia muscular.

O comprometimento articular será em:
- Joelhos (derrame articular e contratura em flexo).
- Tornozelos (anquilose de 90°).
- Punhos (anquilose em posição neutra).
- Quadris (contratura de adutores e flexores e limitação da amplitude de movimento).

- Cotovelos (contratura em flexão).
- Coluna cervical (rigidez que pode evoluir para fusão interapofisária e intermática) e sacroilíaca (inflamação que pode evoluir para fusão).
- Rigidez matutina, de maior ou menor duração, dependendo do grau de inflamação.
- Envolvimento da ATM, que pode resultar em encurtamento da mandíbula.
- Uveíte, que é uma afecção ocular (geralmente acompanha a artrite do tipo pauciarticular).

PROGNÓSTICO

A maior parte dos pacientes pode levar uma vida produtiva e independente, desde que faça o acompanhamento médico e terapêutico adequado. Quando a sinovite é persistente, pode ocasionar maiores danos e deformidades articulares.

TRATAMENTO
- Medicamentoso.
- Ortopédico.
- Fisioterapêutico.
- Cirúrgico.

Tratamento Medicamentoso

Baseia-se no uso de anti-inflamatórios não hormonais, glicocorticoide, imunossupressores, modificadores da resposta imunológica e drogas de ação lenta.

Tratamento Ortopédico

A colaboração do ortopedista nas fases iniciais da doença consiste em auxiliar no diagnóstico diferencial, realizando artroscopia ou biópsia sinovial.

Quando a doença evolui de forma mais agressiva, com atividade inflamatória persistente, destruição articular e anquilose, precisa-se de ortopedista para procedimentos cirúrgicos.

Tratamento Cirúrgico

A cirurgia para a colocação de próteses só deve ser feita após a parada do crescimento ósseo.

Cirurgia preventiva e corretiva:

- Correção e liberação de partes moles com contraturas fixas.
- Alívio de compressão nervosa.
- Artroplastia (quadril).
- Correção de deformidades em dedos e artelhos.
- Sinovectomias.
- Osteotomia (realinhamento ósseo).
- Epifisiodese (fusão da placa de crescimento).

Também deve ser realizado tratamento odontológico (quando existir alteração de articulação temporomandibular) e oftalmológico (avaliações oculares periódicas e terapia ocupacional).

Tratamento Fisioterapêutico

Deve ter o objetivo de manter as articulações ativa, pois, além de compreender os aspectos específicos da doença, o fisioterapeuta deve ter habilidade para se comunicar e estabelecer um bom relacionamento com a criança e a família.

Medidas posturais no leito, uso de órteses, imobilizações noturnas removíveis:

Avaliação: da dor, do edema, da amplitude de movimento, da força muscular e da mobilidade são indispensáveis na definição dos objetivos e planejamento do esquema terapêutico.

AVALIAÇÃO

História da doença atual e pregressa:

- Duração da rigidez matinal.
- Dor ou fadiga.
- Uso de órteses ou dispositivos auxiliares.
- Idade do paciente.
- Época de início da enfermidade.
- Situação familiar e escolar.
- *Hobbies* e hábitos.
- Tratamentos fisioterapêuticos anteriores.
- Contagem das articulações em atividade.

A inflamação ativa é definida por derrame articular (flutuação do líquido sinovial) ou dor ao estresse (aplicação firme de pressão diretamente sobre uma linha articular).

Avaliação da Amplitude de Movimento e Perimetria

Avaliação da Força Muscular

Geralmente as crianças não toleram a resistência na amplitude completa:

- *Resistência aeróbia*: crianças com artrite reumatoide juvenil frequentemente têm capacidade aeróbia reduzida.

Avaliação Postural

É avaliada na posição sentada e em pé, observando-a de frente, de costas e de lado. Os desvios mais encontrados são cabeça protraída, cifose, hiperlordose lombar, flexo de quadril e joelho, geno valgo e deformidades nos pés e tornozelos. A discrepância dos membros também é avaliada.

Avaliação da Marcha

Inspeção visual, com e sem sapatos, simetria, comprimentos do passo e da passada, alinhamento dos membros inferiores no toque com o solo, apoio médio, rolamento e fase de balanço.

- Caminhar em planos regulares e irregulares.
- Subir e descer escadas.
- Subir e descer rampas.
- Posturas antálgicas.
- Utilizar apoios ou meios auxiliares.
- Dissociação de cinturas.

Inspeção
- Observação dos movimentos do paciente para detectar anormalidades amplas (como edema articular, atrofia muscular, mau alinhamento ou desvios posturais) e execução de tarefas (como andar, pegar brinquedos e escalar degraus).

Avaliação da Dor
- Pode ser usada a escala visual analógica, o questionário de dor de McGill e o mapa corporal.

Escala Visual Analógica
0 (sem dor) _____ 10 (dor insuportável)

DESENHO DA DOR (MAPA CORPORAL): descrever quais articulações já foram acometidas e quais estão agudizadas. É preciso que se assinale em um desenho do corpo nas duas vistas anterior e posterior.

Avaliação Funcional
- Consiste nos autocuidados e mobilidade em casa, na escola e na comunidade, qualidade de vida, velocidade e proficiência na realização das tarefas.
- Podem ser avaliados por meio do Questionário de Avaliação de Saúde Pediátrica, Índice de Estado Funcional na ARJ, Questionário da Qualidade de Vida na ARJ e Avaliação da ARJ para os pais ou para a criança.

OBJETIVOS
- Manter ou melhorar a amplitude de movimento, a força muscular e a resistência muscular e aeróbia.
- Evitar deformidades.
- Maximizar o potencial funcional.
- Prevenir contraturas.
- Reduzir alterações posturais.
- Proporcionar melhora do padrão e a eficiência da marcha.
- Preservar/melhorar a habilidade de executar as AVDs.
- Proporcionar a participação nas atividades recreativas apropriadas para a idade.
- Fornecer apoio e orientação à criança e à família, principalmente sobre os benefícios dos exercícios.
- Estabelecer objetivos realistas para encorajar a aderência ao regime medicamentoso e terapêutico e promover a responsabilidade para o autotratamento.

CONDUTA FISIOTERAPÊUTICA
Possui um papel relevante na preservação da função articular e na prevenção de contraturas, assim como na manutenção da qualidade de vida destes indivíduos.

Repouso
Deve ser usado em fases agudas em que a dor é muito forte e limita o movimento articular. Também se pode fazer uso de órteses de repouso.

Termoterapia

Baseia-se no uso de calor ou frio sobre os tecidos do corpo humano. Proporciona analgesia, relaxamento muscular, redução do edema e preparação para a cinesioterapia.

Crioterapia

A crioterapia deve ser a intervenção de escolha quando se tratar de fases agudas e o edema articular estiver presente.

Calor Superficial

O calor úmido (compressas quentes ou banhos quentes) ajuda a reduzir a dor e os espasmos musculares, antes dos exercícios, permitindo que as articulações e os músculos trabalhem com maior eficiência.

Fototerapia

O infravermelho tem como efeitos principais aumento do fluxo sanguíneo, vasodilatação, relaxamento muscular, sedação e analgesia.

Eletroterapia

A eletroterapia pode ser utilizada em ambas as fases, conforme a tolerância do paciente (pois não se pode esquecer que a maioria dos indivíduos é criança, e, muitas vezes, não irão tolerar o uso de aparelhos). Também pode ser usada para reduzir a dor e o edema.

As modalidades mais usadas são o ultrassom, as ondas curtas pulsáteis e a corrente interferencial. É preciso ter cuidado em usar o ultrassom devido às epífises de crescimento.

CINESIOTERAPIA

Na fase aguda podem ser realizados exercícios passivos ou ativo-assistidos e contrações isométricas, dentro dos limites da dor. Na fase subaguda podem-se iniciar exercícios de mobilização ativa e ativo-assistida e alongamento muscular.

Alongamento

O alongamento é uma modalidade de tratamento comum para reduzir o encurtamento muscular e as articulações contraídas. O braço de alavanca deve ser curto.

Deve-se ter cuidado com o estiramento, pois pode traumatizar as articulações inflamadas. O alongamento passivo pode ser realizado 2 vezes ao dia.

Mobilização

As mobilizações ativo-assistidas de forma global e de maneira suave, com poucas repetições, podem ser realizadas 2 vezes ao dia, para não fadigar a criança.
- Exercícios ativos de coluna cervical para prevenir a rigidez.
- Isométricos de quadríceps, paravertebrais e abdominais.
- Exercícios dinâmicos resistidos poderão ser iniciados quando a doença estiver sob controle.
- Exercícios passivos.
- Contraindicado: o calor profundo nas articulações, principalmente, na fase aguda.

Estimular a troca de decúbito e manter em decúbito ventral, pelo menos 1 hora durante o dia (para prevenir a instalação da deformidade de joelho em flexão).

Órteses

- *Uso de talas*: as talas são úteis para evitar ou diminuir a contratura muscular relacionada com subluxação ou causada por dor e movimento ativo diminuído, para repouso da articulação em posição funcional, oferecer apoio e melhorar a função, corrigir e prevenir deformidades.
- *Essas talas normalmente são de repouso*: e, se usadas à noite, evitam a contratura pelo posicionamento passivo.

Exercícios Aeróbios

Melhoram a capacidade para os esforços e previnem a instalação de círculo vicioso, frequentes com a hipoatividade e descondicionamento. Os programas de exercícios precisam assegurar que todas as articulações serão totalmente alongadas e todos os grupos musculares fortalecidos. Os exercícios diários, além de manter a ADM e a força muscular, ajudam a estimular o crescimento do esqueleto (Figs. 13-1 a 13-7).

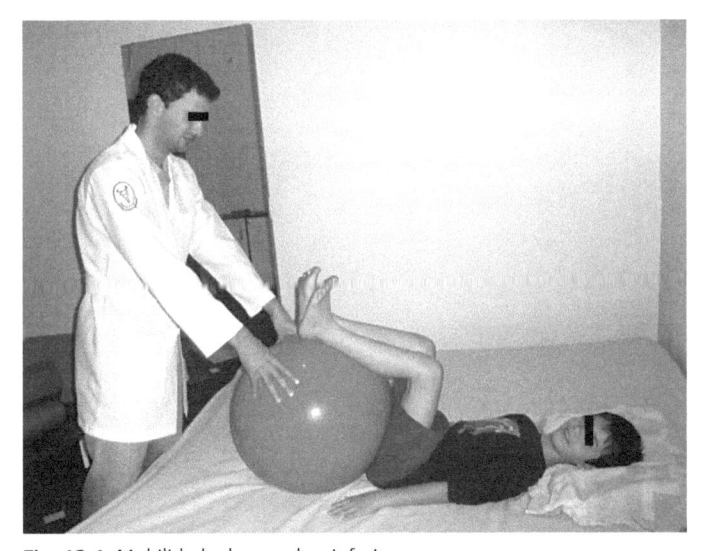

Fig. 13-1. Mobilidade de membro inferior.

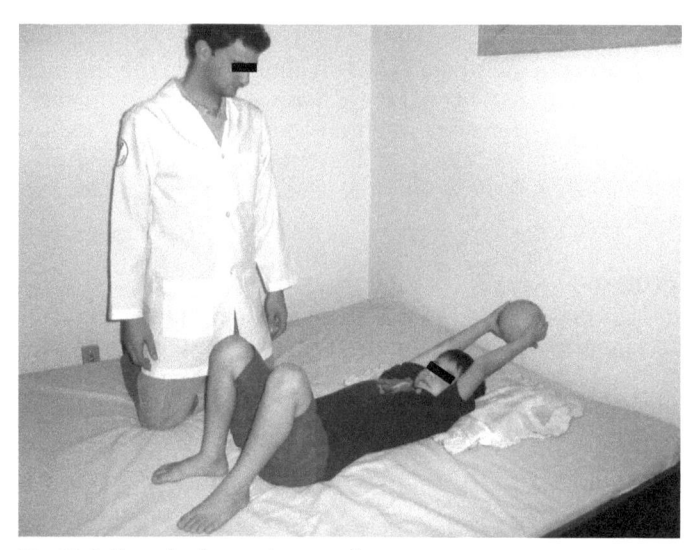

Fig. 13-2. Elevação de membro superior.

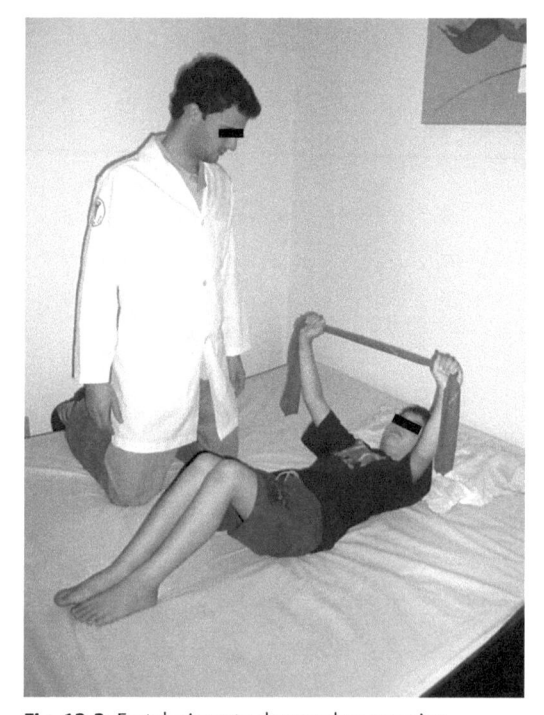

Fig. 13-3. Fortalecimento de membro superior.

ARTROPATIAS DA INFÂNCIA 209

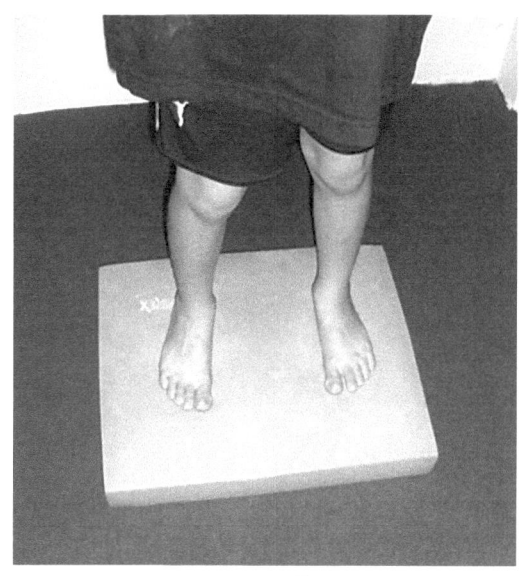

Fig. 13-4. Propriocepção e equilíbrio.

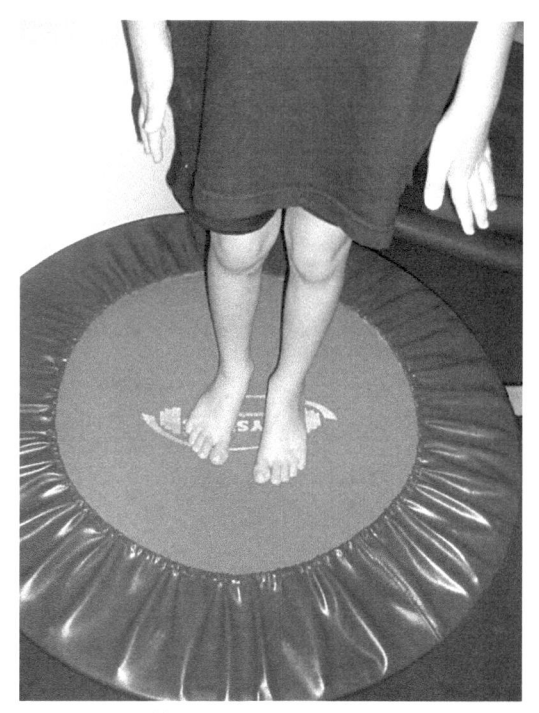

Fig. 13-5. Equilíbrio e propriocepção.

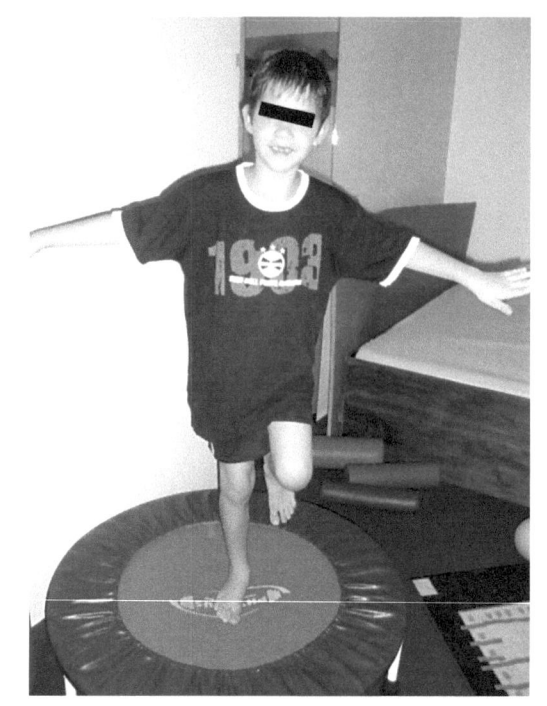

Fig. 13-6. Equilíbrio.

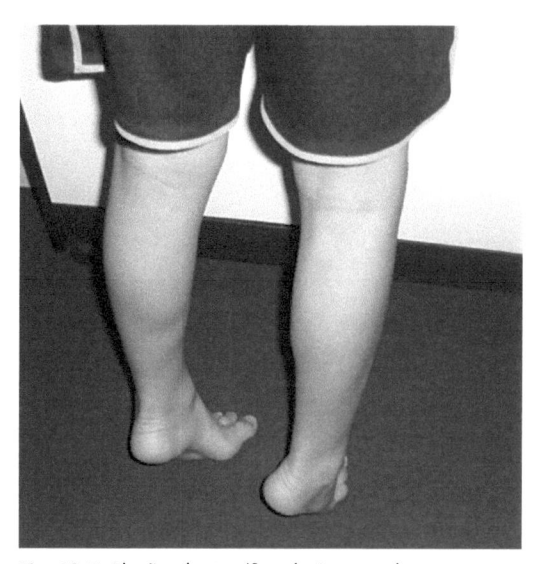

Fig. 13-7. Flexão plantar (fortalecimento de gastrocnêmios).

HIDROCINESIOTERAPIA

As sessões são altamente eficazes no tratamento da fase aguda da artrite reumatoide juvenil.

A flutuação e o calor ajudam a aliviar a dor, favorecem o relaxamento dos espasmos musculares, mantêm a flexibilidade articular e preservam a capacidade funcional da criança. São utilizados, principalmente, o turbilhão e a piscina. A hidroterapia também é diversão, e, na água, a criança nem percebe que está se exercitando.

É o meio ideal para o tratamento da artrite reumatoide juvenil, pois a água quente não apenas ajuda a reduzir a dor e os espasmos musculares, mas sua agitação ajuda na movimentação dos membros doloridos.

Possibilita a aplicação de mobilização ativa e ativo-assistida, evoluindo para exercícios isotônicos com resistência progressiva e treino de marcha, se esta apresentar déficit.

Também podemos fazer uso de exercícios de alongamento muscular.

Tratamento Domiciliar e Escolar

Será necessário que os pais controlem os exercícios e que cuidem para que a criança faça repouso e tenha supervisão periódica do fisioterapeuta.

O fisioterapeuta pode ajudar o professor de educação física a adaptar o currículo para a criança com ARJ, ajudar a adaptar a carteira, a cadeira e a sala de aula e ensinar a supervisionar exercícios para mobilidade, fortalecimento ou estiramento.

BIBLIOGRAFIA

Buckwalter JA. Ortopedia de Turek: princípios e sua aplicação. 5. ed. São Paulo: Manole; 2000.
Carril MLS, Petit JD, Gabriel MRS. Fisioterapia em traumatologia, ortopedia e reumatologia. Rio de Janeiro: Revinter; 2001.
Damasceno RP, Santos FPST. Artrite reumatoide juvenil. In: Moreira C, Carvalho MAP. Reumatologia: diagnóstico e tratamento. 2. ed. Rio de Janeiro: Medsi; 2001.
David C, Lloyd J. Reumatologia para fisioterapeutas. São Paulo: Editorial Premier; 2001.
Freitas AL. Tratamento fisioterápico e reabilitação funcional. In: Oliveira SKF, Azevedo ECL. Reumatologia pediátrica. 2. ed. Rio de Janeiro: Revinter; 2001.
Hall E. Artrites em crianças. In: David C, Lloyd J. Reumatologia para fisioterapeutas. São Paulo: Editorial Premier; 2001.
Hollister R. Artrite crônica juvenil. In: West SG. Segredos em reumatologia. Porto Alegre: Artmed; 2001.
Klepper SE, Scull SA. Artrite reumatoide juvenil. In: Tecklin JS. Fisioterapia pediátrica. 3. ed. Porto Alegre: Artmed; 2002.
Macdonald J. Artrite crônica juvenil, artrite reumatoide juvenil. In: Burns YR, Macdonald J. Fisioterapia e crescimento na infância. São Paulo: Livraria Santos Editora; 1999.
Macdonald J. Fisioterapia e crescimento na infância. São Paulo: Livraria Santos Editora; 1999.
Oliveira SKF. Características dos diferentes subtipos. In: Oliveira SKF, Azevedo ECL. Reumatologia pediátrica. 2. ed. Rio de Janeiro: Revinter; 2001.
Oliveira SKF. Complicações clínicas. In: Oliveira SKF, Azevedo ECL. Reumatologia pediátrica. 2. ed. Rio de Janeiro: Revinter; 2001.
Oliveira SKF. Exames complementares. In: Oliveira SKF, Azevedo ECL. Reumatologia pediátrica. 2. ed. Rio de Janeiro: Revinter; 2001.
Oliveira SKF. Histórico, epidemiologia e etiopatogenia. In: Oliveira SKF, Azevedo ECL. Reumatologia pediátrica. 2. ed. Rio de Janeiro: Revinter; 2001.
Oliveira SKF. Tratamento. In: Oliveira SKF, Azevedo ECL. Reumatologia pediátrica. 2. ed. Rio de Janeiro: Revinter; 2001.

Oliveira SKF, Pimentel JR. Diagnóstico por imagem. In: Oliveira SKF, Azevedo ECL. Reumatologia pediátrica. 2. ed. Rio de Janeiro: Revinter; 2001.

Olson RR, Jones MM. Artrite reumatoide juvenil. In: Weintein SL. 2007.

Petit JD. Artrite reumatoide juvenil ou enfermidade de Still. In: Gabriel MRS, Petit JD, Carril MLS. Fisioterapia em traumatologia, ortopedia e reumatologia. Rio de Janeiro: Revinter; 2001.

Ratliffe KT. Fisioterapia: clínica pediátrica. São Paulo: Livraria Santos Editora; 2002.

Shainberg CG. Artrites crônicas juvenis. In: Cossermelli W. Terapêutica em reumatologia. São Paulo: Lemos Editorial e Gráfica; 2000.

Shepherd RB. Fisioterapia em pediatria. São Paulo: Livraria Santos Editora; 1995.

Silva CAA, et al. Aspectos da sexualidade e gravidez em adolescentes com artrite idiopática juvenil. Revista Brasileira de Reumatologia. 2005;45(3):175-9.

Skare TL. Reumatologia: princípios e práticas. Rio de Janeiro: Guanabara Koogan; 1999.

SEÇÃO 13.2
FEBRE REUMÁTICA

INTRODUÇÃO
É uma doença inflamatória que ocorre como sequela de uma faringoamigdalite pelo estreptococo β-hemolítico em indivíduos predispostos. Acomete principalmente articulações, coração, sistema nervoso central, pele e tecido subcutâneo. Não existe um teste laboratorial patognomônico nem uma única forma de apresentação da doença. O diagnóstico é feito pela combinação de suas várias manifestações.

EPIDEMIOLOGIA
A incidência de febre reumática é de 3% na população, mais frequente entre os 5 e 15 anos de idade. A taxa aumenta em 50% em caso de surto prévio. O tempo de incubação do estreptococo é, em média, de 3 semanas e a infecção é assintomática em 30% dos casos.

Nos países em desenvolvimento, a incidência de febre reumática vem declinando em consequência de melhores condições de vida, nutrição, moradia, acesso fácil à saúde, com diagnóstico e tratamento das amigdalites, além do uso da penicilina. Nos países em desenvolvimento, a febre reumática continua sendo importante causa de morbimortalidade.

ETIOLOGIA
É uma complicação tardia e não supurativa da infecção causada pelo estreptococo beta hemolítico do grupo A.

PATOGÊNESE
Existe uma associação de fatores imunológicos e genéticos determinando a suscetibilidade do indivíduo. Isso explica por que nem todos os infectados adquirem a doença. A evolução ocorre em três fases: a infecção estreptocócica, a fase intermediária assintomática e a terceira fase, levando a uma complicação tardia pela formação de anticorpo.

A incidência é rara antes dos 3 anos devido à imaturidade dos órgãos formadores de anticorpo. Há um aumento de imunoglobulinas IgG e IgA.

A semelhança química dos antígenos estreptocócicos com estruturas dos tecidos humanos induz a formação de anticorpos, configurando a reação cruzada. O ácido hialurônico tem reação cruzada com a sinóvia e a cartilagem articular. O carboidrato A tem reação com o miocárdio e as válvulas, e a membrana celular com o sarcolema miocárdico e com o citoplasma dos neurônios dos núcleos caudados e subtalâmico.

DIAGNÓSTICO
O diagnóstico é essencialmente clínico. Em 1944, o Dr. Jones elaborou critérios que, quando colocados juntos, direcionam para o diagnóstico de FR:

- Critérios maiores:
  - Cardite.
  - Artrite.
  - Coreia.

- Eritema marginado.
- Nódulo subcutâneo
- Critérios menores:
  - Artralgia.
  - Febre.
  - Aumento de VHS, PCR positivo.
  - Aumento no intervalo de PR no ECG.
  - Evidência de infecção prévia pelo estreptococo do grupo A.
  - ASTO (ou outro anticorpo antiestreptocócico) elevado ou em elevação.
  - Cultura de orofaringe ou teste rápido de estreptococo positivo.

Para se fazer o diagnóstico é necessária a presença de dois critérios maiores ou de um maior e dois menores, associada à infecção prévia pelo estreptococo do grupo A. A crise aguda raramente dura mais de 3 meses.

Quando houver cardite grave por 6 meses ou mais, é classificada como FR crônica.

Artrite

Está entre os sintomas mais frequentes da febre reumática aguda e ocorre em 3/4 dos casos. As articulações mais acometidas são joelhos, tornozelos, punhos e cotovelos. As artrites costumam ser mais intensas e comuns em indivíduos adultos e jovens (100% nos primeiros). Normalmente é mais intensa na primeira semana, mas pode persistir de forma leve por mais 2 semanas, durando de 1 a 5 dias em cada articulação.

Cardite

É uma das manifestações mais comuns nas crianças, uma pancardite envolvendo todas as camadas do coração (endocárdio, miocárdio e pericárdio), cujos principais sinais clínicos são taquicardia, sopros, cardiomegalia, insuficiência cardíaca congestiva e atrito pericárdico. As válvulas mais acometidas são a mitral e a aórtica. Durante o surto agudo, a lesão é de regurgitação, e a estenose leva anos para se desenvolver.

Coreia

Caracteriza-se por movimentos descoordenados e involuntários, fraqueza muscular e labilidade emocional, sendo mais acometidos os músculos das extremidades e da face. Podem ocorrer alterações na escrita e na fala, e os movimentos são exacerbados com estresse, esforços e cansaço, e desaparecem durante o sono.

Eritema Marginado

São lesões maculares, eritematosas, com o centro mais claro, não pruriginosas, não induradas, indolores, de duração transitória e recidivante. Os locais mais comuns são o tronco e a região proximal dos membros. Não ocorrem na face.

Nódulos Subcutâneos

São firmes, indolores e móveis, com tamanho variado, e encontrados nas superfícies extensoras dos tendões, próximas às proeminências ósseas, como cotovelos, joelhos, tornozelos, processos espinhosos vertebrais, couro cabeludo e fronte. Têm curta duração (1 ou 2 semanas), raramente mais de 1 mês.

EXAMES LABORATORIAIS

Dois tipos de exames de laboratório são úteis no diagnóstico e na avaliação do estado evolutivo da FR aguda:

- Os que revelam infecção anterior por estreptococo do grupo A.
- Os que medem o estado inflamatório sistêmico presente.

Ainda que os exames antiestreptocócicos sejam muito úteis para apoiar o diagnóstico da febre reumática, o aumento de anticorpos não confirma o diagnóstico da febre reumática, porque as infecções estreptocócicas são mais frequentes que a febre reumática; portanto, a elevação de ASTO é diagnóstico de uma estreptococcia prévia e não de febre reumática.

Outro exame que evidencia a infecção estreptocócica é a cultura de orofaringe positiva para o etreptococo beta-hemolítico do grupo A. Este teste é positivo em cerca de 30% dos pacientes, pois:

- Provas ligadas ao processo inflamatório são usadas para diagnosticar a presença de atividade inflamatória no organismo:
  - *Velocidade de hemossedimentação (VHS)*: não é útil para seguir a atividade da doença, já que diminui com o uso de anti-inflamatórios ou persiste elevada após o controle do surto. Consideram-se normais valores até 20 mmHg.
  - *Proteína C reativa (PCR)*: eleva-se no início, em quase todos os doentes, nas 2 primeiras semanas. Não é útil para avaliar a evolução. Seu valor normal no soro é inferior a 6 mg/dL.
  - *Mucoproteínas*: valores normais vão até 4 mg% para a tirosina e 14,5 mg% para o carboidrato. É útil para acompanhar a fase ativa da doença.
  - *Alfa-2-Globulina*: a elevação (maior que 0,90 g/dL) é precoce, permanece constante e tende a se manter por todo o período de atividade da FR. Trata-se de prova na avaliação da gravidade e da permanência da doença.
  - *Hemograma*: geralmente apresenta leucocitose, podendo estar associada a desvio à esquerda com eosinofilia e monocitose.

IMAGENS RADIOGRÁFICAS

Exames seriados podem ajudar a detectar aumento na área cardíaca ou presença de pericardite, que é mais bem confirmada pelo ecocardiograma. Os casos de cardite com valvulite pura apresentam área cardíaca normal ou com discreto aumento na cavidade esquerda.

Casos de cardite grave aumentam acentuadamente a área cardíaca, predominando na cavidade esquerda com aumento variável da direita.

Os sinais de congestão pulmonar, como aumento da vasculatura e edema intersticial, confirmam o diagnóstico de insuficiência cardíaca.

ELETROCARDIOGRAMA (ECG)

O ECG não apresenta alterações patognomônicas na FR. Pode apresentar taquicardia sinusal, mas sua ausência não exclui cardite. Além disso, o alongamento do intervalo PR é uma importante modificação que é considerada como critério menor.

Arritmias são ocasionais e de caráter benigno, sendo mais frequentes as extrassístoles ventricular e supraventricular. O supradesnivelamento de ST sugere pericardite.

DIAGNÓSTICO DIFERENCIAL

O diagnóstico diferencial da febre reumática é amplo: artrite reumatoide juvenil, lúpus eritematoso sistêmico, espondiloartropatias, artrite pós-estreptocócica, doença de Lyme, infecções viróticas, septicemias, endocardite bacteriana, anemia falciforme, leucemia linfoblástica aguda e linfoma. Na presença de cardite ou pericardite, devem-se considerar miocardite viral, endocardite bacteriana, lúpus eritematoso sistêmico, artrite reumatoide juvenil e cardiopatias congênitas.

TRATAMENTO

O melhor tratamento da febre reumática é a profilaxia primária, baseada em diagnóstico precoce e tratamento da infecção estreptocócica.

O tratamento da febre reumática aguda tem três objetivos:

- Erradicação do estreptococo.
- Alívio dos sintomas.
- Profilaxia secundária.

TRATAMENTO FISIOTERAPÊUTICO

Na literatura pesquisada, não encontramos tratamento fisioterapêutico descrito para estes indivíduos; mas, se partirmos do princípio de que as maiores complicações clínicas são as cardíacas e as artralgias, valemo-nos disso para pensar no que seria ideal com tal intervenção.

Avaliação
- Alterações cardiorrespiratórias.
- Avaliação de dor, edema, amplitude de movimento, rigidez, força muscular, função articular, marcha, postura e equilíbrio.

Objetivos de Tratamento
- Aliviar a dor.
- Aumentar a força muscular.
- Manter ou aumentar a amplitude de movimento articular.
- Prevenir deformidades.
- Diminuir a rigidez.
- Reduzir edema.
- Treinar marcha, postura e equilíbrio.

Conduta Fisioterapêutica
- Repouso em fase aguda.
- Orientações de posicionamento (se internado, mudanças de decúbito para evitar vícios posturais).
- Hidrocinesioterapia
- Eletroterapia

Cinesioterapia
- Mobilização articular.
- Alongamento.
- Fortalecimento.

- Exercícios ativos.
- Exercícios isométricos.
- Exercícios passivos.
- Exercícios isotônicos.

Quando o quadro artrítico for de caráter crônico, a intervenção fisioterapêutica é como a da artrite reumatoide (Capítulo 4) e o tratamento será direcionado para a articulação que estiver acometida.

BIBLIOGRAFIA

Carril MLS, Petit JD, Gabriel MRS. Fisioterapia em traumatologia, ortopedia e reumatologia. Rio de Janeiro: Revinter; 2001.
David C, Lloyd J. Reumatologia para fisioterapeutas. São Paulo: Premier; 2001.
Hall E. Artrites em crianças. In: David C, Lloyd J. Reumatologia para fisioterapeutas. São Paulo: Editorial Premier; 2001.
Hollister R. Artrite crônica juvenil. In: West SG. Segredos em reumatologia. Porto Alegre: Artmed; 2001.
Klepper SE, Scull SA. Artrite reumatoide juvenil. In: Tecklin JS. Fisioterapia pediátrica. 3. ed. Porto Alegre: Artmed; 2002.
Macdonald J. Artrite crônica juvenil, artrite reumatoide juvenil. In: Burns YR, Macdonald J. Fisioterapia e crescimento na infância. São Paulo: Livraria Santos Editora; 1999.
Oliveira SKF. Características dos diferentes subtipos. In: Oliveira SKF, Azevedo ECL. Reumatologia pediátrica. 2. ed. Rio de Janeiro: Revinter; 2001.
Oliveira SKF. Complicações clínicas. In: Oliveira SKF, Azevedo ECL. Reumatologia pediátrica. 2. ed. Rio de Janeiro: Revinter; 2001.
Oliveira SKF. Exames complementares. In: Oliveira SKF, Azevedo ECL. Reumatologia pediátrica. 2. ed. Rio de Janeiro: Revinter; 2001.
Oliveira SKF. Histórico, epidemiologia e etiopatogenia. In: Oliveira SKF, Azevedo ECL. Reumatologia pediátrica. 2. ed. Rio de Janeiro: Revinter; 2001.
Oliveira SKF. Tratamento. In: Oliveira SKF, Azevedo ECL. Reumatologia pediátrica. 2. ed. Rio de Janeiro: Revinter; 2001.
Oliveira SKF, Azevedo ECL. Reumatologia pediátrica. 2. ed. Rio de Janeiro: Revinter; 2001.
Olson RR, Jones MM. Artrite reumatoide juvenil. In: Weintein SL, Buckwalter JA. Ortopedia de Turek: princípios e sua aplicação. 5. ed. São Paulo: Manole; 2000.
Petit JD. Artrite reumatoide juvenil ou enfermidade de Still. In: Gabriel MRS, Petit JD, Carril MLS. Fisioterapia em traumatologia, ortopedia e reumatologia. Rio de Janeiro: Revinter; 2001.
Ratliffe KT. Fisioterapia clínica pediátrica – Guia para a equipe de fisioterapeutas. São Paulo: Santos; 2002.
Shainberg CG. Artrites crônicas juvenis. In: Cossermelli W. Terapêutica em reumatologia. São Paulo: Lemos Editorial e Gráfica; 2000.
Shepherd RB. Fisioterapia em pediatria. São Paulo: Livraria Santos Editora; 1995.
Skare TL. Reumatologia: princípios e práticas. Rio de Janeiro: Guanabara Koogan; 1999.

REUMATISMOS DOS TECIDOS MOLES

CAPÍTULO 14

Daiane Mazzola

INTRODUÇÃO

O grande responsável pela estabilidade, tanto estática quanto dinâmica das extremidades e do tronco, é o sistema musculoesquelético. Sua funcionalidade adequada depende de seus componentes estruturais, a biomecânica, o alinhamento corporal e a postura estarem eficientemente íntegros para que estes resultem em movimentos fisiológicos livres e indolores.

Quando ocorre o desequilíbrio neste conjunto harmônico, ou seja, por traumatismo direto e imediato ou como resultado de traumas crônicos, como fadiga persistente pelos hábitos posturais e ocupacionais incorretos, as consequências são fenômenos dolorosos e incapacidade temporária ou permanente do indivíduo.

Deste modo definimos reumatismos de tecidos moles como um estado doloroso agudo, subagudo ou crônico das estruturas periarticulares: músculos, ligamentos, bursas, fáscias, aponeuroses e tendões.

É de grande relevância a atenção para com esta área, já que constitui a maior causa de morbidade, afastamento do trabalho e incapacitação em adultos, causando pesado ônus às empresas e à sociedade.

SEÇÃO 14.1
SÍNDROME DO TÚNEL DO CARPO (STC)

INTRODUÇÃO

Entre todas as lesões dos tecidos moles, as que mais trazem incapacidades aos pacientes são as lesões que ocorrem nas mãos, pois a mão é responsável pela maioria das atividades de vida diária e atua de forma indispensável em várias profissões.

CONCEITUAÇÃO E FISIOPATOLOGIA

O túnel do carpo é um estreito canal osteoaponeurótico localizado na superfície palmar do punho. Medialmente ele é limitado pelo pisiforme e pelo gancho do hamato, lateralmente pelo tubérculo do escafoide e tubérculo do trapézio. O teto do túnel é o ligamento transverso do carpo e seu assoalho são os ossos do carpo. Ele se estende por aproximadamente 3 cm e por dentro dele passam 6 estruturas – o tendão flexor longo do polegar, os quatro tendões dos flexores profundos dos dedos e o nervo mediano.

A síndrome do túnel do carpo é resultado do encarceramento do nervo mediano no punho e é considerada, no membro superior, a neuropatia por compressão mais comum.

Pode ser explicada pelo aumento de volume do conteúdo do túnel, pelo aumento do nervo mediano ou pela redução da área transversal do túnel. Ocorre que uma leve compressão reduz o fluxo sanguíneo epineural, prejudicando o transporte axonal, e, na compressão axonal segmentar, aumenta a pressão do fluido endoneural, ocorrendo parestesia. Qualquer aumento no volume dos tecidos das estruturas ou do fluido contido em seus limites não pode expandir as paredes do canal carpiano, pois este possui uma construção rígida, e, em contrapartida, há aumento da pressão no túnel. O nervo mediano, como consequência, fica isquêmico pela pressão adicional que diminui a circulação capilar.

INCIDÊNCIA

As mulheres são mais comumente afetadas que os homens e pode ocorrer em qualquer idade, mas o pico de apresentação fica em torno dos 40 aos 60 anos. O lado mais afetado é o dominante, geralmente o direito, e ocorre bilateralmente em até 70% dos casos.

ETIOLOGIA

Fatores que causam essa síndrome:

- Síndrome do duplo esmagamento: é uma das causas e pode ser explicada por uma compressão do nervo mediano já existente na coluna cervical, no desfiladeiro torácico ou no cotovelo, que necessita de uma mínima pressão no nível do punho para serem reproduzidos os sintomas.
- STC idiopática: na qual o fator etiológico da isquemia é inexplicado; supõe-se que a influência seja hormonal por acometer mais o gênero feminino, em torno da meia-idade.
- Edema decorrente de uma fratura de Colles; retenção de líquido durante a gravidez, ocorrendo mais no terceiro trimestre; tenossinovite reumatoide; artropatias deformantes (artrite reumatoide, osteoartrite, condrocalcinose, gota tofácea, doença por hidroxiapatita);

trauma; ventres musculares anômalos; mixedema; tumores e depósitos de amiloide; neuropatia por diabetes e álcool também predispõem o paciente à síndrome.
- Pode não ocorrer aumento de volume, mas a execução de atividades repetitivas e intensas de flexão dos dedos com o punho igualmente flexionado diminuirá o fluxo sanguíneo capilar do nervo mediano. Muitas atividades profissionais exigem exercícios repetitivos de preensão ou flexão juntamente à estabilização do punho e esta atividade sobrecarrega os tendões flexores, o que pode causar alterações degenerativas e inflamatórias dos tendões.

CARACTERÍSTICAS CLÍNICAS
Parestesia
A compressão do nervo mediano causa parestesia no território por ele inervado, ou seja, na parte anterior do polegar, do indicador, do dedo médio e da metade radial do dedo anular. O aumento da intensidade da isquemia poderá acarretar dormência intermitente nesta distribuição que irá, pouco a pouco, tornar-se constante.

Dor
A dor é irradiada até a área tenar, antebraço proximal e, algumas vezes, até o cotovelo, e quanto mais agudo o surgimento dos sintomas, mais proximal será a irradiação da dor.

Geralmente os pacientes acordam, durante a noite, com dor ou dormência, pela manhã, com rigidez, e contam que precisam sacudir a mão para diminuir os sintomas.

Durante o dia há dificuldade na realização de atividades com o punho flexionado e fixo.

Edema
Ocorre mais no período da noite, onde o repouso da mão leva à retenção de líquido no canal do carpo, aumentando, assim, o seu volume.

Outros Sintomas
Habitualmente o paciente queixa-se de dormência, formigamento, queimação, dor irradiada ou não, agulhadas nos dedos e fraqueza do abdutor curto do polegar. Os músculos tenares iniciam com paresia e evoluem para atrofia e perda da capacidade da posição do polegar; o paciente perde seu controle motor fino com tendência a deixar cair objetos.

A dor poderá não seguir a irradiação do nervo em cerca de 1/3 dos casos, demonstrando sinais de compressão do nervo ulnar, e atrofia tenar é verificada em 18% dos pacientes.

MÉTODOS DIAGNÓSTICOS
Eletroneuromiografia
É o teste diagnóstico mais objetivo, já que estuda a condução nervosa e quantifica a gravidade da disfunção do nervo.

Nos testes eletrodiagnósticos, os tempos de condução normais no canal carpiano são inferiores a 4,5 ms para a condução motora e 3,5 ms para a condução sensitiva. Uma compressão moderada neste nível pode resultar num retardo de diversos milissegundos em ambos os tempos; já a compressão grave pode demonstrar ausência de condução sensitiva e um tempo de condução motora de quase o dobro da normal.

Exame Radiográfico

Deve ser realizado para identificar sinais de fratura ou massas calcificadas no interior do canal carpiano que possam estar comprimindo o nervo mediano.

Ressonância Magnética Nuclear

É útil na identificação de lesões expansivas no interior do túnel, o que pode mudar radicalmente o plano de tratamento.

Exames Laboratoriais

Servem para diagnosticar outras patologias que podem promover a síndrome, como diabetes, gota, doenças da tireoide e renais.

Deve ser excluída qualquer compressão do nervo mediano na coluna cervical, no desfiladeiro torácico ou no cotovelo, e os músculos do antebraço devem estar funcionando adequadamente, levando-se em consideração uma compressão mais proximal pelos testes de força do flexor longo do polegar, flexor profundo do dedo indicador, flexor superficial dos dedos e flexor radial do punho.

DIAGNÓSTICO DIFERENCIAL

As doenças que se destacam como diagnóstico diferencial da STC são artrite da articulação carpometacarpiana do polegar, diabetes melito com neuropatia, radiculite cervical, hipotireoidismo, tenossinovite do flexor radial do carpo, doença de Kienböck, artrite pisotriquetral, compressão do nervo mediano no cotovelo, artrite triescafoide, neuropatia ulnar e cisto sinovial radial volar.

TRATAMENTO

As maiores causas de insucesso dos tratamentos devem-se a falha no diagnóstico da verdadeira etiologia da dor, consequente erro na terapia e também pode ser citada a continuidade de determinadas atividades, no trabalho ou no lar, perpetuando o quadro álgico.

O objetivo do tratamento para os pacientes acometidos pela síndrome é o alívio da pressão sobre o nervo e a consequente eliminação da isquemia. O plano de tratamento irá depender do aumento de pressão no túnel, devendo ser individualizado de acordo com a sua etiologia.

Tratamento Conservador

Tratamento Conservador Clínico

Sabe-se que várias posições do punho alteram as pressões do túnel do carpo e, por essa razão, é necessário corrigi-las quando começa o protocolo de tratamento. Quanto mais precoce a intervenção, melhores serão os resultados e menor a chance de seguir para a cirurgia.

Considerando que o nervo fica mais comprimido nos extremos de flexão e extensão, o entalamento noturno é a primeira etapa terapêutica importante nos casos leves e moderados. O punho será mantido na posição neutra tanto durante o período de sono quanto em suas atividades durante o dia, sendo proposta a órtese que fixa desde a mão até o antebraço, feita de um material duro, mas flexível, e fixada com velcro, podendo ser colocada e retirada facilmente.

A imobilização noturna é muito útil para controlar os sintomas durante o sono, pois a posição neutra maximiza o espaço no túnel do carpo e minimiza a pressão correspondente a este local.

Devem ser evitadas faixas elásticas no punho porque pioram a compressão no túnel carpiano.

A utilização de anti-inflamatório não esteroidal ou corticoides orais e o repouso são considerados tratamentos conservadores primários.

Se estas medidas não obtiverem êxito é realizada uma injeção de corticosteroide no canal carpiano que pode ser curativa para os sintomas iniciais e leves. Esta medicação acelera a resolução de qualquer espessamento tenosinovial inflamatório, proporcionando mais espaço para o nervo e menor pressão a esta estrutura; no entanto, a melhora pode ser temporária.

Avaliação Fisioterapêutica

História

É necessário conhecer a história do paciente, fatores ocupacionais, como atividades repetitivas, força de preensão, pinçamento, flexão de punho, pressão palmar, vibração, uso de luvas, exposição ao frio e intensidade de trabalho.

Inspeção

Os músculos tenares devem ser observados conforme seu volume e funcionamento. Um contorno côncavo surge na área do primeiro metacarpiano quando ocorre uma compressão prolongada do nervo e atrofia muscular consequentemente.

Avaliação da Sensibilidade

A sensibilidade da região inervada pelo mediano da mão comprometida deve sempre ser testada, comparando-a com a sensibilidade da mão oposta e igualmente com a do dedo mínimo.

Devem ser realizados testes com monofilamentos de Semmes-Weinstein, sensação vibratória, discriminação entre dois pontos e tato leve, sendo que estes dois últimos estão diminuídos apenas em casos crônicos de compressão.

Quando positivo o teste de discriminação entre dois pontos, os pacientes não definem dois pontos a menos de 5 mm de distância.

Avaliação da Força Muscular

O teste muscular de oposição contra a resistência poderá revelar debilidade dos músculos tenares e, para ser feito de forma correta, o terapeuta deve ter o cuidado de que a polpa do polegar se mantenha distante da palma da mão com o plano da unha paralelo ao plano da mão. Também é sugestiva de síndrome do túnel do carpo a fraqueza do abdutor curto do polegar.

Os testes ESPECIAIS comumente realizados são:

- *Teste de Tinel:* uma leve percussão no nervo mediano no punho desencadeia parestesia em sua distribuição. É positivo quando três pancadas reproduzirem os sintomas. Este teste tem sensibilidade de 67%.
- *Teste de Phalen:* é realizada a flexão forçada do punho do paciente com os antebraços na vertical, mantendo esta posição durante 1 minuto; se reproduzir parestesia, o teste

é positivo. Essa posição flexora aumenta a pressão no canal do carpo, o que comprime o nervo mediano e reproduz os sintomas.
- *Teste de Phalen invertido:* com as mãos em forma de oração (contrário ao teste de Phalen), podem ser reproduzidos os sintomas com o estiramento do nervo.
- *Teste do torniquete:* deve-se enrolar um manguito de esfigmomanômetro em torno do punho afetado e inflá-lo até imediatamente acima da pressão arterial sistólica do paciente, mantendo-o assim por até 2 minutos. Se o aumento da pressão mecânica reproduzir parestesia na distribuição do nervo, o teste é positivo.
- *Teste do pinçamento:* o paciente segura um papel com o dedo indicador, médio e o polegar enquanto o terapeuta tenta tirá-lo. Dentro de 1 minuto, o paciente referirá cãibra nos dedos da região mediopalmar. Isso é explicado pelo fato de que o nervo mediano inerva os músculos lumbricais que têm a função de pinça na mão.

Tratamento Conservador Fisioterapêutico
Objetivos do Tratamento
- Diminuir a inflamação.
- Melhorar a amplitude de movimento (ADM) do punho.
- Aumentar a força muscular dos músculos do antebraço e da mão.
- Prevenir atrofia muscular.
- Melhorar a sensibilidade local.
- Melhorar a coordenação motora.
- Proporcionar ao paciente funcionalidade do membro.
- Intervir nos fatores de risco.
- Educar o paciente quanto à sua doença e aos fatores etiológicos da mesma.

Tratamento Fisioterapêutico
Intervenção Ergonômica

Neste século não podemos aceitar situações já presenciadas, como milhares de jovens, em idade produtiva, incapacitados laboralmente.

Visando ao conforto e bem-estar do trabalhador por meio da observação de sua atividade e seu ambiente, apresentamos, como fator relevante da prevenção de patologias, a intervenção ergonômica. Ela impõe medidas importantes que previnem a ocorrência de lesão, como o reescalonamento de trabalho e a distribuição do trabalhador em esquemas rotatórios de serviço, mudando apenas os padrões de movimentação, não necessitando colocá-lo em serviços diferentes.

É necessária também a adaptação de instrumentos de trabalho, reajustando o posicionamento de punho e dedos, o uso de apoio dos braços diante da mesa de computação e o modo de executar determinadas atividades.

Devem ser evitados ou realizados com maior delicadeza os movimentos repetidos de flexão-extensão, pronação-supinação e desvio radial e ulnar. As condições de trabalho, características do posto (mesas, cadeiras etc.), localização dos materiais de trabalho, quantidade e qualidade de iluminação, ajuste da altura do teclado, evitando que o punho permaneça em uma posição fletida, são itens importantes a serem avaliados para prevenção ou tratamento de lesões.

A correção dos fatores de risco é a melhor forma de prevenção da síndrome do túnel do carpo e deve ser realizada por meio de exercícios preventivos durante a jornada de trabalho, fortalecimento para a melhora da resistência à fadiga dos músculos estabilizadores, inclusão de repouso entre as atividades, cuidado com a utilização de ferramentas que aumentem a compressão do nervo e correção de postura inadequada durante algumas atividades.

Eletrotermofototerapia
Crioterapia

Quando o paciente se apresenta para o tratamento da lesão propriamente dita, com um processo inflamatório estabelecido, a utilização da crioterapia acarreta uma vasoconstrição local, produzindo efeito anti-inflamatório, relaxante muscular, limitando o edema e reduzindo a dor.

É aplicada por meio de bolsas de gelo, que podem ser caseiras ou compradas; toalhas de gelo são mergulhadas em uma mistura de água com gelo, aplicadas sobre a pele e devem ser substituídas com frequência, já que aquecem rapidamente; a massagem com gelo produz analgesia na região em que são realizados movimentos circulares lentos com um cubo de gelo; um dos métodos mais simples de ser realizado é a crioimersão, onde o punho é mergulhado em mistura de gelo e água, sendo necessária à imersão intermitente da região quando for realizada em temperaturas mais baixas que 10°C; os *sprays* vaporizadores produzem resfriamento efetivo do tecido, mas de curta duração, devendo ser aplicados de 3 a 5 jatos sobre a região do punho.

É importante salientar que as bolsas que contêm mistura de água com substância anticongelante devem ser aplicadas acima de uma toalha úmida, pois a temperatura da bolsa pode estar abaixo de 0°C e levar a um resfriamento muito rápido da pele.

Calor Superficial

Após o término da fase inflamatória aguda, a utilização do calor superficial traz efeitos como a vasodilatação, que, na inflamação crônica, diminuirá a dor e o espasmo muscular.

O calor por contato alcança níveis terapêuticos de aquecimento quando a temperatura nos tecidos fica entre 40 e 45°C. Acima desses níveis, ocorrem queimaduras e, abaixo, o aquecimento é fraco para tratamento.

Um dos métodos para a aplicação é a parafina, que tem vantagem por manter o calor. O punho é mergulhado na parafina e retirado, permitindo que a cera endureça. O procedimento é repetido de 6 a 12 vezes, formando, assim, uma luva de cera, que, após, é envolvida por um plástico e um material isolante (p. ex., uma toalha).

Outras formas são as bolsas quentes e compressas úmidas. A primeira aquecida e após aplicada ao punho e a segunda é imersa na água quente e aplicada à pele; as duas devem ser substituídas após 5 minutos, já que resfriam com facilidade.

Infravermelho

É outra opção de tratamento por meio de calor superficial que produz efeito analgésico, aumenta a velocidade de condução nervosa e promove a diminuição da rigidez articular.

Laserterapia

Também pode ser utilizada para a redução da dor, devendo ser uma técnica por contato, com dosagens baixas sobre o local da lesão; à medida que o tratamento progride, a dosagem pode ser aumentada e a frequência de aplicações reduzida. Tanto o paciente quanto o fisioterapeuta devem usar óculos de proteção durante o tratamento.

Ultrassom

Com efeito terapêutico significante, o ultrassom atérmico (pulsado) auxilia no reparo dos tecidos moles, estimula o fluxo sanguíneo em tecidos cronicamente isquêmicos e reduz a dor na síndrome do túnel do carpo.

Ondas Curtas

Além de todos os benefícios que o calor produz, aumenta a velocidade de condução do nervo mediano, diminui a dor e a hipersensibilidade. O modo de aplicação indicado para o punho é o coplanar, sendo que um eletrodo é posicionado no dorso da mão e outro na face posterior do antebraço, com uma distância aproximada de 5 cm entre eles para que o campo eletromagnético penetre mais profundamente nos tecidos.

CINESIOTERAPIA
Tração Articular

É indicada para o controle da dor e da mobilidade do punho. O paciente permanece sentado com o antebraço apoiado na mesa e o punho na beira da mesa. O fisioterapeuta fixa o rádio e a ulna com uma de suas mãos enquanto a outra segura a fileira distal dos ossos cárpicos, separando-as na direção distal do antebraço (Figs. 14-1 e 14-2).

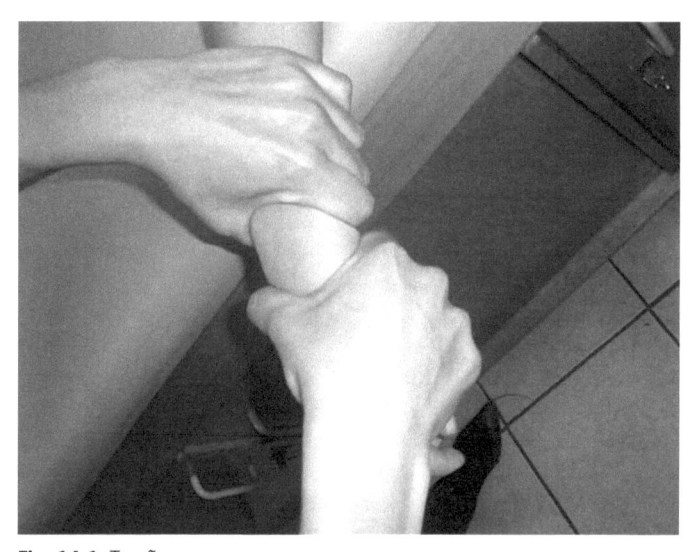

Fig. 14-1. Tração.

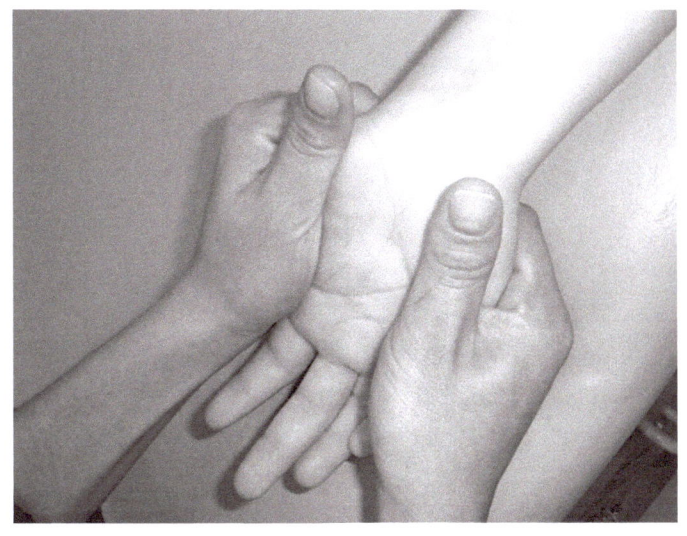

Fig. 14-2. Tração.

Mobilização Articular

É a técnica de escolha após a tração, sendo que o posicionamento do paciente e das mãos do fisioterapeuta é o mesmo. É realizado o deslizamento posterior (em direção ao solo) e anterior para ganho de flexão e extensão de punho, respectivamente. De igual importância funcional, devem ser realizados os deslizamentos radial e ulnar.

Este método é eficaz no alívio da dor, já que melhora a nutrição articular e estimula mecanoceptores, e é indicado para o aumento da amplitude de movimento.

Exercícios de Amplitude de Movimento

Tem o objetivo de manter o movimento do punho e a maleabilidade do tecido. Podem ser realizados de forma passiva, na qual o fisioterapeuta realiza os movimentos de flexão, extensão, desvio ulnar e radial do punho, estabilizando o antebraço do paciente.

A amplitude passiva auxilia na circulação, inibe a dor e faz a remodelação de ligamentos e cápsula. Já o exercício ativo assistido, no qual o profissional dá uma assistência ao movimento, e ativo, que é realizado pelo paciente, aumentam a circulação local, impedem a formação de coágulos, melhoram a propriocepção, mantêm a contratilidade e melhoram a coordenação e o controle do movimento (Figs. 14-3 a 14-6).

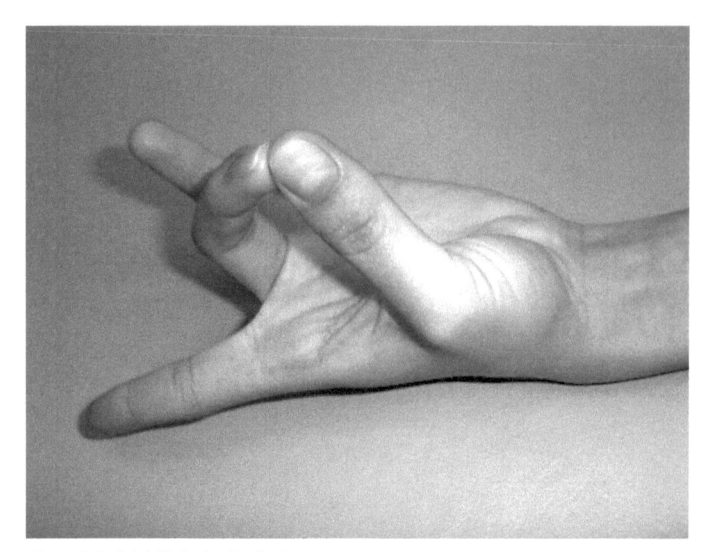

Fig. 14-3. Mobilidade de dedos.

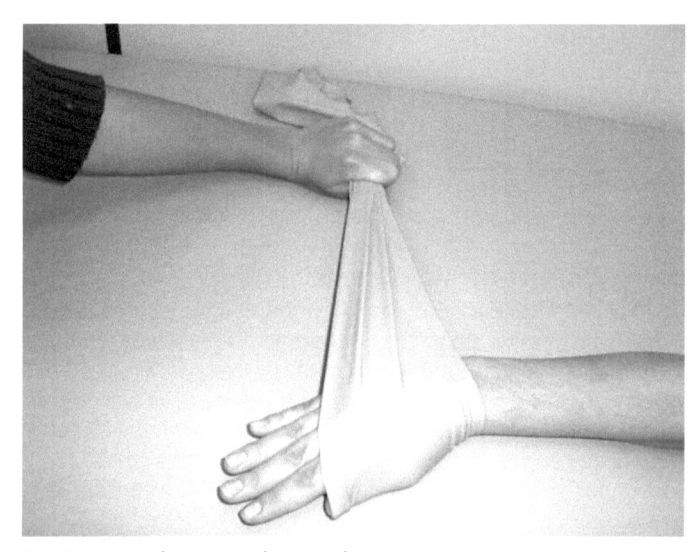

Fig. 14-4. Fortalecimento de pronadores.

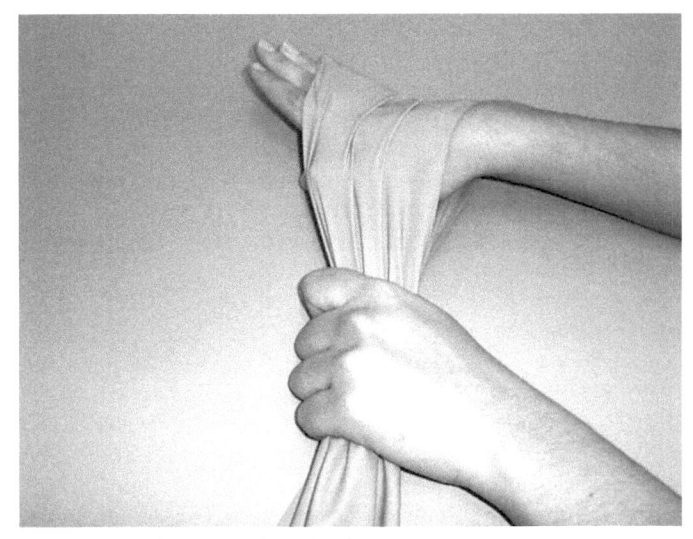

Fig. 14-5. Fortalecimento de supinadores.

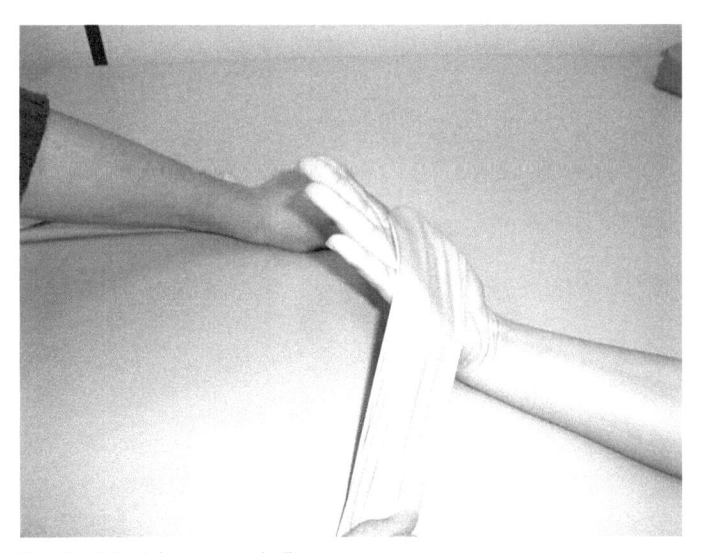

Fig. 14-6. Fortalecimento de flexores.

Alongamento

Deve ser realizado antes do fortalecimento, preparando a musculatura e a articulação de forma eficaz para iniciar um trabalho resistido. A amplitude de movimento novamente se beneficiará com essa atividade, juntamente com um acréscimo na capacidade de extensão dos músculos que movimentam a articulação do punho.

O fisioterapeuta realiza o movimento de extensão do punho, alongando os músculos flexores até o tolerado, sem que o paciente refira dor ou desconforto, apenas uma tensão. Essa posição é mantida durante 30 segundos e depois realiza-se o movimento de flexão para o alongamento dos extensores de punho.

Fortalecimento Muscular

A melhora da força e a prevenção de atrofia muscular dão-se pelos exercícios de fortalecimento isotônico. Pode ser efetuado com o uso de faixa elástica, haltere ou resistência manual do fisioterapeuta para os movimentos de flexão, extensão, desvio radial e ulnar de punho. De grande importância no tratamento da síndrome do túnel do carpo, os fortalecimentos em flexão, extensão dos dedos, preensão e pinçamento devem ser da mesma forma enfatizados, com uso da *power web*, massa digital, *digiflex* e faixa elástica. O programa de exercício não deve acarretar dor, edema e/ou crepitação articular, sendo indicado iniciar o protocolo com mais repetições e uma carga leve, progredindo conforme a resposta do paciente ao tratamento.

A progressão adequada deve iniciar com um trabalho de amplitude de movimento (ADM) gradual, partindo de uma carga leve para resistências moderadas e máximas (Figs. 14-7 a 14-11).

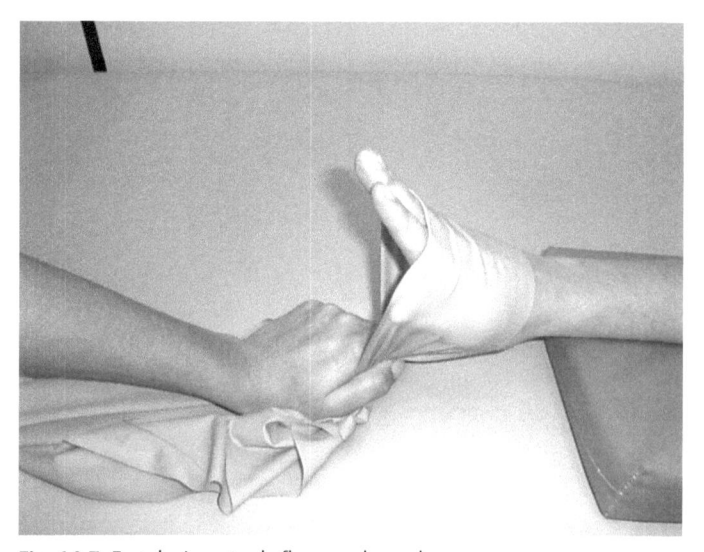

Fig. 14-7. Fortalecimento de flexores de punho.

REUMATISMOS DOS TECIDOS MOLES

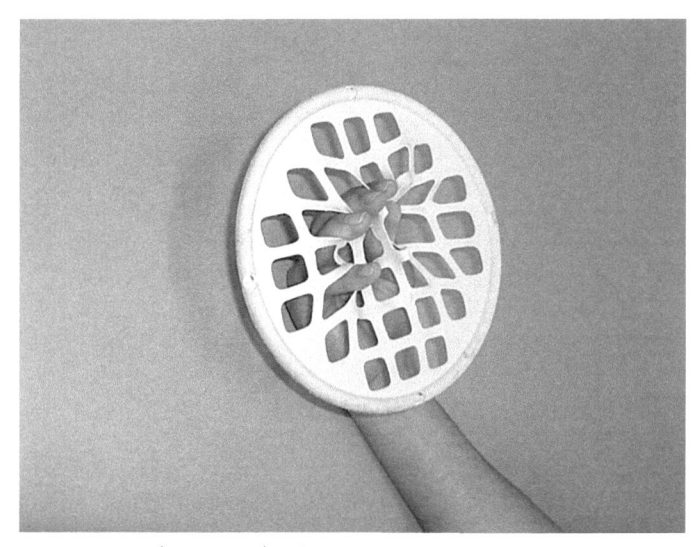

Fig. 14-8. Fortalecimento de mão.

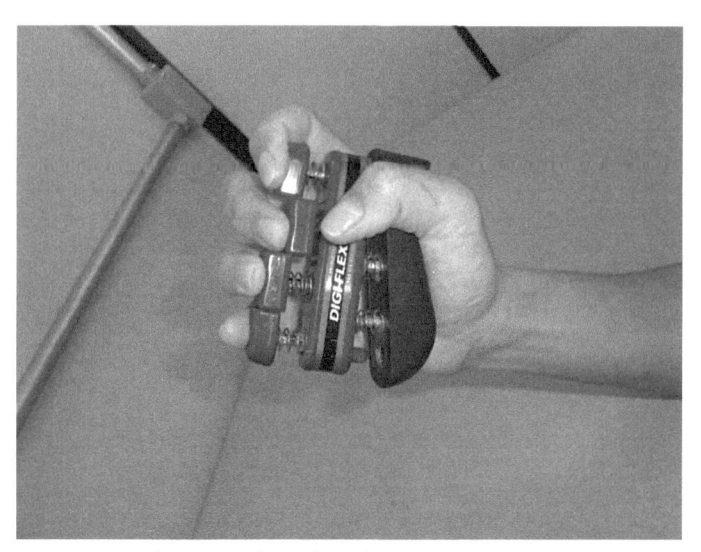

Fig. 14-9. Fortalecimento de punho e dedos.

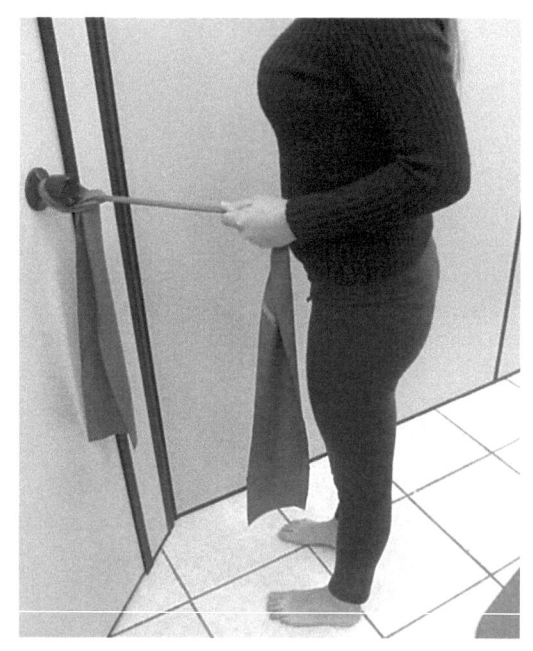

Fig. 14-10. Fortalecimento de extensores.

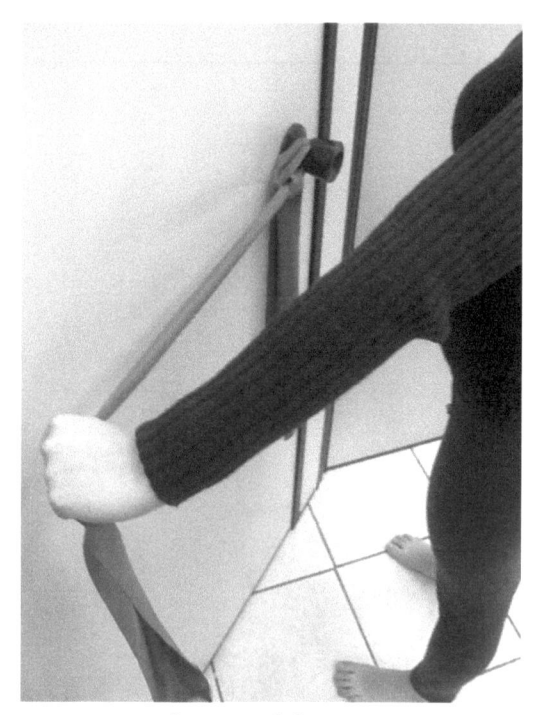

Fig. 14-11. Fortalecimento de bíceps.

Fortalecimento com Eletroterapia

É possível facilitar a contração muscular associada à inibição dolorosa por meio da aplicação da estimulação elétrica funcional (FES), na qual o paciente recebe o estímulo e é instruído a sentir a contração e contrair juntamente com o estímulo elétrico.

No início do tratamento podem ser usadas frequências mais baixas (20 Hz), tempo de contração curto e de repouso longo para que não ocorra a fadiga muscular.

Dessensibilização

O estímulo por meio de escova, bolinha e objetos de diferentes texturas é de grande importância para os pacientes que possuem parestesia (Fig. 14-12).

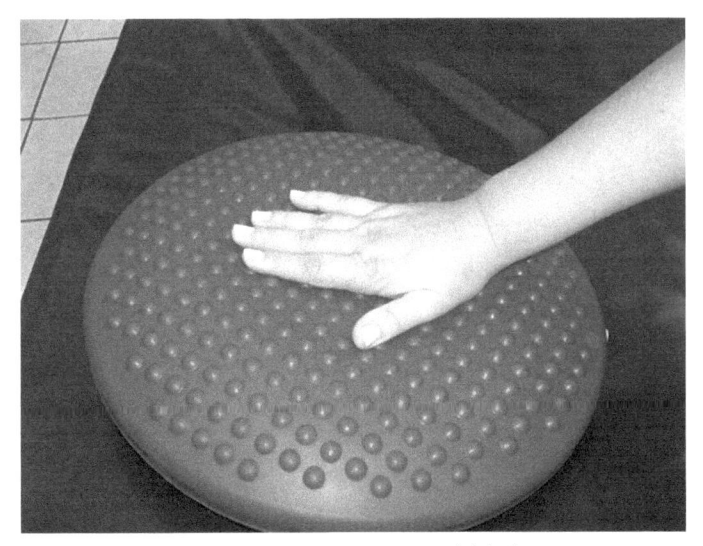

Fig. 14-12. Transferência, propriocepção e sensibilidade.

Trabalho da Coordenação Motora Fina

- Pode ser feito com materiais de encaixe, como objetos de várias formas e tamanhos, nos quais a progressão do tratamento se dá pela dificuldade da atividade, iniciando com objetos maiores e passando para os menores (Fig. 14-13).
- Também exercícios com massa digital enfatizam a preensão e o pinçamento (Fig. 14-14).

O objetivo desse trabalho é a utilização de pequenos músculos da mão de forma eficiente para realizar movimentos específicos para certas atividades, como escrever, digitar, costurar, recortar, acender a luz, fechar botões das roupas, entre outras, sendo que estes podem ser vivenciados dentro da própria reabilitação pelo paciente como um treino de funcionalidade (Fig. 14-15).

Além de inseri-lo novamente em suas atividades de vida diária, permitirá que ele perceba suas reais possibilidades, fazendo com que se reorganize profissional e socialmente.

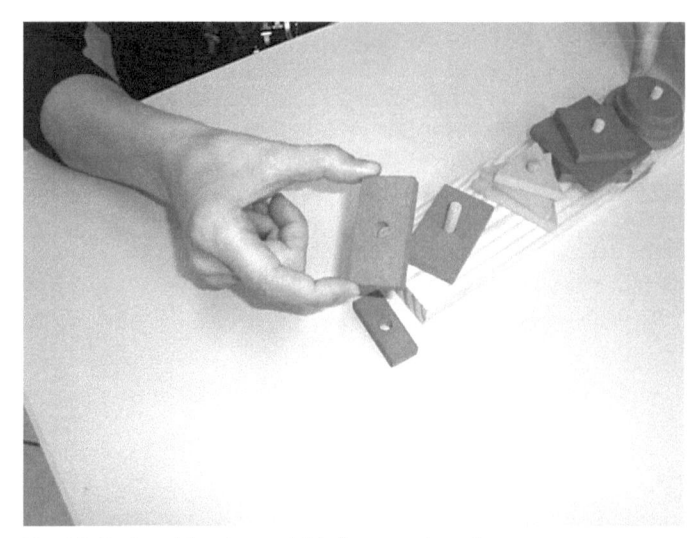

Fig. 14-13. Exercícios de motricidade e coordenação.

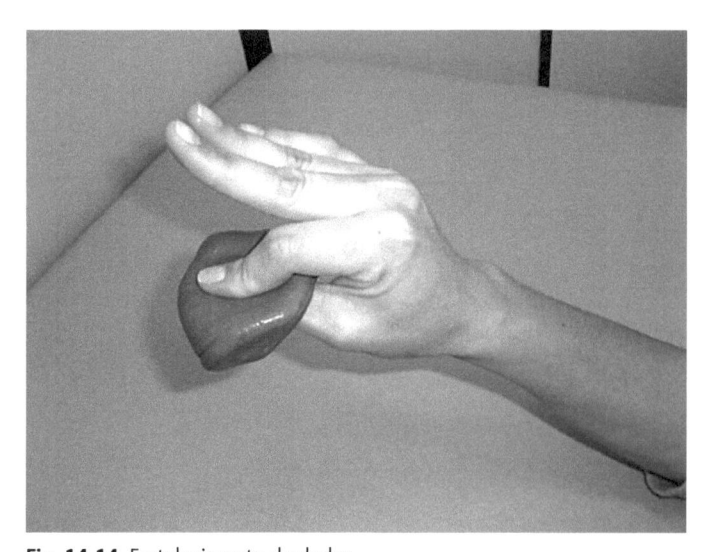

Fig. 14-14. Fortalecimento de dedos.

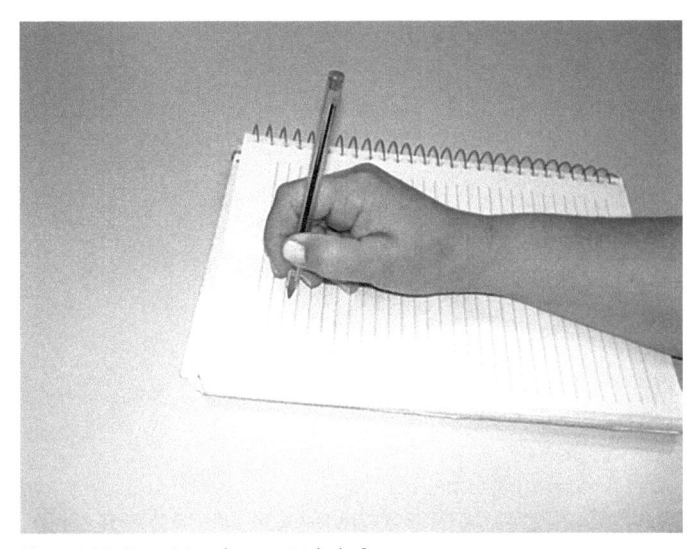

Fig. 14-15. Exercícios de motricidade fina.

ORIENTAÇÕES

A educação do paciente quanto à sua patologia influenciará todo o tratamento fisioterapêutico. É necessário que ele compreenda os fatores que propiciam a dor e a inflamação, como alterações posturais, movimentos repetitivos e posicionamento incorreto das mãos, devendo estes ser destacados no decorrer da terapia para que o paciente as perceba, tente corrigi-las e evitá-las em sua vida cotidiana.

Tratamento Cirúrgico

É improvável que pacientes com compressão elevada e crônica respondam de forma significativa ao entalamento e às infiltrações, de forma a ser proposto o tratamento cirúrgico, que é necessário para os casos de atrofia dos músculos tênares, diminuição da sensibilidade e para os sintomas considerados intoleráveis. Em pacientes que apresentam compressão elevada, a liberação do ligamento retinacular transversal deverá ser considerada com maior antecipação. Este procedimento permite que o conteúdo do canal carpiano se expanda por um espaço maior, reduzindo a pressão e a isquemia do nervo. Ele é realizado por meio de anestesia local ou regional.

Em seguida ao procedimento cirúrgico, o punho é mantido em ligeira extensão durante algumas semanas para permitir a cicatrização da pele e impedir que o conteúdo do canal carpiano sofra estrangulamento anteriormente.

Pacientes que possuíam alterações sensitivas de grande relevância no pré-operatório podem desencadear um período de hiperestesia dolorosa durante vários meses de pós-operatório, pois as fibras desmielinizadas de pequeno calibre que conduzem a dor se recuperam mais rapidamente que as mielinizadas mais calibrosas que as condutoras de modalidades sensitivas. Por este motivo, os pacientes devem ser orientados e tranquilizados sobre esses sintomas serem temporários.

Fisioterapia no Pós-Operatório de STC
Objetivos do Tratamento
- Diminuir a dor.
- Diminuir o edema.
- Melhorar a amplitude de movimento (ADM) do punho e dos dedos.
- Aumentar a força muscular dos músculos do antebraço e da mão.
- Reduzir a aderência da cicatriz.
- Melhorar a sensibilidade local.
- Melhorar a coordenação motora.
- Proporcionar ao paciente funcionalidade do membro.
- Retornar às atividades de vida diária.

Tratamento Fisioterapêutico
Repouso

Deve ser estipulado primariamente, já que o processo cirúrgico é traumático para os tecidos moles e o punho deve permanecer na posição neutra para que ocorra a cicatrização destes tecidos.

ELETROTERMOFOTOTERAPIA
Crioterapia
No tratamento fisioterapêutico pós-operatório, além de todos os benefícios já citados anteriormente, também traz como consequência a redução no sangramento.

Calor Superficial
A vasodilatação capilar causada pela aplicação do calor tem grande valia na ativação do metabolismo e na promoção de distensões muscular e articular. Esses benefícios são aplicáveis após a fase inflamatória aguda, auxiliando no relaxamento muscular e melhor movimentação pelo fisioterapeuta.

O infravermelho atua da mesma forma e não deve ser aplicado em feridas abertas, pois desidrata o tecido e inibe a regeneração.

Ultrassom
É de relevante utilização, já que acelera o reparo dos tecidos na fase inflamatória. Na fase proliferativa, ele aumenta a secreção de colágeno e acelera a contração da ferida. Na fase de remodelamento do reparo, o ultrassom aumenta significativamente a força tênsil e a elasticidade da cicatriz, sendo que a intensidade mais baixa, o modo pulsado e um tempo maior de tratamento são mais efetivos em todas as fases da cicatrização.

Ondas Curtas
Também pode ser aplicada no tratamento pós-operatório, já que aumentam a velocidade de regeneração da pele.

Laserterapia
Tem grande aplicabilidade no tratamento da regeneração de feridas abertas pela utilização de baixa intensidade. A aplicação pode ser feita de duas formas: a primeira, nas

margens da ferida com uma caneta de diodo e dosagem de aproximadamente 10 J/cm², sendo uma técnica de contato; a segunda é uma técnica de não contato aplicada no leito da ferida e a dose recomendada é de 4 J/cm²; tem sido usada uma folha plástica transparente com orifícios (forma de grade) sobre a ferida.

CINESIOTERAPIA
Tração Articular
Após a cicatrização da incisão cirúrgica, a tração articular pode iniciar o tratamento, sendo seguida da mobilização do punho.

Exercícios de Amplitude de Movimento do Punho
Pelo aumento na circulação local, impedem a formação de coágulos, que são tão comuns de ocorrer após uma cirurgia.

Alongamento
Após um período de repouso pós-cirúrgico é necessário que a musculatura periarticular retorne aos seus níveis fisiológicos de flexibilidade, necessitando, assim, de atividades de alongamento muscular.

Fortalecimento Muscular
O treinamento da força muscular é de grande importância para que o paciente realize suas atividades de forma segura, retornando às suas atividades o mais breve possível.

O aumento da força muscular vai-se concretizar com a realização de exercícios resistidos.

No reparo da cicatriz é necessário que o paciente não realize movimento articular para que não aumente a pressão no túnel do carpo, devendo o fortalecimento ser realizado isometricamente. O punho é mantido em posição neutra enquanto o fisioterapeuta oferece resistência à flexão e à extensão do punho, com sua mão posicionada nas faces palmar e dorsal da mão; desvios radial e ulnar, com sua mão posicionada nas faces radial e ulnar, estabilizam o antebraço.

São realizadas dez séries de dez repetições de contrações de 10 segundos, levando-se em conta que nenhum exercício é receita de bolo. Deve-se observar sempre se o paciente está fadigado e perguntar se o exercício está exaustivo ou muito leve.

O exercício isotônico deve ser realizado após 6 semanas de pós-operatório.

Fortalecimento Muscular por Meio da Eletroterapia
A FES é de grande importância na reorganização do estímulo elétrico na contração muscular, fazendo com que o paciente reaprenda a utilizar a sua musculatura o mais precocemente possível.

Comumente é esperado que a força esteja recuperada de 3 a 4 meses após a cirurgia. Atividades de dessensibilização são realizadas se houver hipersensibilidade no local da incisão.

Trabalho de Coordenação Motora e Dessensibilização
Deve ser trabalhada da mesma forma como foram citadas no tratamento fisioterapêutico conservador, pois estes dois fatores podem estar alterados após a cirurgia.

BIBLIOGRAFIA

Bandy WD, Sanders B. Exercício terapêutico: técnicas para intervenção. Rio de Janeiro: Guanabara Koogan; 2003.
Cailliet R. Doença dos tecidos moles. 3. ed. Porto Alegre: Artmed; 2000.
Cipriano JJ. Manual fotográfico de testes ortopédicos e neurológicos. 3. ed. São Paulo: Manole; 1999.
Codo W, Almeida MCCG. Diagnóstico, tratamento e prevenção. 4. ed. Rio de Janeiro: Vozes; 1995.
Cossermelli W. Terapêutica em reumatologia. São Paulo: Lemos Editorial e Gráfica; 2000.
Dandy DJ. Ortopedia e traumatologia prática: diagnóstico e tratamento. 2. ed. Rio de Janeiro: Revinter; 2000.
Gann N. Ortopedia: guia de consulta rápida para fisioterapeutas – Distúrbios, testes e estratégias de reabilitação. Rio de Janeiro: Guanabara Koogan; 2005.
Kisner C, Colby LA. Exercícios terapêuticos: fundamentos e técnicas. 3. ed. São Paulo: Manole; 1998.
Kitchen S. Eletroterapia: prática baseada em evidências. 11. ed. São Paulo: Manole; 2003.
Lech O, et al. Membro superior: abordagem fisioterapêutica das patologias ortopédicas mais comuns. Rio de Janeiro: Revinter; 2004.
Lech O, Severo AHMG, Pitágoras T. Aspectos clínicos dos distúrbios osteomusculares relacionados ao trabalho. Belo Horizonte: Ergo; 1998.
Lianza S. Medicina de reabilitação. 3. ed. Rio de Janeiro: Guanabara Koogan; 2001.
Maxey L, Magnusson J. Reabilitação pós-cirúrgica para paciente ortopédico. Rio de Janeiro: Guanabara Koogan; 2003.
Sambrook P, et al. O sistema musculoesquelético: ciência básica e condições clínicas. Rio de Janeiro: Guanabara Koogan; 2003.
Sato E. Reumatologia. São Paulo: Manole; 2004.
Snider RK. Tratamento das doenças do sistema músculo esquelético. São Paulo: Manole; 2000.
Weinstein SL, Buckwalter JA. Ortopedia de Turek: princípios e sua aplicação. 5. ed. São Paulo: Manole; 2000.

SEÇÃO 14.2

EPICONDILITE

CONCEITUAÇÃO E FISIOPATOLOGIA

A articulação do cotovelo tem ampla função na vida cotidiana do ser humano. Ela gera movimentos para a realização de atividades importantes como levar o alimento à boca até a prática do esporte profissional, como é o caso de jogadores de tênis. Estes movimentos quando se tornam repetitivos e crônicos, passam de fisiológicos para patológicos, causando lesão.

A causa mais comum de dor na região do cotovelo é a epicondilite. É definida como uma entesopatia, ou seja, é uma inflamação da junção tenoperiosteal que pode ocorrer lateral ou medialmente, chamada de cotovelo de tenista e cotovelo do golfista, respectivamente.

A fisiopatologia da lesão é explicada pela repetição de uma tração contínua, levando a ocorrência de microrrupturas nos tendões que se originam e inserem-se no cotovelo. O tendão apresenta-se microscopicamente com um tecido vascular alterado em desenvolvimento junto de uma invasão de fibroblastos. Essa hiperplasia angiofibroblástica dá origem a um tecido com aspecto brilhante, friável e edematoso, tornando-se uma anormalidade degenerativa. Em uma lesão crônica, a tentativa de reparo pelo organismo pode gerar, no local, uma calcificação ou formação óssea.

Na epicondilite lateral, a condição patológica acomete a origem do extensor radial curto do carpo e a porção anteromedial do extensor comum dos dedos; esta última em menor grau.

Já na epicondilite medial, a inserção comum dos tendões flexores no epicôndilo medial do úmero é forçada ou lacerada.

São definidos quatro estágios da tendinose:

1. Processo inflamatório, sem alterações patológicas.

2. Alterações na estrutura tendínea (tendinose/hiperplasia angiofibroblástica).

3. Tendinose com ruptura tendínea.

4. Tendinose com ruptura associada, com calcificação e/ou ossificação periarticular.

INCIDÊNCIA

A epicondilite lateral é mais frequente que a medial; sua incidência é de 7:1 e é raro o acometimento bilateral. Ambos os sexos são afetados na mesma proporção. A média de idade de a lesão ocorrer situa-se entre os 30 e 50 anos de idade e, com relação ao lado mais atingido, há maior prevalência no braço dominante.

Pessoas não atletas são mais comumente acometidas pela tendinose do cotovelo; entretanto, atinge 50% dos tenistas acima de 30 anos.

ETIOLOGIA

Uma síndrome de superuso na origem dos músculos estressados é causada por movimentos repetitivos, como já foi salientado anteriormente.

A lesão pode ocorrer por uma tensão anormal sobre uma articulação normal, tensão normal sobre uma articulação anormal; estresse normal sobre uma articulação anormal e estresse normal sobre uma articulação normal quando esta não está preparada para uma atividade em particular.

Uma divisão pode ser estipulada para a epicondilite:

- *Epicondilite primária:* ocorre após um pequeno trauma na junção tenoperiosteal, sendo que atividades que em muito solicitam os movimentos de preensão ou torção são as causas mais comuns.
- *Epicondilite secundária:* ocorre por uma espondilose cervical ou síndrome do plexo braquial.

Na epicondilite lateral, o trauma é causado por movimentos que exijam extensão de punho com rotação do antebraço e, na medial, flexão do punho mais rotação do antebraço.

Modalidades esportivas como arremesso, natação e golfe também provocam os sintomas da patologia. Os mesmos movimentos forçados são necessários para ocupações como as de carpinteiro, encanador, açougueiro, digitadores, entre outras.

CARACTERÍSTICAS CLÍNICAS

Dor

Na região do epicôndilo, lateral ou medial, tem início gradual e agrava-se quando irradia para o antebraço e musculatura extensora. Piora ao realizar a extensão de punho contrarresistência com desvio ulnar na epicondilite lateral e flexão de punho contrarresistência na epicondilite medial.

O paciente relata dor à palpação imediatamente distal ao epicôndilo que aumenta tanto com movimentos de punho contrarresistência quanto com um estiramento passivo. Refere, também, dificuldade na realização de atividades diárias comuns, como escovar os dentes, abrir uma porta, escrever e fazer a barba.

Parestesia

Na epicondilite primária a parestesia é um sintoma mínimo e, quando grave, se deve à secundária.

Os movimentos do cotovelo permanecem livres e indolores e podem ser notados períodos de rigidez matinal.

Com a progressão da epicondilite, os sintomas poderão ser percebidos mesmo com atividades leves ou até mesmo ao repouso.

Na epicondilite medial, além dos sintomas, como dor no epicôndilo medial, pronador redondo e/ou flexor radial do carpo, também é notável, em uma condição crônica, compressão do nervo ulnar e dor durante a pronação resistida.

MÉTODOS DIAGNÓSTICOS

- *Exame radiográfico:* as radiografias anteroposterior, de perfil e oblíqua são de grande utilidade para a exclusão de algumas anormalidades como artrose, osteocondrite dissecante e corpos livres intra-articulares, mas geralmente apresentam-se normais.

- *Ultrassonografia:* um exame auxiliar para avaliar partes moles é a ultrassonografia do cotovelo, um exame simples que pode demonstrar algumas alterações, como edema e inflamação na inserção dos tendões.
- *Ressonância magnética nuclear:* também verifica estes mesmos aspectos, mas deve ser recomendada para os casos de pacientes assintomáticos e sem alterações ao exame ultrassonográfico.
- *Eletroneuromiografia:* em associação à epicondilite lateral, pode estar ocorrendo a compressão do nervo interósseo posterior e seus sintomas se limitam ao terço proximal do antebraço. Para a identificação dessa compressão nervosa é recomendada a avaliação com eletroneuromiografia dinâmica que, mesmo apresentando-se normal, não exclui a possibilidade de compressão.

DIAGNÓSTICO DIFERENCIAL

Entre os diagnósticos diferenciais da epicondilite, podem-se destacar, como os mais importantes, a síndrome do supinador e a síndrome do túnel radial, nas quais também ocorre compressão do nervo interósseo posterior; síndrome do túnel do carpo; sinovite do cotovelo; bursite retro-olecraniana; cervicobraquialgia; lesão de manguito rotador; fratura da cabeça do rádio; osteocondrite dissecante; gota; osteoartrose e lesão ligamentar.

TRATAMENTO

Tratamento Conservador

Já que 80% dos casos de epicondilite do cotovelo se resolvem com o tratamento conservador, esta será a opção de escolha no tratamento inicial. Os objetivos principais serão o controle da dor, a preservação da flexibilidade, da mobilidade e da força muscular.

Tratamento Conservador Clínico

O uso de analgésicos já deve ser enfatizado, no início, como tratamento sintomático. Nos casos mais crônicos, em que o tecido angiofibroblástico que se forma é hipovascularizado, é administrado um vasodilatador periférico. Na epicondilite crônica difícil de tratar devem ser administradas 2 a 3 doses de corticoide de depósito por via intramuscular.

Quando os sintomas já ocorrem com a realização de atividades pouco intensas, pode ser indicada uma faixa de sustentação do antebraço, que alivia os sintomas por servir como um acolchoado para os músculos do antebraço, diminuindo o estresse sobre suas inserções proximais.

Por desenvolver destruição do colágeno e consequente piora no quadro clínico, deve ser evitada a infiltração de lidocaína e corticoide no local. Uma outra opção seria a injeção de hidrocortisona na região acometida, porém, é relevante enfatizar que a primeira aplicação tem 75% de sucesso aproximadamente, a segunda tem 50% e a terceira, 25%.

Avaliação Fisioterapêutica

História

Deve-se conhecer, antes de tudo, a história do paciente, como algum traumatismo ocorrido sobre um dos epicôndilos, acidentes de trabalho, atividades repetitivas do tipo digitação, movimentos que pioram a dor e posições que aliviam os sintomas.

Também é necessário saber se o paciente é praticante de algum esporte como golfe ou tênis, já que estes são fatores de risco para o início dos sintomas.

Inspeção

Atrofia da musculatura regional, deformidades em varo ou valgo, cicatrizes, pele afinada, hipocrômica e/ou aderida sobre o epicôndilo e presença de edema devem ser avaliados pela inspeção local.

Palpação

O objetivo da realização do exame físico para epicondilite é a reprodução dos sintomas do paciente.

Devem ser identificados, pela palpação, o epicôndilo lateral, medial e olécrano. Lateralmente, palpa-se a origem da musculatura extensora do punho e dedos, complexo ligamentar lateral e cabeça do rádio.

Se o paciente referir dor durante a palpação da musculatura extensora, anterior e distal ao epicôndilo, o resultado é sugestivo de epicondilite lateral.

Quando há história de trauma, devem ser verificadas presença de derrame articular e lesão ligamentar. A primeira é identificada pela palpação do espaço entre a cabeça do rádio e borda lateral do olécrano. Já o ligamento colateral lateral, que se estende do epicôndilo lateral até a face lateral da ulna, será alvo de trauma quando o paciente referir dor à sua palpação.

Avaliação da Força Muscular

Testes de força muscular servem para saber se a cronicidade da patologia acarretou alguma atrofia e perda de força muscular. Estes testes devem englobar força muscular de extensores e flexores de punho, assim como a pronação-supinação de cotovelo e preensão, que podem estar alteradas nesta doença.

Avaliação da Sensibilidade

A hipersensibilidade do epicôndilo acometido também é encontrada pela palpação do mesmo, e o teste da sensibilidade é interessante, já que influencia no posterior tratamento fisioterapêutico.

Os testes específicos da epicondilite são:

- *Teste de Cozen:* o paciente é posicionado com o cotovelo em 90° de flexão e com o antebraço em pronação. Ele realiza a extensão do punho contra uma resistência a este movimento imposta pelo examinador. Se o paciente referir dor no epicôndilo lateral e origem da musculatura extensora, o teste será positivo.
- *Teste de Mill:* a posição inicial do paciente é com o cotovelo em extensão, pronação do antebraço, punho estendido e mão fechada. O paciente é orientado a resistir ao movimento de flexão imposta pelo fisioterapeuta ao mesmo tempo em que realiza a supinação do antebraço. O teste é positivo para epicondilite lateral quando o paciente referir dor no epicôndilo lateral.
- *Teste da cadeira:* o paciente é instruído a levantar uma cadeira com o cotovelo em extensão e antebraço pronado. Ele referirá dor sobre o epicôndilo lateral e dificuldade de erguer a cadeira quando o teste for positivo para epicondilite lateral.
- *Teste do dedo médio:* este teste também evidenciará a epicondilite lateral quando o paciente referir dor ao realizar a extensão ativa do dedo médio contra a resistência do fisioterapeuta.

- *Teste da xícara:* a presença de dor no epicôndilo lateral enquanto o paciente levanta uma xícara é sugestivo de epicondilite lateral.
- *Posição de Losee:* cotovelo flexionado a 90°, posicionado transversalmente ao abdome, palma da mão voltada para cima enquanto o fisioterapeuta aplica uma pressão sobre um ponto que se localiza um dedo abaixo do epicôndilo lateral; esse ponto é a origem do extensor radial curto do carpo. O teste é positivo para epicondilite lateral se o paciente referir dor à palpação.
- *Teste para epicondilite medial:* com o cotovelo fletido, antebraço em supinação e punho em extensão, o paciente apresentará dor no epicôndilo medial ao realizar a extensão do cotovelo ou a flexão do punho contrarresistência, sugerindo epicondilite medial.

Tratamento Conservador Fisioterapêutico
Objetivos do Tratamento
- Interferir nos fatores de risco.
- Diminuir a dor.
- Acelerar o processo de regeneração colágena.
- Melhorar a amplitude de movimento do cotovelo.
- Melhorar a flexibilidade e a força muscular dos músculos do antebraço.
- Readaptar para o esporte.
- Educar o paciente.

Tratamento Fisioterapêutico
Repouso
Deve ser incentivado o repouso relativo logo que o paciente chegue para a reabilitação, devendo-se evitar movimentos repetitivos de flexão-extensão de punho e esforços estáticos.

Deve-se evitar a imobilização gessada do punho e/ou do cotovelo, pois a imobilização prolongada causa efeitos deletérios na musculatura, acarretando atrofia muscular e piora no quadro álgico do paciente após a retirada do gesso. Uma tala com velcro pode ser uma alternativa, impedindo sempre a extensão do punho e cotovelo.

Intervenção Ergonômica
Quando a história do paciente ressalta a prática esportiva de tênis, golfe, natação, levantamento de peso ou outros esportes que se utilizem de materiais como raquete, deve-se ensinar a técnica correta durante o treinamento, cuidados com o equipamento, observando tamanho, peso, diâmetro do cabo da raquete de tênis (medidas que diminuam a trepidação transmitida ao cotovelo pela raquete de tênis, utilizando raquetes leves e com menor pressão em suas cordas), permitindo melhor desempenho e a prevenção de lesões deste atleta.

Também atividades laborais como carpintaria e outras que utilizam a mão com frequência, como digitação, estão entre os fatores de risco para a lesão sobre o epicôndilo, devendo ser alterada a atividade do funcionário juntamente com a educação do mesmo. Como esta patologia também pode ser causada por esforço repetitivo, como a STC, algumas situações de prevenção e reescalonamento de trabalho, já foram citadas anteriormente que podem ser da mesma forma aplicadas durante o tratamento.

ELETROTERMOFOTOTERAPIA

Na fase aguda da epicondilite é recomendada a utilização do frio, ultrassom pulsado e *laser* de baixa dosagem para analgesia, estes dois últimos também de grande importância na reparação colágena.

Estimulação Elétrica Nervosa Transcutânea (TENS)

É uma das principais correntes utilizadas nos quadros álgicos agudos ou crônicos por atuar na modulação do processo de neurocondução da dor e na liberação de opioides endógenos em nível medular e da hipófise.

Quando se refere à epicondilite lateral são posicionados os eletrodos no trajeto do nervo radial, o primeiro localizado dois dedos acima do epicôndilo e o segundo dois dedos abaixo (distalmente).

Quanto à medial, os eletrodos são posicionados acima e abaixo do epicôndilo medial, no trajeto do nervo mediano. Uma largura de pulso baixa de 50 a 80 ms e frequência alta de 100 Hz são utilizadas para um efeito analgésico.

CINESIOTERAPIA
Exercícios de Amplitude de Movimento

Após o alívio da dor podem ser iniciados exercícios de amplitude de movimento ativos de flexão e extensão de cotovelo, pronação e supinação do antebraço, com os objetivos de manter a amplitude do cotovelo livre, auxiliar na contratilidade e na coordenação motora (Fig. 14-16).

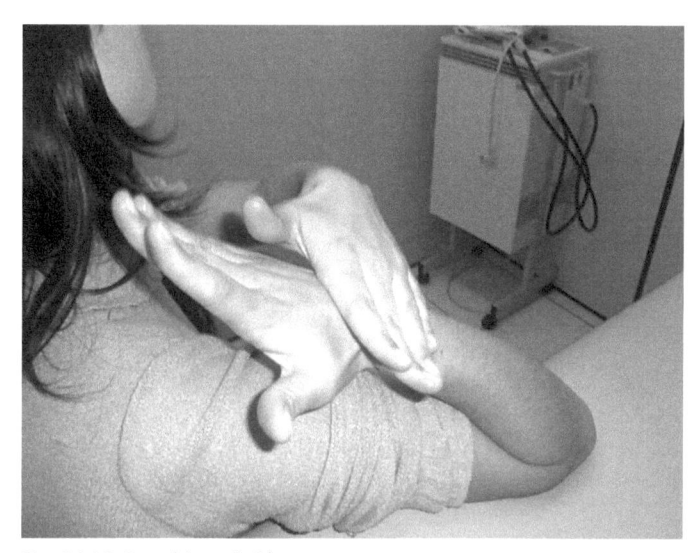

Fig. 14-16. Exercício resistido.

Alongamento da Musculatura Extensora e Flexora de Punho e Cotovelo

É extremamente necessário para manter a elasticidade e preparar para o posterior fortalecimento. O fisioterapeuta estira esta musculatura pelos movimentos de flexão, extensão de punho, flexão e extensão de cotovelo, mantendo cada movimento no final da amplitude durante 30 segundos (Figs. 14-17 e 14-18).

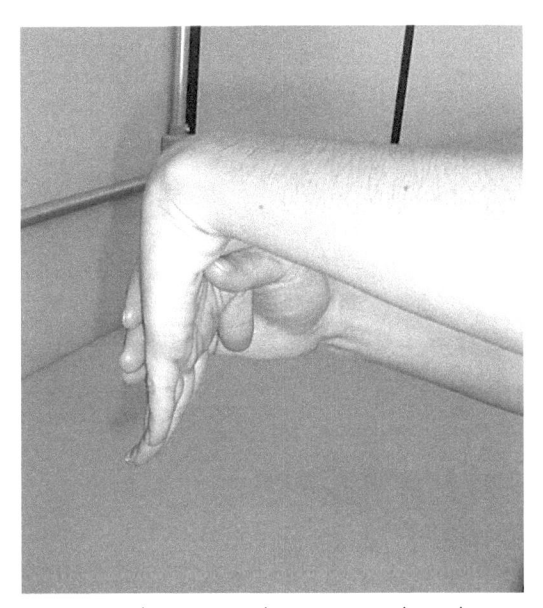

Fig. 14-17. Alongamento dos extensores do punho.

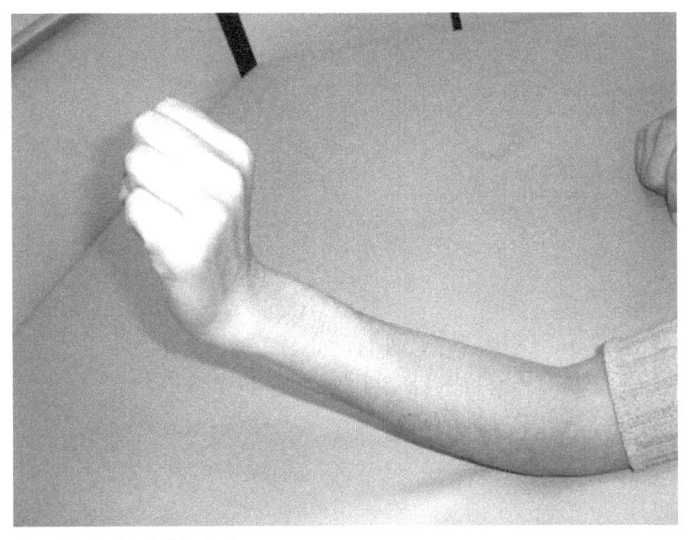

Fig. 14-18. Mobilidade de extensores.

Fortalecimento muscular: deve englobar os flexores, extensores de cotovelo, pronadores e supinadores do antebraço, podendo-se usar halteres, faixas elásticas e resistência manual. Inicia-se com mais repetições e peso mínimo, progredindo para maior peso ou maior resistência (Figs. 14-19 e 14-20).

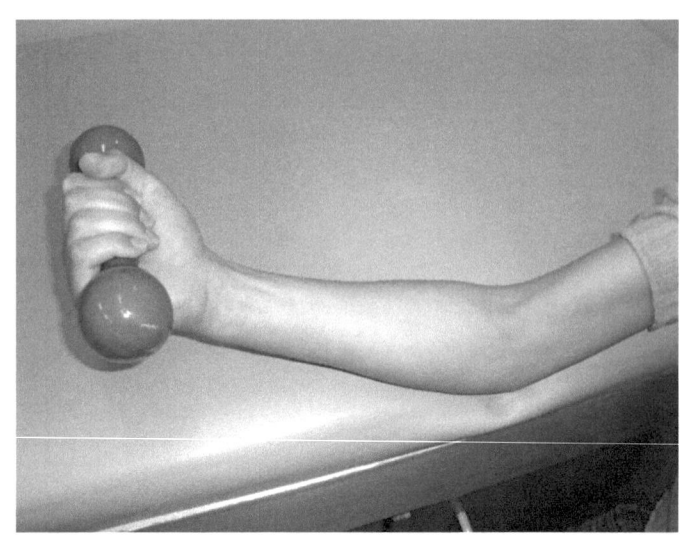

Fig. 14-19. Fortalecimento de flexores e extensores de cotovelo.

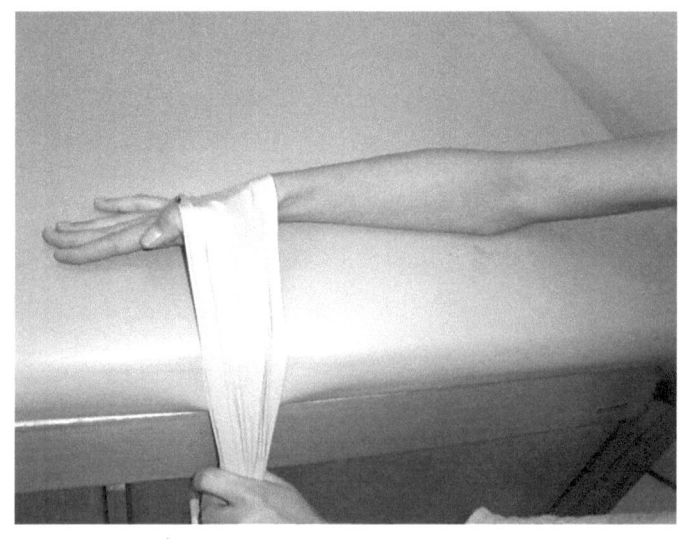

Fig. 14-20. Fortalecimento.

Readaptação

Quando a força muscular já estiver comparada aos níveis que estava ao preceder a epicondilite sem presença de dor ou fadiga, o paciente estará apto a retornar às suas atividades laborativas ou à prática esportiva.

A readaptação ao esporte é uma fase em que a cinesioterapia se volta para o gesto esportivo, conscientizando o movimento correto por meio de repetições, sempre tendo cuidado com a fadiga do paciente.

É relevante a manutenção do desempenho do paciente, por alongamentos, fortalecimentos e utilização do gelo após a prática esportiva ou após um dia de trabalho.

ORIENTAÇÕES

Orientações sobre quais movimentos ou atividades tornam a lesão mais aguda devem ser explicadas detalhadamente durante as sessões de fisioterapia, para que sejam evitadas no dia a dia pelo paciente.

Tratamento Cirúrgico

Quando os sintomas são de longa duração e resistentes ao tratamento conservador, o paciente tem indicação cirúrgica. Acontece em apenas 10% dos casos, porém, é importante nos casos recidivantes que dificultam as atividades profissionais e de lazer.

Já foram citadas por autores inúmeras técnicas cirúrgicas, porém, essas técnicas não serão realizadas unicamente por cirurgiões.

O procedimento cirúrgico citado neste capítulo será o método de Nirschl modificado. O objetivo é aliviar a tração sobre a origem do extensor radial curto do carpo, sendo este um tratamento paralateral.

Consiste na ressecção da lesão sobre o tendão juntamente com a epicondilectomia lateral. Sobre o epicôndilo lateral é realizada uma incisão levemente curva de 5 centímetros de comprimento.

O tendão associado do extensor radial curto do carpo estará elevado na porção média do epicôndilo lateral, distalmente, e o tecido se apresentará fibrilado e sem cor, podendo conter depósito de cálcio. Um tecido de granulação hipervascular e regiões degenerativas cinza-escuro são encontrados inferiormente à origem do extensor radial curto do carpo.

É feita a liberação do córtex da porção do tendão com um osteótomo. O tendão remanescente normal do extensor radial curto do carpo é suturado junto a fáscia ou ao periósteo através de orifícios no periósteo.

Com suturas absorvíveis é fechado o espaço entre o radial longo do carpo e do extensor comum dos dedos e a pele é suturada com náilon subcuticular e tiras adesivas.

Cerca de 85% dos casos pós-operatórios retornam às atividades prévias sem a presença de sintomas.

Fisioterapia no Pós-Operatório de Epicondilite

Objetivos do Tratamento

- Diminuir a dor.
- Diminuir o edema.
- Reduzir a aderência da cicatriz e promover sua remodelação adequada.
- Melhorar a amplitude de movimento do cotovelo e manter toda a extremidade superior.
- Aumentar a força muscular dos músculos do braço e do antebraço.

- Aumentar a força muscular de preensão.
- Melhorar a sensibilidade local.
- Evitar reincidência.
- Retornar às atividades da vida diária.

Tratamento Fisioterapêutico
Exercícios de Amplitude de Movimento

Nos primeiros cinco dias de pós-operatório o paciente permanece com o cotovelo imobilizado em 90° de flexão.

Neste período são realizados exercícios de ADM para ombro e mão, juntamente com orientações sobre a importância de manter o braço elevado para auxiliar na redução do edema.

Crioterapia

A imobilização é removida após o 5° dia, quando inicia o tratamento voltado para o cotovelo.

Depois de retirada a sutura, o gelo é aplicado sobre o local por até 30 minutos. Uma bandagem elástica de compressão pode ser indicada para que o paciente use em casa, ajudando a limitar o edema.

Analgesia

Como no tratamento conservador, a fisioterapia no pós-operatório irá atuar no alívio de dor com o uso de TENS, frio, ultrassom de baixa frequência e *laser* de baixa dosagem, auxiliando também no reparo do colágeno.

Exercícios de Amplitude de Movimento para Cotovelo

Na 2ª semana são iniciados exercícios de ADM ativa para flexão-extensão de cotovelo e punho e pronação-supinação de antebraço.

O paciente deve ser educado a não realizar movimentos vigorosos de preensão, flexão-extensão de punho e pronação-supinação repetidas.

Durante esta fase inicial deve-se evitar movimentos que acarretem grande tensão ao tendão, como extensão de cotovelo associada à flexão de punho.

Já na 4ª semana é iniciado o fortalecimento isométrico, mantendo o punho em posição neutra.

Ultrassom, Laser e Massagem Transversa

A remodelação da cicatriz cirúrgica dá-se por meio da técnica de massagem transversa sobre a cicatriz e da utilização do ultrassom de baixa intensidade e modo pulsado, produzindo efeitos benéficos na elasticidade da cicatriz.

O *laser* de baixa intensidade também é uma alternativa de tratamento por acelerar o reparo tecidual.

Dessensibilizarão

O paciente pode estar funcionalmente prejudicado pela hipersensibilidade no local da cicatriz.

A utilização de diferentes texturas sobre a área, como escova e esponja, é para a dessensibilização por até 5 minutos, de 3 a 4 vezes ao dia.

Fortalecimento Muscular

Quando o paciente já tiver adquirido amplitude de movimento completa de cotovelo, punho e mão, entre a 4ª e a 6ª semana de pós-operatório, e não apresentar queixa de dor ao realizar exercícios ativos, já pode ser iniciado o processo de fortalecimento resistido com progressão, devendo sempre ser respeitada a tolerância do indivíduo.

Readaptação

O retorno ao trabalho e ao esporte será enfatizado da mesma forma que no tratamento conservador fisioterapêutico, com suas devidas orientações e acompanhamento do paciente.

BIBLIOGRAFIA

Cailliet R. Doença dos tecidos moles. 3. ed. Porto Alegre: Artmed; 2000.
Dandy DJ. Ortopedia e traumatologia prática: diagnóstico e tratamento. 2. ed. Rio de Janeiro: Revinter; 2000.
Filho AZ, et al. Tratamento artroscópico da epicondilite lateral do cotovelo. Revista Brasileira de Ortopedia. 2004;39(3).
Filho GRM, Cohen MT. Epicondilite lateral do cotovelo. Revista Into. 2004;2(3).
Freitas AD. Epicondilites. In: Clínica ortopédica. Rio de Janeiro: Medsi; 2002;3(1).
Gann N. Ortopedia: guia de consulta rápida para fisioterapeutas: distúrbios, testes e estratégias de reabilitação. Rio de Janeiro: Guanabara Koogan; 2005.
Golding DN. Reumatologia em medicina de reabilitação. São Paulo: Atheneu; 1996.
Herbert S, et al. Ortopedia e traumatologia: princípios e prática. 3. ed. Porto Alegre: Artmed; 2003.
Kraushaar BS, Nirschl RP. Tendinosis of the elbow (tennis elbow). Clinical features and findings of histological, immunohistochemical, and electron microscopy studies. J Bone Joint Surg Am. 1999;81(2):259-78.
Lech O, et al. Membro superior: abordagem fisioterapêutica das patologias ortopédicas mais comuns. Rio de Janeiro: Revinter; 2004.
Lech O, Piluski PCF, Severo AL. Epicondilite lateral do cotovelo. Revista Brasileira de Ortopedia. 2003;38(8).
Maxey L, Magnusson J. Reabilitação pós-cirúrgica para paciente ortopédico. Rio de Janeiro: Guanabara Koogan; 2003.
Snider RK. Tratamento das doenças do sistema músculo esquelético. São Paulo: Manole; 2000.
Weinstein SL, Buckwalter JA. Ortopedia de Turek: princípios e sua aplicação. 5. ed. São Paulo: Manole; 2000.

SEÇÃO 14.3
BURSITE TROCANTÉRICA

INTRODUÇÃO

As bursas são pequenas bolsas contendo em seu interior um fluido, que ficam localizadas entre o tendão e o osso, tendo como objetivo principal reduzir o atrito entre essas estruturas.

Na região do quadril estão presentes 13 bursas, sendo a trocantérica a de maior interesse para estudo, já que possui grande relevância clínica e é uma das maiores causas de inflamação e dor no quadril.

Ocorre, nesta patologia, uma inflamação das bolsas localizadas na região do trocanter maior do fêmur. São três as bursas trocantéricas, sendo que a maior delas e a mais importante localiza-se entre o glúteo máximo e o tendão do glúteo médio.

Com o processo inflamatório ocorre aumento de líquido no interior da bursa, a parede torna-se espessa com proliferação sinovial e seu material apresenta uma textura heterogênea.

Já na progressão da doença, as paredes da bolsa degeneram-se, podendo ocorrer o rompimento e, a partir disso, haver uma comunicação entre a bursa e a articulação.

ETIOLOGIA

A bursite trocanteriana pode ocorrer por uma artropatia inflamatória ou processo degenerativo, a partir dos 50 ou 60 anos de idade. A obesidade, associada ao aumento de idade ou à artrite, é outro fator de risco por biomecanicamente aumentar a sobrecarga na articulação coxofemoral.

Traumatismos diretos sobre o trocanter maior do fêmur também podem causar lesão e inflamação local.

Patologias de coluna vertebral lombar, desigualdade entre comprimento dos membros inferiores, cirurgias prévias de quadril e desordens intra-articulares de quadril podem estar associadas à bursite trocantérica.

CARACTERÍSTICAS CLÍNICAS
Dor

Tem início insidioso, e no quadril, localiza-se em um ponto superior e posterior ao trocanter maior do fêmur, um pouco distal à bursa, podendo ser contínua e até mesmo confundida com dor ciática.

Há um aumento da sensibilidade dolorosa sobre a bursa e a dor pode irradiar-se pela face lateral da coxa, perna, até o tornozelo, sem atingir o pé.

Ao levantar-se há piora do sintoma e o alívio ocorre após uma breve caminhada, retornando a dor após meia hora ou mais de caminhada.

Durante a noite o paciente queixa-se de dor, referindo não se deitar sobre o lado acometido. Movimentos como subir escadas ou sair de um carro podem ativar o quadro álgico.

MÉTODOS DIAGNÓSTICOS

Exame radiográfico: pode identificar presença de calcificação acima do trocanter e/ou na inserção do glúteo médio, osteófitos lateralmente ao trocanter e pode descartar uma patologia intra-articular.

Cintilografia e ressonância magnética nuclear também podem ser utilizadas para descartar fraturas ocultas, tumores ou osteonecrose da cabeça femoral.

DIAGNÓSTICO DIFERENCIAL

Como a bursite é acompanhada regionalmente pela coluna lombar e pelo quadril e suas respectivas patologias, é necessário fazer uma diferenciação.

Dor na face lateral da coxa pode originar:

- Compressão neural pelas articulações torácica e lombar superior.
- Compressão nervosa periférica: queixas de dor em queimação ou ferroadas.
- Síndrome da faceta lombar: a dor é referida para a virilha, quadril e face posterior da coxa, piora durante a extensão lombar e há uma hipersensibilidade sobre as apófises articulares na região paraespinal. Para diagnosticar esta patologia é preciso a injeção de anestésico na articulação da faceta.
- Distensão do glúteo médio: dor na abdução contrarresistência, mas sem dor na movimentação passiva do quadril.
- Fratura do fêmur em idosos: identificada por meio de radiografia.
- Dor na fáscia lata: dor difusa e distal à face lateral da coxa.
- Outros: tumores metastáticos, osteoartrite de quadril, dor ciática, quadril estalante e fratura trocantérica.

TRATAMENTO

O tratamento da bursite trocantérica depende totalmente do indivíduo acometido, pois este deve ter paciência e dedicação com o tratamento conservador longo e que, inicialmente, restringe atividades de vida diária e alguns exercícios que reagudizam os sintomas.

Quando o paciente busca o diagnóstico e o tratamento nos primeiros sintomas e sinais da doença, anteriormente aos 4 meses de progressão, o prognóstico é favorável e há maior probabilidade de resolução do quadro com medidas conservadoras.

Tratamento Conservador

Tratamento Conservador Clínico

Na fase aguda da inflamação, que compreende os cinco primeiros dias, o tratamento será basicamente pelo uso de anti-inflamatórios não esteroides.

É necessário, adjunto com o tratamento medicamentoso, educar o paciente sobre a importância de repousar; diminuir, na fase aguda, o apoio de peso sobre a articulação e restringir exercícios e atividades que a sobrecarreguem.

Um anestésico local associado a um preparado de corticosteroide é aplicado na bolsa do trocanter maior; é utilizado como tratamento direto da bursite. A aspiração repetida do líquido pode ser eficaz, por um curto período de tempo, mas leva a casos de recidiva.

Avaliação Fisioterapêutica
Identificação
No início do processo de avaliação deste paciente, algumas condições devem ser consideradas, como o índice de massa corporal, para verificar o grau de obesidade, já que este é um fator de risco para a bursite.

A idade também deve ser levada em conta pela faixa etária de risco para a patologia e também pelos idosos terem um processo degenerativo progressivo das suas articulações.

História
Na artropatia inflamatória ou na osteoartrose, o tempo de ocorrência e a sua progressão são importantes na avaliação do paciente; patologias de coluna lombar ou cirurgia prévia de quadril podem elucidar a causa da bursite.

O paciente também pode relatar, na consulta, alguma queda ou contusão sobre a região trocanteriana.

Inspeção
A presença da inflamação latente irá demonstrar eritema local, da mesma forma que algum traumatismo será representado por uma lesão aberta ou um arroxeado sobre a pele. Também deve ser verificada qualquer desigualdade entre o comprimento dos membros inferiores.

Em casos crônicos de bursite, é identificado um estado de atrofia do quadríceps e da região glútea.

Palpação
Uma pressão firme sobre a bursa (posterior ao trocanter maior) desencadeia intensa dor e desconforto.

Há, também, hipersensibilidade à palpação profunda sobre o trocanter maior, o que sugere tendinite do tendão do glúteo médio.

Exame Físico
A rotação externa do quadril é dolorosa e causa desconforto, mas são incomuns estes sintomas durante a rotação interna.

A amplitude de movimento de adução do quadril é restrita, sendo que a dor aumenta ao realizar-se a abdução e piora na abdução contrarresistência. Na movimentação passiva, a amplitude de movimento do quadril é completa.

Biomecânica
A baropodometria computadorizada é um sistema que utiliza palmilhas extremamente finas, introduzidas no interior do calçado do paciente, transmitindo informações de pressão plantar para um computador e armazenando todas as informações adquiridas em níveis estático e dinâmico.

Por meio dos resultados obtidos pela unidade gramas por centímetros quadrados e a imagem fornecida pela tela do computador, podem ser verificadas alterações na marcha, pontos de maior pressão e alterações posturais, elucidando a causa da bursite trocantérica, seja ela uma alteração postural ou uma desigualdade entre comprimentos de membros.

O paciente apresenta sinal de Trendelenburg positivo e a sua marcha é claudicante.

Teste de Trendelenburg: o fisioterapeuta posiciona-se atrás do paciente, que permanece em posição de ortostática, situando seus polegares nas espinhas ilíacas posterossuperiores do indivíduo a ser examinado. Depois o paciente flexiona o quadril a ser testado. O glúteo médio do quadril que está sustentando o peso deverá contrair-se e manter a pelve nivelada, se este estiver normal. Porém, se a pelve sustentadora de peso cair, o glúteo médio está insuficiente e isso revela positividade no teste para bursite trocantérica.

Tratamento Conservador Fisioterapêutico
Objetivos do Tratamento
- Diminuir a inflamação.
- Diminuir a dor.
- Melhorar a elasticidade das musculaturas glútea e lateral da coxa.
- Melhorar a amplitude de movimento do quadril.
- Proporcionar reequilíbrio muscular.
- Aumentar a força muscular dos músculos do quadril e da coxa, com ênfase para o glúteo médio.
- Prevenir a atrofia do glúteo médio.
- Corrigir a desigualdade entre o comprimento de membros, se esta for a causa.
- Educar o paciente quanto a sua doença e os fatores etiológicos da mesma.

Tratamento Fisioterapêutico
Na fase aguda, nos casos de dor intensa, pode ser indicado o uso de uma bengala na mão contralateral para diminuir o apoio de peso sobre o membro comprometido.

Para o alívio da dor, o tratamento fisioterapêutico apresenta um leque de métodos, como os descritos a seguir.

Eletro e Fototerapia
Crioterapia
Pode ser aplicada por bolsas de gelo, massagem com gelo e *sprays* vaporizados. Além da redução da dor, o tratamento pelo frio diminui a inflamação.

Ultrassom Pulsado
Como seu efeito atérmico tem grande aplicabilidade no alívio da dor e também na inflamação, pode ser realizado sobre a bursa trocantérica com movimentos lentos e circulares.

Estimulação Elétrica Nervosa Transcutânea (TENS)
Com o efeito direto na modulação da dor, essa corrente pode ser utilizada também na bursite como um tratamento sintomático ou até mesmo antes de o fisioterapeuta realizar alguma mobilização de quadril ou exercício na ADM.

Os eletrodos são posicionados no trajeto do nervo glúteo superior, que faz a inervação do glúteo médio, glúteo mínimo e tensor da fáscia lata.

Como já foi citado antes, para se obter efeito analgésico é necessário que a largura de pulso seja de 50 a 80 ms e a frequência de 100 Hz.

Na fase crônica da bursite, quando já não há processo inflamatório, podem ser iniciadas outras formas de tratamento fisioterapêutico.

Termoterapia

Calor superficial: o alívio da dor pode ser proporcionado com a utilização de calor superficial, com o uso de bolsas quentes e compressas úmidas.

Cinesioterapia

Tração

Para iniciar o atendimento cinesioterapêutico, a tração fornecerá nutrição articular, melhor mobilidade, diminuição da dor e maior amplitude de movimento.

O posicionamento do paciente será em decúbito dorsal, com o membro a ser tratado sobre o ombro do fisioterapeuta, o qual se posicionará ao lado do paciente de frente para o quadril, onde suas mãos estarão na superfície anterior e medial da coxa. O movimento será afastar a cabeça do fêmur do acetábulo na direção caudal, mantendo uma angulação de 90° de flexão de quadril.

Mobilização Articular

Nos casos raros de restrição do movimento articular, é indicada a mobilização do quadril, que aumenta a mobilidade intra-articular e, consequentemente, a amplitude de movimento, facilitando o posterior tratamento fisioterapêutico.

Como a restrição se dá, em maior parte, no movimento de adução do quadril, a mobilização será enfatizada para aumentar a amplitude de movimento de adução.

O posicionamento do paciente será o mesmo mencionado anteriormente na tração, porém, suas mãos estarão sobre a superfície medial da coxa. O movimento será um deslizamento do fêmur no sentido lateral.

A mobilização de outros movimentos do quadril também pode ser realizada, porém não será detalhada.

Alongamento

Para melhorar a elasticidade da musculatura da coxa, principalmente a mais afetada, o trato iliotibial, são realizados alongamentos em flexão, extensão, abdução e uma maior ênfase no alongamento em adução de quadril, já que esse movimento se apresenta restrito na patologia. Poderão ser feitos três alongamentos para cada movimento durante 20 segundos cada (Figs. 14-21 e 14-22).

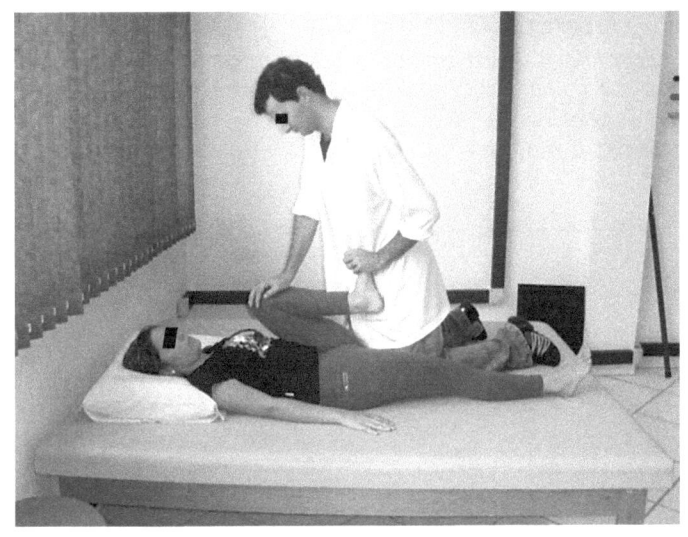

Fig. 14-21. Alongamento de membro inferior (flexão-extensão de quadril e joelho).

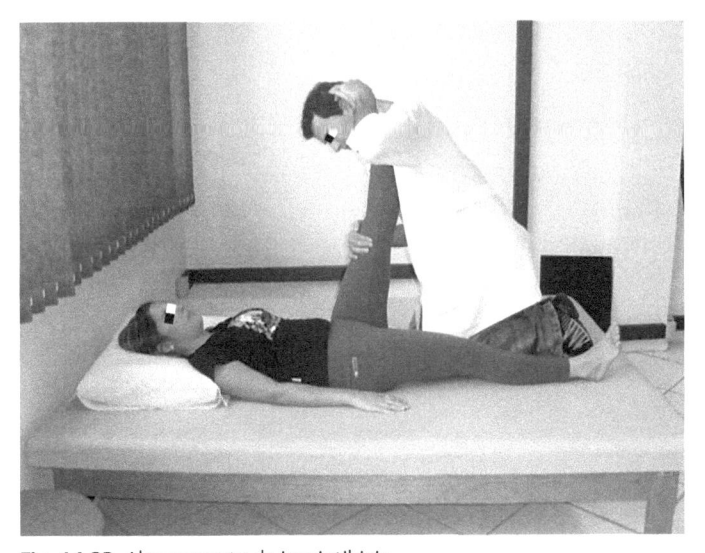

Fig. 14-22. Alongamento de isquiotibiais.

Fortalecimento Muscular

Devem ser observadas quaisquer alterações de força, tanto de quadril, quanto de abdominais e musculatura pélvica, pois a causa da bursite pode ser, muitas vezes, um desequilíbrio muscular nessa região. Então, o fortalecimento se dará para a musculatura comprometida, verificada durante a avaliação de força na consulta (Fig. 14-23).

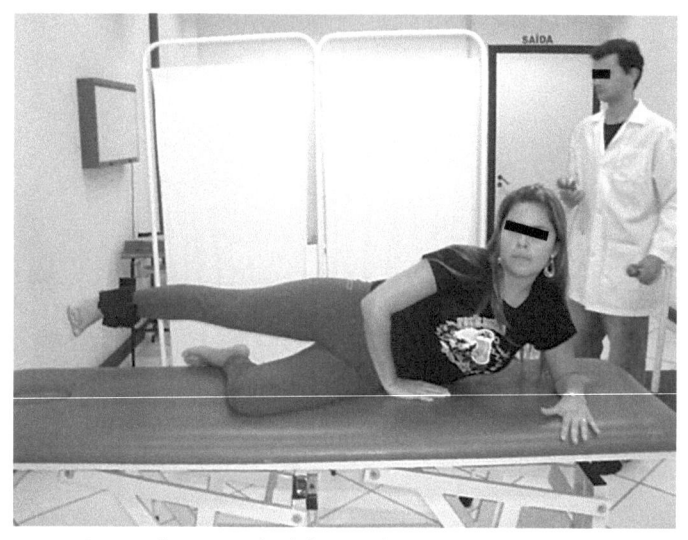

Fig. 14-23. Fortalecimento de abdutores de quadril e tensor da fáscia *lata*.

O glúteo médio apresenta-se fraco na maioria das vezes, sendo que deve ser fortalecido imprescindivelmente com peso ou resistência leve, progredindo para mais repetições de exercícios, com tornozeleiras ou faixas elásticas.

O fortalecimento do glúteo médio é realizado com o paciente posicionado em decúbito lateral contralateral ao músculo envolvido, realizando o movimento de abdução do quadril com a perna estendida (Figs. 14-24 e 14-25).

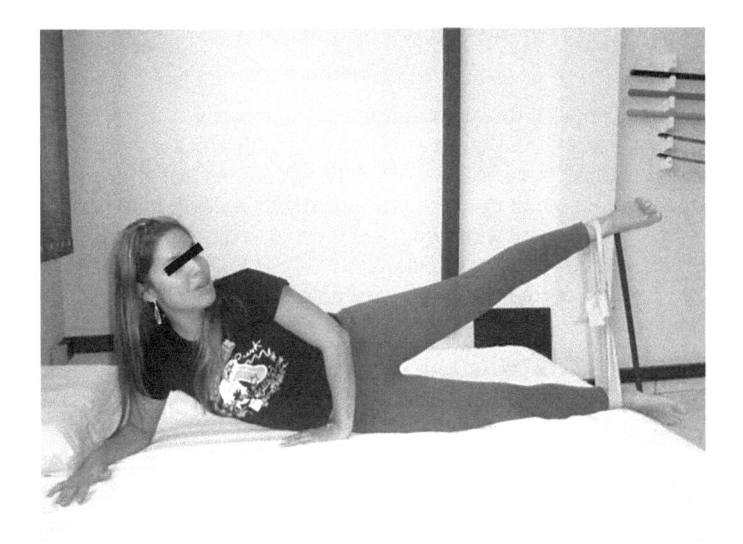

Fig. 14-24. Mobilidade de membro inferior.

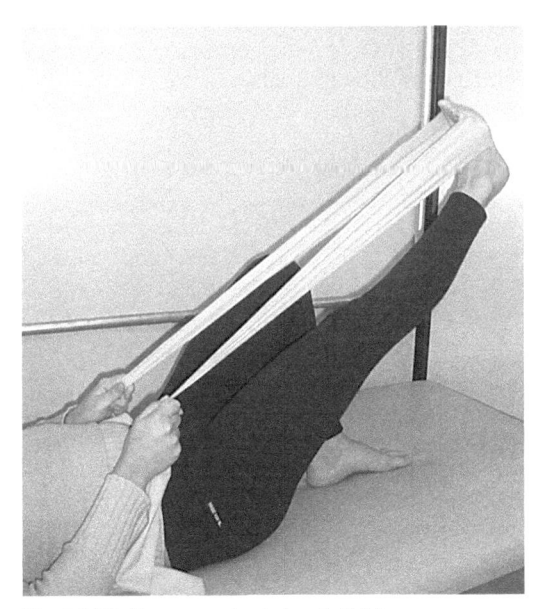

Fig. 14-25. Alongamento de isquiotibiais.

ELETROTERAPIA
Corrente Russa
Pode ser utilizada para o fortalecimento por meio de uma corrente elétrica que tem ação direta sobre o sistema nervoso periférico, possibilitando o recrutamento de vários tipos de fibras musculares e, consequentemente, uma hipertrofia muscular.

Pode-se ajustar um tempo de contração muscular entre 6 a 30 segundos, com uma rampa de subida e descida de 2 segundos (cada) de todo o tempo de duração, permitindo que o início e o término da contração sejam suaves e toleráveis.

O tempo de relaxamento deverá ser igual ou o dobro, sendo maior quanto maior for o tempo de contração.

Não deve ser aplicada a corrente russa quando o paciente tiver uma prótese metálica ou uma alteração de sensibilidade no quadril.

Quando o paciente apresenta desigualdade entre o comprimento dos membros, acarretando uma sobrecarga na articulação coxofemoral durante a marcha, é necessário intervir diretamente sobre causa da bursite.

É indicada uma órtese para o membro acometido ou até um calçado com salto, nivelando, dessa forma, a altura entre os membros inferiores.

ORIENTAÇÕES
A educação do paciente é primordial para o sucesso do tratamento. É importante ensinar ao paciente métodos que aliviem os sintomas e evitem que estes iniciem, como colocar um travesseiro entre os joelhos e não dormir sobre o lado afetado, controlar o peso corporal e evitar traumatismos diretos sobre a bursa.

BIBLIOGRAFIA
Dandy DJ. Ortopedia e traumatologia prática: diagnóstico e tratamento. 2. ed. Rio de Janeiro: Revinter; 2000.
Edmond SL. Manipulação e mobilização. Técnicas para membros e coluna. São Paulo: Manole; 2000.
Gabriel MRS, Petit JD, Carril MLS. Fisioterapia em traumatologia, ortopedia e reumatologia. Rio de Janeiro: Revinter; 2001.
Gann N. Ortopedia: guia de consulta rápida para fisioterapeutas: distúrbios, testes e estratégias de reabilitação. Rio de Janeiro: Guanabara Koogan; 2005.
Golding DN. Reumatologia em medicina de reabilitação. São Paulo: Atheneu; 1996.
Herbert S, et al. Ortopedia e traumatologia: princípios e prática. 3. ed. Porto Alegre: Artmed; 2003.
Sato E. Reumatologia. São Paulo: Manole; 2004.
Snider RK. Tratamento das doenças do sistema músculo esquelético. São Paulo: Manole; 2000.

VASCULITE SISTÊMICA

Lia Mara Wibelinger

INTRODUÇÃO

É uma inflamação dos vasos sanguíneos e ocorre em uma grande variedade de doenças, representando sempre uma complicação grave. Pode provocar prejuízo da passagem de sangue pelos tecidos, com consequente sofrimento do território irrigado.

As consequências do dano vascular dependerão de local, tamanho e número de vasos afetados.

A manifestação pode ser como doença primária (que envolve somente vasos sanguíneos) ou secundária (quando faz parte de outra doença de base).

VASCULITES PRIMÁRIAS

As vasculites primárias dividem-se em dois grupos:

1. No primeiro, a vasculite ocorre de forma isolada em apenas um órgão ou tecido. Exemplo: vasculites isoladas do SNC, pele (atrofia branca de Millian), e algumas doenças exclusivamente renais ou exclusivamente oculares.
2. No segundo grupo, vasos de múltiplos órgãos e tecidos estão envolvidos, e o paciente apresenta múltiplas complicações simultâneas, podendo ocorrer envolvimentos cutâneos, neurológicos, renais, oculares, pulmonares e cardíacos. As doenças desse grupo são denominadas vasculites sistêmicas primárias.

VASCULITES SECUNDÁRIAS

Podem estar associadas à meningite, leucemia e endocardite.

Patologia

A inflamação acontece nas camadas íntimas dos vasos onde há infiltração de neutrófilos e eosinófilos; assim, a luz vascular é diminuída pelo edema e a túnica íntima fragmenta-se e ocorre necrose fibrinoide. Também pode haver formação de tecido de granulação, enfraquecendo mais ainda a parede dos vasos.

Os reumatismos, como a artrite reumatoide, o lúpus eritematoso sistêmico, a síndrome de Sjögren, a dermatomiosite, entre outros, também provocam vasculites por mecanismos imunológicos relacionados com as doenças.

Como as artérias são os vasos predominantemente afetados, em geral são denominadas arterites.

Dividem-se em três grandes grupos:
1. As arterites de grandes vasos.
2. As de médio calibre.
3. As de pequenos vasos.

O grupo de arterites de grandes vasos é composto por duas doenças principais, a arterite de Takayasu e a arterite temporal; o das de médio calibre, a doença de Kawasaki e a poliarterite nodosa e as de pequenos vasos, a poliangiite microscópica, a doença de Churg-Strauss e a granulomatose de Wegener.

Manifestações Clínicas
Os indivíduos geralmente apresentam febre, perda de peso, anorexia e grande inflamação vascular.

POLIMIALGIA REUMÁTICA
É uma síndrome inflamatória, caracterizada por rigidez e dor muscular na articulação proximal, afetando predominantemente as estruturas periarticulares da cintura escapular e pélvica.

Acomete indivíduos idosos, ocorrendo raramente antes dos 50 anos e sendo mais comum com o aumento da idade.

Pode estar associada a uma arterite temporal, apresentando dor de cabeça e perda parcial da visão.

Etiologia
A causa é desconhecida, a biópsia muscular geralmente é normal e, ocasionalmente, há agregação linfocitária.

Critérios de Classificação
- Idade acima dos 50 anos.
- Sintomas musculares bilaterais envolvendo duas das seguintes regiões (pescoço, cintura escapular ou pélvica).
- VHS maior que 40 mm/1ª hora pelo método de Westergren.
- Exclusão de outros diagnósticos, com exceção de arterite temporal.

Inicialmente são comuns queixas quanto a febre, mal-estar, mialgia, anorexia e emagrecimento. As articulações mais acometidas são joelhos, punhos e articulação esternoclavicular.

Diagnóstico
É puramente clínico e devem-se afastar condições que podem simular a PMR, principalmente neoplasias malignas e artrite reumatoide.

Exames Radiográficos
A ressonância e a ultrassonografia são de alta especificidade para uma boa avaliação.

Tratamento Medicamentoso
Os corticoides são a medicação de escolha, pois respondem bem ao tratamento e apresentam melhora imediata e drástica dos sintomas dentro de 1 a 3 dias após o uso desses fármacos.

ARTERITE DE TAKAYASU

Também chamada de doença sem pulso (devido à alta frequência com que atinge as artérias subclávias, leva à perda da pulsação em uma ou ambas as artérias radiais), é uma afecção idiopática, decorrente de um processo inflamatório na aorta e em seus ramos principais.

É relativamente rara. Antigamente, acreditava-se que era uma doença mais comum em mulheres orientais. Hoje se sabe que é uma doença de distribuição mundial, mas ainda apresenta uma incidência aumentada em asiáticos, indianos e algumas populações da América e rara na Europa.

As artérias frequentemente acometidas são subclávias, carótidas comuns, tronco braquicefálico ou cefálico, renais ou mesentéricas, mas pode ocorrer na pulmonar e seus ramos.

As mulheres são mais acometidas que os homens, principalmente entre 15 e 25 anos de idade.

Apresenta sintomas inespecíficos que dificultam muito o diagnóstico precoce, sendo os mais frequentes cefaleia, tontura, astenia, palpitações, perda de peso e febre.

Os achados vasculares típicos são claudicação de membros superiores e, menos comumente, em extremidades inferiores, dolorimento sobre artérias afetadas, além de sopros sobre artérias, como aorta, subclávia, carótidas e renais.

A hipertensão arterial surge como um complicador no curso da doença e geralmente está associada a envolvimento da artéria renal.

Sinais Clínicos
- Dor muscular aos esforços dos membros (claudicação intermitente).
- Diminuição dos pulsos e da pressão arterial no membro irrigado pela artéria estreitada.

Diagnóstico
- No início, os exames laboratoriais evidenciam apenas inflamação.
- Após a arteriografia, é um exame útil para firmar o diagnóstico.
- O exame físico fundamental para o diagnóstico pode revelar ausência ou diminuição do pulso periférico (radial, carotídeo e femoral) e fenômenos isquêmicos em extremidades.
- Existem poucos testes que identifiquem a doença: as provas inflamatórias (hemossedimentação, PCR e alfaglicoproteína ácida) sugerem apenas que a doença está ativa.
- Em raros casos pode ser encontrado fator antinúcleo em título baixo, complemento sérico no limite inferior à normalidade, fator reumatoide positivo e imunocomplexos circulantes, todos de pouco significado.

Prognóstico

É variável, pode evoluir rápido e progressivamente em alguns pacientes, ou apresentar remissão espontânea em outros. Existe alta taxa de mortalidade em pacientes não tratados. As causas mais comuns de morte são insuficiência cardíaca, infarto do miocárdio, acidente vascular encefálico e, menos comumente, insuficiência renal.

O prognóstico é pior na presença de retinopatia, hipertensão arterial grave, insuficiência aórtica grave e formação de aneurismas.

Mais de 50% dos pacientes sobrevivem após a manifestação grave da doença.

ARTERITE DE CÉLULAS GIGANTES

Compromete as artérias cranianas, incluindo a occipital, a carótida externa, temporal, lingual e maxilar externa, e também pode acometer os vasos intestinais.

Acomete pessoas acima dos 50 anos, mais frequentemente acima dos 70 anos.

Alterações Sistêmicas

O início dos sintomas pode ser agudo ou insidioso, que se apresentam como febre, fadiga, perda de peso, dor de garganta, tosse, mialgia.

- *Complicações vasculares:* cefaleia superficial, dor no couro cabeludo, diplopia, amaurose fugaz.
- *Complicações pulmonares*: ocorrem em 10% dos pacientes, sendo a tosse a queixa mais comum.

Critérios de Diagnóstico

- Sintomas a partir dos 50 anos de idade.
- Cefaleia.
- VHS > 50 mm na primeira hora.
- Biópsia arterial mostrando vasculite.

A velocidade de hemossedimentação (VHS) costuma ser maior do que em outras vasculites.

PÚRPURA DE HENOCH-SCHÖNLEIN

É um dos tipos mais comuns de vasculites e caracteriza-se pelo acometimento de pequenos vasos sanguíneos da pele e das vísceras. Faz parte do grupo das vasculites de hipersensibilidade, geralmente com infecção no trato respiratório superior, emprego de vacinas, alérgenos a drogas e alimentos.

Tem leve predomínio no sexo masculino e pode surgir em qualquer idade, sendo mais comum entre 4 e 8 anos de idade, e no sexo masculino.

Nos adultos, a incidência e a gravidade das manifestações clínicas não são as mesmas vistas nas crianças e o prognóstico também é diferente. Nos casos de diagnóstico incerto e também quando há grave acometimento renal, está indicada a biópsia renal.

Manifestações Clínicas

Caracteriza-se por púrpura vascular, artrite, dor abdominal, envolvimento renal, nefrite e raramente pode acometer o sistema neurológico e as vias geniturinárias.

Os critérios segundo o American College of Rheumatology são:

- Púrpura palpável.
- Início da doença com idade entre os 20 anos.
- Angina abdominal (dor abdominal difusa aguda que piora após alimentação ou diagnóstico de isquemia intestinal).
- Biópsia: alteração histológica com presença de granulócitos em parede de arteríolas ou vênulas.

Características Clínicas

Apresenta uma condição autolimitada (monocíclica), mas, em alguns ou muitos casos, ela não se comporta dessa forma, mostrando recorrências ou flutuação na atividade inflamatória por anos (policíclica), parcialmente responsivas aos meios terapêuticos. Em menos de 5% dos doentes a atividade é contínua. A tríade clínica da PHS é formada por púrpura, cólicas abdominais e artrite; pode-se iniciar por edema e tumefação testicular.

Acometimento Cutâneo

É presente, mas nem sempre é a primeira manifestação, e é tratado como cuidado secundário em cerca de 33% dos casos.

Pápulas eritematosas evoluem para púrpura palpável, que não desaparece à digitopressão e localiza-se, preferencialmente, em áreas de maior pressão hidrostática (área lombar, membros inferiores e região das nádegas), de forma simétrica.

As lesões tendem a exacerbar-se após um período longo em posição ortostática.

Em crianças podem ocorrer lesões em face e edema subcutâneo de mãos, pés e couro cabeludo, que podem ser observados acompanhando o início do quadro. Também pode ocorrer urticária.

Acometimento Gastrointestinal

Cólica e associação a náuseas e vômitos, podendo apresentar-se como um quadro de abdome agudo, melena, obstrução, infarto, perfusão e invaginação intestinal em 2/3 dos enfermos.

Dor abdominal devido à vasculite peritoneal ou visceral e pode complicar com ulcerações de mucosa e sangramento intestinal (< 5%), geralmente de localização ileoileal, perfuração intestinal, síndrome de má absorção, enteropatia exsudativa e ascite hemorrágica.

Ultrassonografia e tomografia computadorizada do abdome podem ser de auxílio, demonstrando espessamento da mucosa intestinal, diminuição do peristaltismo e intussuscepção intestinal.

Acometimento Articular

Queixas articulares ocorrem em mais de 50% dos casos, sendo mais frequentes em adultos. Evidência de processo inflamatório articular (artrite pauci ou poliarticular) é menos comum.

O comprometimento articular costuma ser transitório, e é simétrico em tornozelos, joelhos e articulações metacarpofalângicas e metatarsofalângicas.

Envolvimento Renal

O principal acometimento é a glomerulonefrite predominantemente em pré-escolares e escolares na faixa etária de 6 anos, desenvolvendo nefrite nas 3 primeiras semanas da doença.

Embora o comprometimento renal seja mais comum nos primeiros 3 meses da doença, pode ocorrer tardiamente, acompanhando recidivas da púrpura. Habitualmente se manifesta como hematúria microscópica que pode persistir por anos.

A hematúria pode ser acompanhada de proteinúria e essa, quando persiste, é considerada fator de pior prognóstico renal.

Outros Comprometimentos

Pode ocorrer edema escrotal, orquite, sangramento vesical, cefaleia, encefalopatia e hemorragia pulmonar.

Exames Laboratoriais

Provas de atividade inflamatória, como velocidade de hemossedimentação (VHS) e proteína C reativa (PCR), costumam estar elevadas.

Leucocitose e plaquetose também podem ser encontradas como resposta inflamatória inespecífica.

Embora depósito de IgA seja encontrado na grande maioria das lesões vasculares ou glomérulos, aumento de IgA sérica é referido em pequena porcentagem dos casos.

Nenhum teste laboratorial específico é encontrado nessa doença.

O teste de Hess para fragilidade capilar pode dar positivo e proteínas no soro podem estar normais.

Prognóstico

- O prognóstico é bom, muitas vezes apresentando resolução completa.
- A recidiva da doença é relatada em até 40% dos casos.
- Embora alguns estudos mostrem resultados controversos, parece que o prognóstico renal é pior em adultos que em crianças.

Considera-se que alguns fatores podem ter índice de pior prognóstico, como:

- Presença de melena.
- *Rash* persistente por 2 ou 3 meses associado à glomerulonefrite, hematúria/proteinúria de 1 g/dia.
- Síndrome nefrótica com insuficiência renal e glomerulonefrite com mais de 50 crescentes.

Um pior prognóstico levando à morbidade, assim como à mortalidade, está relacionado com o comprometimento renal (nefrite) e suas complicações a longo prazo.

DOENÇA DE KAWASAKI

É uma das vasculites mais frequentes; é inflamatória, multissistêmica e com predomínio do sexo masculino, e acomete crianças abaixo de 5 anos.

A maior incidência em japoneses leva a supor que exista uma predisposição genética.

Critérios de Diagnóstico

O diagnóstico é realizado mediante a presença de 4 ou 5 critérios e aneurisma das coronárias.

De acordo com o Colégio Americano de Reumatologia, os critérios mínimos para o diagnóstico da doença de Kawasaki estão descritos no Quadro 15-1.

Quadro 15-1. Critérios para diagnóstico da doença de Kawasaki

Critérios	Descrição
Febre	Duração superior a 5 dias
Hiperemia conjuntival	Bilateral, bulbar e não supurativa
Linfadenomegalia	Cervical e superior a 1,5 cm
Rash cutâneo	Polimorfo, sem vesículas ou crostas
Alterações de lábios e mucosa oral	Lábios vermelhos e ressecados, língua em framboesa e eritema difuso da orofaringe
Alterações de extremidades	Fase inicial: eritema e edema de palmas e plantas. Fase convalescente: descamação da pele dos dedos

Manifestações Clínicas

- *Sistema nervoso central*: o sintoma neurológico mais comum é a paralisia facial. Também podem ocorrer convulsões, paresias, paralisias e meningite.
- *Trato gastrointestinal*: podem ocorrer diarreia, vômitos, anorexia, pseudo-obstrução e obstrução intestinal.
- *Trato respiratório*: tosse, pneumonite intersticial.
- *Aparelho cardiovascular*: miocardite, endocardite, pericardite, valvulite, derrame pericárdico, trombose de artérias e hipertensão.

A grande preocupação dessa doença, entretanto, é o acometimento coronariano, que ocorre em 25% dos casos, com implicações na vida adulta.

É praticamente a única causa de óbito. Os aneurismas ocorrem em cerca de 20-30% dos casos.

Em 10-15% dos casos as crianças apresentaram febre persistente, maior ou igual a 36 horas após a administração de imunoglobulina, mesmo com o tratamento adequado, aumentando o risco de aneurisma da coronária.

Na 2ª semana ocorre também a trombocitose, aumentando o risco de obstruções das coronárias e infarto agudo do miocárdio:

- *Pele:* vesículas nos cotovelos e joelhos, reação inflamatória na cicatriz da vacina BCG (caso a vacina tenha sido feita a menos de 1 ano) e as linhas transversas das unhas aparecem cerca de 1 a 2 meses após o início do quadro.
- *Trato urinário*: úlcera de meato uretral, insuficiência renal.
- *Sistema musculoesquelético*: mialgia, miosite, artrite e artralgia, acometendo o paciente na fase aguda da doença (1ª semana) com início súbito, envolvendo pequenas articulações. Não há relato de cronificação dessas artrites (o acometimento articular na doença de Kawasaki ocorre em torno de 30%).
- *Aparelho visual:* uveíte anterior.
- *Aparelho auditivo:* sequelas auditivas são relatadas.

Prognóstico

O prognóstico das crianças sem doença coronariana é excelente. Os aneurismas coronários pequenos costumam regredir de forma espontânea em 6 a 24 meses; as lesões maiores raramente regridem.

Fisioterapia nas Vasculites

A literatura é pobre em referência à intervenção fisioterapêutica nos indivíduos com vasculites, mas, com base na experiência profissional e nas publicações existentes, podemos estabelecer algumas metas e objetivos de tratamento. Assim, é importante que lembremos sempre, que, em se tratando de vasculites secundárias a outras patologias, faz-se necessário intervir também na patologia de base, ou seja, na primária.

Avaliação Fisioterapêutica

- Avaliação de déficits funcionais.
- Anamnese.
- Medicamentos usados atual e anteriormente.
- Exames laboratoriais (principalmente VHS e proteína C reativa).

Avaliação da Polimialgia Reumática e Arterite de Células Gigantes

Perda auditiva, cefaleia, distúrbios visuais, problemas de deglutição, dor muscular, dor e rigidez matinal.

Exame Físico

- Avaliação da postura.
- Alterações da pele.
- Amplitude de movimento ativa e passiva.
- Palpação das articulações (edema, sinovite).
- Força muscular.
- Massa muscular.
- Edema articular e periférico.
- Avaliação respiratória.
- Tolerância ao exercício (caminhada cronometrada).
- Avaliação da qualidade de vida.
- Avaliação neurológica.
- Análise funcional dos músculos.
- Avaliação funcional (transferência, análise da marcha, atividades da vida diária).

Conduta Fisioterapêutica
- Tratamento da dor: estimulação nervosa elétrica transcutânea.
- Termoterapia.
- Hidroterapia.
- Cinesioterapia:
  - Exercícios de mobilização.
  - Exercícios de fortalecimento.
  - Manutenção da flexibilidade.
  - Exercícios excêntricos.
  - Exercícios de resistência.
  - Treino de marcha, equilíbrio, postura.
- Contraindicação: gelo (crioterapia).
- Indicação: termoterapia.

Exemplos de exercícios:

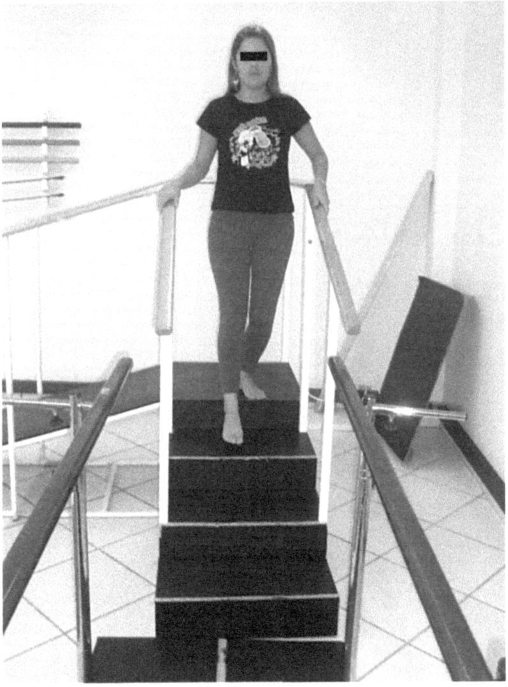

Fig. 15-1. Treino de marcha (descer escadas).

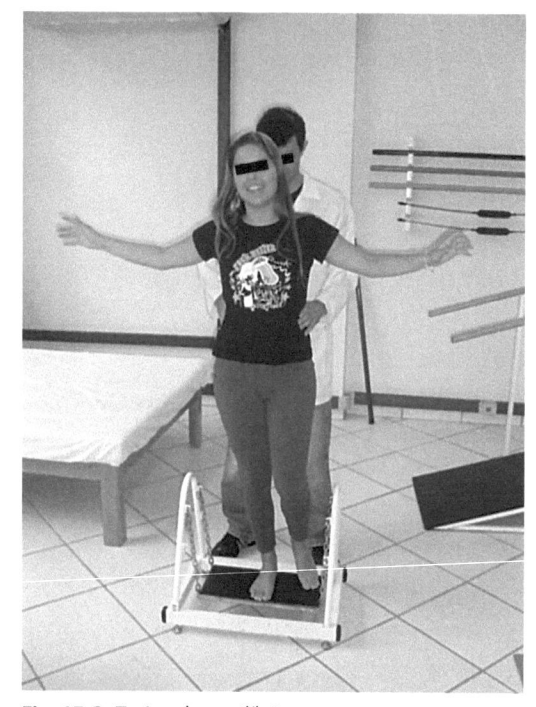

Fig. 15-2. Treino de equilíbrio e propriocepção.

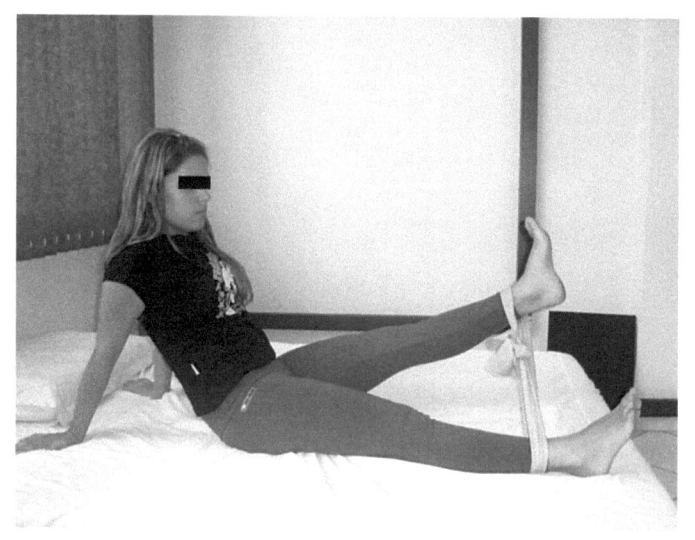

Fig. 15-3. Elevação de membro inferior (resistência com faixa elástica).

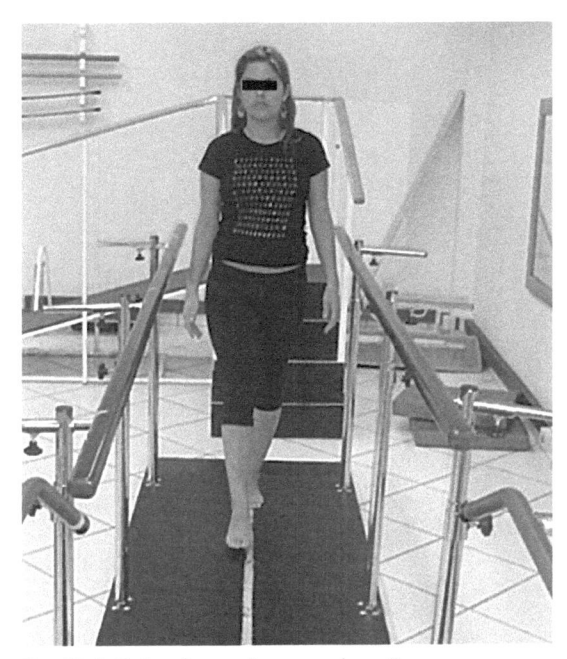

Fig. 15-4. Treino de marcha e coordenação.

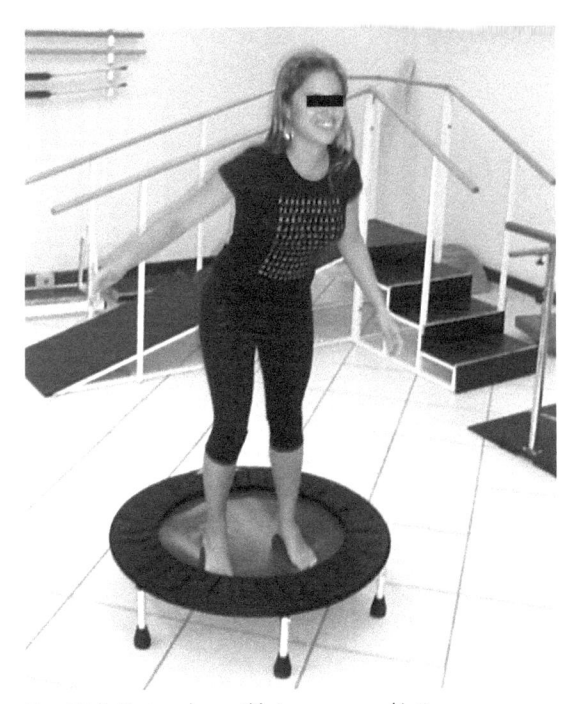

Fig. 15-5. Treino de equilíbrio na cama elástica.

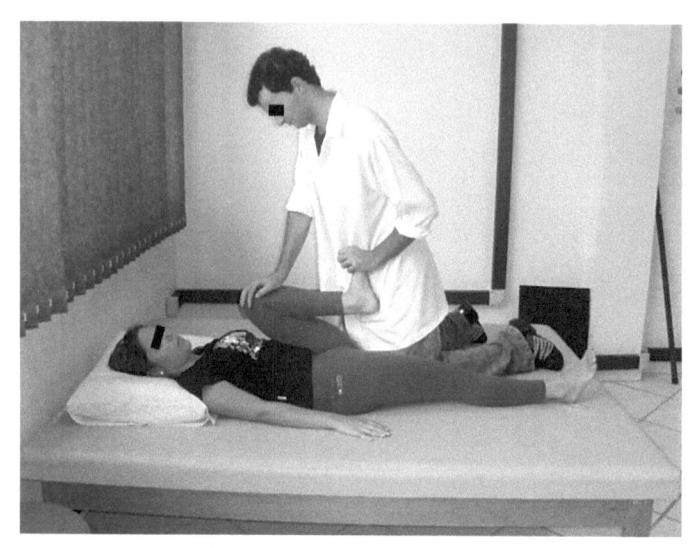

Fig. 15-6. Exercícios de alongamento (flexão/extensão de quadril e joelho).

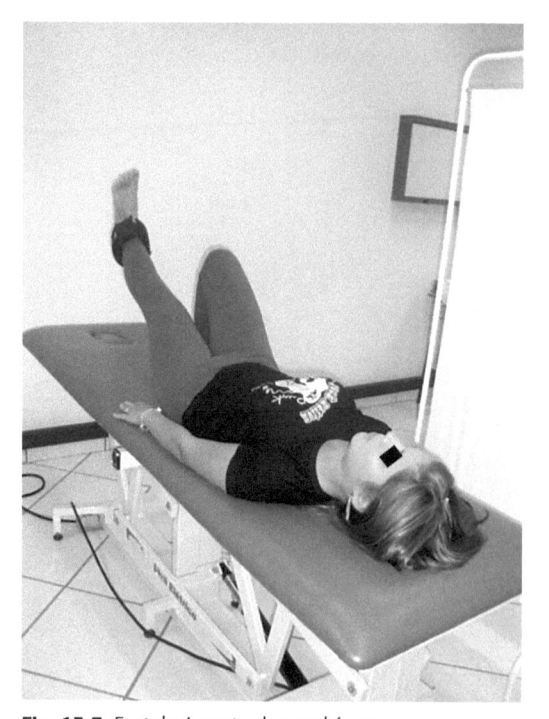

Fig. 15-7. Fortalecimento de quadríceps.

VASCULITE SISTÊMICA

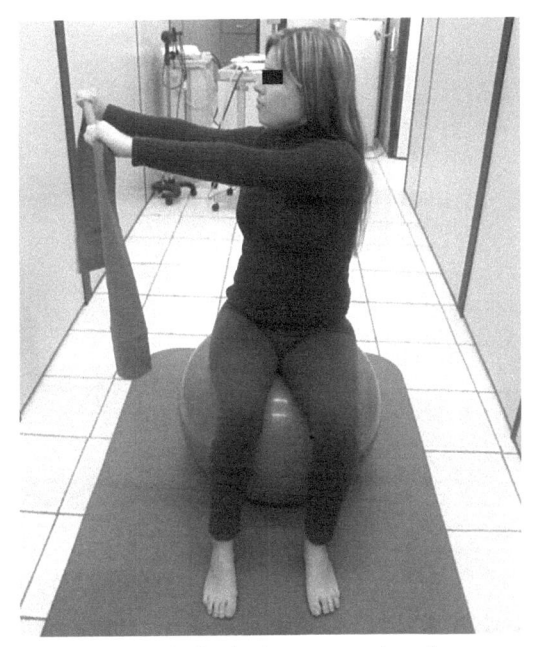

Fig. 15-8. Dissociação de cinturas, coordenação e fortalecimento de membro superior.

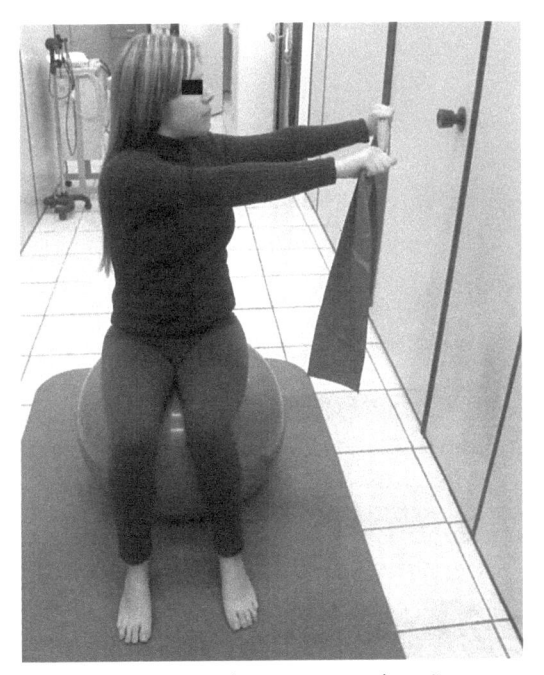

Fig. 15-9. Dissociação de cinturas, coordenação e fortalecimento de membro superior.

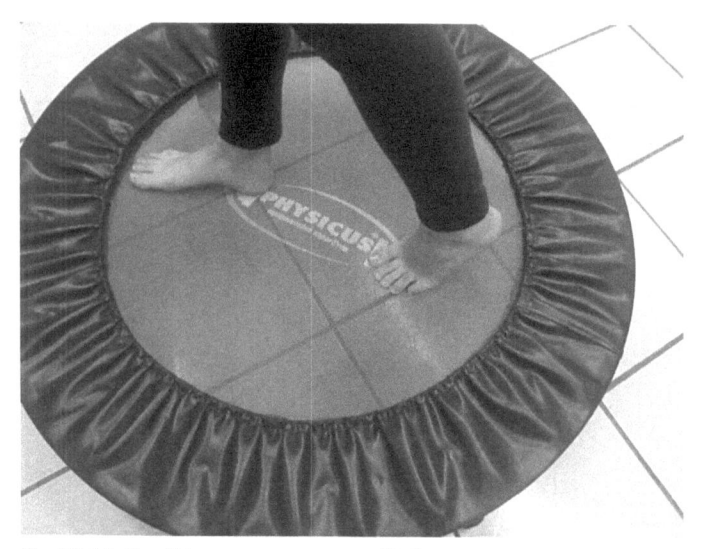

Fig. 15-10. Condicionamento na cama elástica.

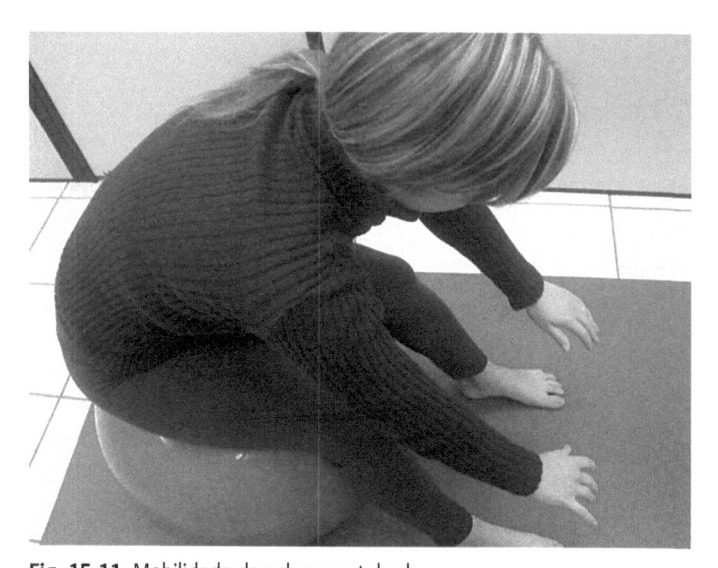

Fig. 15-11. Mobilidade da coluna vertebral.

BIBLIOGRAFIA

Albiero E. Polimialgia reumática y arteritis de células gigantes. Avances de la Medicina Argentina. 1999.

Calich I. Síndromes vasculíticas. In: Moreira C, Carvalho MAP. Reumatologia: diagnóstico e tratamento. 2. ed. Rio de Janeiro: Medsi; 2001.

Carvalho ES, Sato EI. In: Sato E. Reumatologia. São Paulo: Manole; 2004.

Chadwick A. Vasculites. In: David C, Lloyd J. Reumatologia para fisioterapeutas. São Paulo: Premier; 2001.

Cossermelli W, Monteiro MLR, Balthazar PA. Polimialgia reumática e arterite temporal. In: Cossermelli W. Terapêutica em reumatologia. São Paulo: Lemos Editorial e Gráfica; 2000.

Golding DN. Reumatologia em medicina e reabilitação. São Paulo: Atheneu; 2001.

Fauci A. Vasculites. In: Harrison TR. Harrison: medicina interna. 15. ed. Nova York: McGraw Hill; 2002.

Moreira C. Avaliação do paciente reumático. In: Moreira C, Carvalho MAP. Reumatologia: diagnóstico e tratamento. 2. ed. Rio de Janeiro: Medsi; 2001.

Olney B, Aminoff O. Fraqueza, mialgia, distúrbio do movimento e desequilíbrio.
In: Harrison, TR. Harrison: medicina interna. 15. ed. Nova York: McGraw Hill; 2002.

Pereira IA. Vasculite sistêmica. Rev Bras Reumatol. 2002;42(4):255-62.

Rezende MC. Polimialgias. Sociedade Brasileira de Reumatologia (Artigo Científico0; [Internet]. 2017.

Santos VM, Cunha SF, Cunha DF. Velocidade da sedimentação das hemácias: utilidade e limitações. Rev Ass Med Brasil. 2000;46(3):232-6.

Skare Tl. Reumatologia: princípios e prática. Rio de Janeiro: Guanabara Koogan; 1999.

Singleton JD. Polimialgia reumática. In: West SG. Segredos em reumatologia. Porto Alegre: Artmed; 2000.

Veiztman RC. Angeítes necrosantes. In: Filho AC. Clínica reumatológica. Rio de Janeiro: Guanabara Koogan; 1980.

ÍNDICE REMISSIVO

Entradas acompanhadas por um *f* em itálico indicam figuras.

A

Acometimento
  de cotovelo, 189*f*
  de mão, 189*f*
Agachamento
  exercícios de, 90*f*
Alongamento, 91*f*, 130*f*
  de cadeia anterior, 58*f*
  de isquiotibiais, 64*f*, 106*f*, 119*f*, 153*f*, 255*f*, 257*f*
  de musculatura lateral, 82*f*
  de músculos da cadeia posterior, 21
  de peitorais, 107*f*, 140*f*, 165*f*, 167*f*
  de rotadores, 110*f*
  do trapézio superior, 80
  exercícios de, 20, 270
Arterite de células gigantes, 262
Arterite de Takayasu, 261
  diagnóstico, 261
  prognóstico, 261
  sinais clínicos, 261
Artrite hemofílica, 171
  avaliação, 172
  características clínicas, 171
  definição, 171
  exames radiográficos, 172
Artrite juvenil crônica, 201
  avaliação, 204
  características clínicas gerais, 202
  cinesioterapia, 206
  conduta fisioterapêutica, 205
  definição, 201
  diagnóstico diferencial, 202
  etiologia, 201
  fisiopatologia, 201
  imagens radiográficas, 202
  objetivos, 205
  prognóstico, 203
  tratamento, 203

Artrite psoriática, 93
  características clínicas, 93
  cinesioterapia, 96
    exemplo de exercícios, 96
  critérios de diagnóstico, 93
  definição, 93
  exames radiológicos, 94
  fisioterapia, 94
  formas de tratamento, 94
Artrite reativa, 87
  avaliação, 88
  características clínicas, 87
  cinesioterapia, 89
  critérios de diagnóstico, 88
    alterações
      laboratoriais, 88
      radiológicas, 88
  formas de tratamento, 88
    fisioterapêutico, 88
    medicamentoso, 88
    manifestações extra-articulares, 87
    manifestações musculoesqueléticas, 87
Artrite reumatoide, 33
  avaliação da dor, 35
  escala visual analógica, 35
  conduta fisioterapêutica, 36
  definição, 33
  etiologia, 33
  exames laboratoriais, 34
  fisiopatologia, 33
  fisioterapia, 35
  hidrocinesioterapia, 49
  manifestações extra-articulares, 34
  objetivos de tratamento, 36
  procedimentos ortopédicos mais usados, 35
  tratamento, 34
Artropatias
  da infância, 201

Artroplastia
  total
    de joelho, 25
      fisioterapia, 25
    de quadril, 17
      definição, 17
      risco cirúrgico, 18
      técnicas de, 17
Avaliação reumatológica
  e musculoesquelética, 5
  anamnese, 5
  avaliação
    da flexibilidade, 7
    da força muscular, 8
    da marcha, 9
    da qualidade de vida, 10, 11-14
    do equilíbrio, 9
    funcional, 9
    postural, 9
    psicossocial, 9
    respiratória, 10
  como aliviar a dor, 6
  diagnóstico diferencial, 7
  escala visual analógica, 7
  natureza da dor, 6
  questionário de MacGrill, 7
    dados pessoais e clínicos, 5
    exame físico, 6
    testes especiais, 14, 15

B
Bicicleta ergométrica, 111*f*
Bola suíça, 133
  exercícios com o uso de, 130
Bursite trocantérica, 250
  características clínicas, 250
  definição, 250
  diagnóstico diferencial, 251
  eletroterapia, 258
  etiologia, 250
  métodos diagnósticos, 251
  orientações, 258
  tratamento, 251

C
Cama elástica
  condicionamento na, 79
  equilíbrio e propriocepção na, 24*f*
Cinesioterapia, 56, 70, 89, 106, 117, 129, 193, 244
  exemplos de exercícios, 89
  técnica de, 19, 37
Crioterapia
  indicações, 20, 37

D
Dedos
  fortalecimento dos, 40*f*, 121*f*
  mobilidade de, 60*f*, 61*f*, 62*f*, 120*f*
  mobilização de, 41*f*
Dermatopolimiosite, 126
  características clínicas, 126
  cinesioterapia, 129
  critérios de diagnóstico, 127
  etiologia, 126
  formas de tratamento, 128
  incidência, 126
  objetivos fisioterapêuticos, 129
  prognóstico, 126
Doenças reumáticas
  importância da educação e dos programas
    domiciliares
      na qualidade de vida de indivíduos com, 1
      programas de educação, 1
      programas de exercícios, 2

E
Eletroneuromiografia, 221
Eletroterapia, 37, 258
  fortalecimento com, 233
Eletrotermofototerapia, 225, 236, 244
Epicondilite, 239
  características clínicas, 240
  cinesioterapia, 244
  conceituação e fisiopatologia, 239
  conservador, 241
  diagnóstico diferencial, 241
  dor, 240
  eletrotermofototerapia, 244
  etiologia, 240
  fisioterapêutico, 243
  incidência, 239
  métodos diagnósticos, 240
  orientações, 247
  parestesias, 240
  tratamento, 241
Equilíbrio
  avaliação do, 9
Equoterapia, 86
Esclerose sistêmica (ES), 113
  avaliação fisioterapêutica, 116
  características clínicas, 113-115
  cinesioterapia, 117
  conduta fisioterapêutica, 116
  critérios de diagnóstico, 115
  definição, 113
  formas de tratamento, 115
  objetivos de tratamento, 116
Espondilite anquilosante, 73
  características clínicas, 74
  cinesioterapia, 78

critérios de diagnóstico, 74
definição, 73
etiologia, 73
fisiopatologia, 73
fisioterapêutico, 78
fisioterapia, 76
formas de tratamento, 75
manifestações extra-articulares, 74
Espondiloartropatias, 182

F

Febre reumática, 213
definição, 213
diagnóstico, 213
diferencial, 216
eletrocardiograma, 215
epidemiologia, 213
etiologia, 213
exames laboratoriais, 215
imagens radiográficas, 215
patogênese, 213
tratamento, 216
Fibromialgia, 157
avaliação fisioterapêutica, 160
características clínicas, 157
classificação, 158
conduta fisioterapêutica, 162
definição, 157
diagnóstico diferencial, 158
etiologia e fisiopatologia, 157
hidrocinesioterapia, 169
objetivos de tratamento, 161
quadro clínico, 158
tratamento, 160
Flexão
plantar, 210f
Flexibilidade
avaliação da, 7
Força muscular
avaliação da, 8

G

Gota, 187
características clínicas, 188
cinesioterapia, 193
critérios para classificação, 190
definição, 187
etiologia, 187
etiopatogenia, 187

H

Hidrocinesioterapia, 49, 69, 85, 124, 154, 211
exercícios, 49
objetivos de tratamento, 49, 69
Humor
avaliação do, 161

I

Intervenção fisioterapêutica hospitalar, 185
manifestações radiológicas, 179
manifestações reumáticas na, 179
objetivos, 182
prevenção, 185
síndromes clínicas, 180
tratamento fisioterapêutico ambulatorial, 185
Isométrico
de quadríceps, 174f

J

Joelho
artroplastia
total de, 25

K

Kawasaki
critérios de diagnóstico, 264
doença de, 264
manifestações clínicas, 265
prognóstico, 266

L

Lúpus eritematoso sistêmico (LES), 101
avaliação fisioterapêutica, 103
características clínicas, 101
cinesioterapia, 106
critérios de diagnóstico, 102
envolvimento renal, 102
formas de tratamento, 103
manifestações cardiovasculares, 102
manifestações cutâneas, 101
manifestações musculoesqueléticas, 102
manifestações neurológicas, 102
manifestações pulmonares, 102
metas de tratamento, 105

M

Mão
mobilidade de, 42
mobilização da, 39f
Marcha
avaliação da, 9
cinesioterapia, 148
fases da, 147
fisioterapia, 147
objetivos de tratamento, 147
prevenção de quedas e fraturas, 147
treino de, 19, 23f, 28f, 29f, 30f, 46f, 47f, 67f, 184f, 194f, 197f
Miniagachamento, 22f
Mobilidade
de ombro, 168f
dos dedos, 117f, 122f, 228f

Motricidade fina, 45f
Movimento
  amplitude de
  exercícios para, 19

O
Osteoartrite, 51
  avaliação, 53
  características clínicas, 52
  definição, 51
  diagnóstico, 52
  exame físico, 54
  primária, 51
  secundária, 51
  tratamento, 52
    objetivos do, 55
Osteoporose, 143
  atividade física, 145
  avaliação, 145
  da marcha, 147
  diagnóstico, 144
  fisioterapêutico, 145
  hidrocinesioterapia, 154
  incidência, 143
  tratamento, 144
Osteotomias, 17
  indicação, 17
  tipos de, 17

P
Pé
  inversão do, 48f
Peso
  transferência de, 44f
Pompagem, 82f, 163f, 164f
Prancha
  equilíbrio na, 24f
Programas
  de educação, 1
  de exercícios, 2
Propriocepção
  e equilíbrio, 23f
Punho
  fortalecimento de, 42f
Púrpura de Henoch-Schönlein, 262
  exames laboratoriais, 264
  manifestações clínicas, 262

Q
Quadríceps
  isométrico de, 30f
  fortalecimento de, 28f
Qualidade de vida
  avaliação da, 10, 161
Questionário de MacGrill, 7

R
Raynaud
  síndrome de, 157
Reiter
  síndrome de, 181
Reumatismos
  dos tecidos moles, 219

S
Síndrome da imunodeficiência adquirida (AIDS)
  conduta fisioterapêutica, 183
  fisioterapia, 182
Síndrome do túnel do carpo (STC), 220
  características clínicas, 221
  cinesioterapia, 226, 237
  conceituação e fisiopatologia, 220
  diagnóstico diferencial, 222
  eletrotermofototerapia, 236
  etiologia, 220
  incidência, 220
  métodos diagnósticos, 221
  orientações, 235
  tratamento, 222
Sjögren
  síndrome de, 158
Sono
  avaliação do, 161
  padrões do, 157

T
Tecido conectivo
  enfermidades do, 101
Termoterapia, 69, 254
Testes especiais, 14
Tornozelo
  exercícios resistidos de, 20f, 21f
  mobilidade de, 27f
Tração, 163f
  articular, 226f
Treino de equilíbrio, 137f, 152f, 267f
  na cama elástica, 269f
Treino de marcha, 138f, 139f, 150f, 267f
Treino funcional, 108f, 109f, 134

U
Ultrassom, 226, 248
  pulsado, 253

V
Vasculite(s) sistêmica(s), 259
  polimialgia reumática, 260
  primárias, 259
  secundárias, 259